中等职业教育数字化创新教材
供护理、助产、营养与保健、医学影像技术、口腔修复工艺、
农村医学、医学检验技术等专业使用

药物学基础

（第四版）

主　编　赵彩珍　郭淑芳
副主编　庞相云　吴丽萍　姜晓瑞　周书春
编　者　（按姓氏汉语拼音排序）

曹　晶（开封大学医学部）
陈津禾（昆明卫生职业学院）
丁奋霞（天水市卫生学校）
郭淑芳（大连铁路卫生学校）
何承宁（百色市民族卫生学校）
姜晓瑞（石河子卫生学校）
吕　颖（百色市民族卫生学校）
庞相云（吕梁市卫生学校）
覃　琳（广西科技大学附属卫生学校）
秦晓婷（长治卫生学校）
宋晓娜（沈阳市中医药学校）
涂丽华（南昌市卫生学校）
王晓晶（阳泉市卫生学校）
乌兰巴依尔（巴州卫生学校）
吴丽萍（黑龙江省黑河市卫生学校）
杨娅楠（昆明卫生职业学院）
赵彩珍（山西省晋中市卫生学校）
周书春（核工业卫生学校）
朱　婕（天水市卫生学校）

科学出版社
北　京

内 容 简 介

本书是根据教育部关于“深化教育改革，大力推动培养模式、管理体制、课程体系、教学方法改革与创新”的要求组织编写的数字化创新教材，主要介绍药物学基础的基本理论、基本知识和基本技能。全书结合数字化技术突出了案例教学的教学内容和教、学、做一体化的教学理念，注重药物的临床应用和应用注意，在药物治疗方面为缩短学生的临床适应期奠定了基础。本书内容条理清晰，巧妙的构思体现了教材的生动性；活泼的形式呈现了教材的新颖性；案例和A_2型题的编写说明了教材的实用性；链接的加入增加了教材的趣味性；考点突出了教材的知识点；琅琅上口的助记口诀能帮助学生记忆；数字化知识点的链接提高了教材的趣味性、直观性和知识面，是一本实用性较强的新型教材。

本书可供护理、助产、营养与保健、医学影像技术、口腔修复工艺、农村医学、医学检验技术等专业使用。

图书在版编目 (CIP) 数据

药物学基础 / 赵彩珍，郭淑芳主编 . –4 版 . –北京：科学出版社，2016.12

中等职业教育数字化创新教材

ISBN 978-7-03-050993-2

Ⅰ. 药…　Ⅱ. ①赵…　②郭…　Ⅲ. 药物学－中等专业学校－教材　Ⅳ. R9

中国版本图书馆 CIP 数据核字（2016）第 296518 号

责任编辑：张映桥 / 责任校对：张凤琴

责任印制：赵　博 / 封面设计：张佩战

科学出版社 出版

北京东黄城根北街 16 号

邮政编码：100717

http://www.sciencep.com

天津市新科印刷有限公司 印刷

科学出版社发行　各地新华书店经销

*

2004 年 1 月第　一　版　开本：787×1092 1/16

2016 年 12 月第　四　版　印张：17

2021 年 12 月第三十四次印刷　字数：403 000

定价：45.00 元

（如有印装质量问题，我社负责调换）

中等职业教育数字化课程建设项目
教材出版说明

为贯彻《国家中长期教育改革和发展规划纲要（2010—2020年）》、《教育信息化十年发展规划（2011—2020年）》等文件精神，落实教育部最新《中等职业学校专业教学标准（试行）》要求；为调动广大教师参与数字化课程建设，提高其数字化内容创作和运用能力，结合最新数字化技术促进职业教育发展，科学出版社于2015年9月正式启动了中等职业教育护理、助产专业数字化课程建设项目。

科学出版社前身是1930年成立于上海的龙门联合书局，1954年，龙门联合书局与中国科学院编译局合并组建成立科学出版社，现隶属中国科学院，员工达1200余名，其中硕士研究生及以上学历者627人（截至2016年7月1日），是我国最大的综合性科技出版机构。依托中国科学院的强大技术支持，我社于2015年推出最新研发成果："爱医课"互动教学平台（见封底）。该平台可将教学中的重点内容以视频、语音及三维模型等方式呈现，学生用手机扫描常规书页即可免费浏览书中配套3D模型、动画、视频、护考模拟试题等教学资源。

本项目分数字化教材建设与资源建设两部分。数字化课程建设项目与"爱医课"互动教学平台进行的首次有益结合而成的教材，是我国中等职业层次首套数字化创新教材。2015年10月开展了建设团队的全国遴选工作，共收到全国62所院校575位老师的申请资料，于2016年1月在湖北武汉召开了项目启动会及教材编写会。

（一）数字化教材的编写指导思想

本次编写充分体现了职业教育特色，紧紧围绕"以就业为导向，以能力为本位，以发展技能为核心"的职业教育培养理念，遵循"理论联系实际"的原则，强调"必需、够用"的编写标准，以数字化课程建设为方向，以创新教材为呈现形式。

（二）本套数字化教材的特点

1. 按照专业教学标准安排课程结构 本套数字化教材严格按照专业教学标准的要求设计科目、安排课程。全套教材分公共基础课、专业技能课、专业选修课及综合实训四类，共计39种，体系完整。

2. 紧扣最新护考大纲调整内容 本套系列教材参考了"国家护士执业资格考试大纲"的相关标准，围绕考试内容调整学习范围，突出考点与难点，方便学生的在校日常学习与护考接轨，适应护理职业岗位需求。

3. 呈现形式新颖 "数字化"是未来教育的发展方向，本项目39种教材均将传统纸质教材与"爱医课"教学平台无缝对接，形式新颖。它能充分吸引职业院校学生的学习兴趣，提高课堂教学效果。使学生用"碎片化时间"学习，寓教于乐，乐中识记、乐中理解、乐中运用，为翻转课堂提供了有效的实现手段。

（三）本项目出版教材目录

本项目经中国科学院、科学出版社领导的大力支持，获年度重大项目立项。39种教材具体情况如下：

中等职业教育数字化课程配套创新教材目录

序号	教材名	主编	书号	定价（元）
1	《语文》	孙　琳　王　斌	978-7-03-048363-8	39.80
2	《数学》	赵　明	978-7-03-048206-8	29.80
3	《公共英语基础教程（上册）》（双色）	秦博文	978-7-03-048366-9	29.80
4	《公共英语基础教程（下册）》（双色）	秦博文	978-7-03-048367-6	29.80
5	《体育与健康》	张洪建	978-7-03-048361-4	35.00
6	《计算机应用基础》（全彩）	施宏伟	978-7-03-048208-2	49.80
7	《计算机应用基础实训指导》	施宏伟	978-7-03-048365-2	27.80
8	《职业生涯规划》	范永丽　汪　冰	978-7-03-048362-1	19.80
9	《职业道德与法律》	许练光	978-7-03-050751-8	29.80
10	《人际沟通》（第四版，全彩）	钟　海　莫丽平	978-7-03-049938-7	29.80
11	《医护礼仪与形体训练》（全彩）	王　颖	978-7-03-048207-5	29.80
12	《医用化学基础》（双色）	李湘苏　姚光军	978-7-03-048553-3	24.80
13	《生理学基础》（双色）	陈桃荣　宁　华	978-7-03-048552-6	29.80
14	《生物化学基础》（双色）	赵勋靡　王　懿　莫小卫	978-7-03-050956-7	32.00
15	《医学遗传学基础》（第四版，双色）	赵　斌　王　宇	978-7-03-048364-5	28.00
16	《病原生物与免疫学基础》（第四版，全彩）	刘建红　王　玲	978-7-03-050887-4	49.80
17	《解剖学基础》（第二版，全彩）	刘东方　黄嫦斌	978-7-03-050971-0	59.80
18	《病理学基础》（第四版，全彩）	贺平泽	978-7-03-050028-1	49.80
19	《药物学基础》（第四版）	赵彩珍　郭淑芳	978-7-03-050993-2	35.00
20	《正常人体学基础》（第四版，全彩）	王之一　覃庆河	978-7-03-050908-6	79.80
21	《营养与膳食》（第三版，双色）	魏玉秋　戚　林	978-7-03-050886-7	28.00
22	《健康评估》（第四版，全彩）	罗卫群　崔　燕	978-7-03-050825-6	49.80
23	《内科护理》（第二版）	崔效忠	978-7-03-050885-0	49.80
24	《外科护理》（第二版）	闵晓松　阴　俊	978-7-03-050894-2	49.80
25	《妇产科护理》（第二版）	周　清　刘丽萍	978-7-03-048798-8	38.00
26	《儿科护理》（第二版）	段慧琴　田　洁	978-7-03-050959-8	35.00
27	《护理学基础》（第四版，全彩）	付能荣　吴姣鱼	978-7-03-050973-4	79.80
28	《护理技术综合实训》（第三版）	马树平　唐淑珍	978-7-03-050890-4	39.80
29	《社区护理》（第四版）	王永军　刘　蔚	978-7-03-050972-7	39.00
30	《老年护理》（第二版）	史俊萍	978-7-03-050892-8	34.00
31	《五官科护理》（第二版）	郭金兰	978-7-03-050893-5	39.00
32	《心理与精神护理》（双色）	张小燕	978-7-03-048720-9	36.00
33	《中医护理基础》（第四版，双色）	马秋平	978-7-03-050891-1	31.80
34	《急救护理技术》（第三版）	贾丽萍　王海平	978-7-03-048716-2	29.80
35	《中医学基础》（第四版，双色）	伍利民　郝志红	978-7-03-050884-3	29.80
36	《母婴保健》（助产，第二版）	王瑞珍	978-7-03-050783-9	32.00
37	《产科学及护理》（助产，第二版）	李　俭　颜丽青	978-7-03-050909-3	49.80
38	《妇科护理》（助产，第二版）	张庆桂	978-7-03-050895-9	39.80
39	《遗传与优生》（助产，第二版，双色）	潘凯元　张晓玲	978-7-03-050814-0	32.00

注：以上教材均配套教学 PPT 课件，在“爱医课”平台上提供免费试题、微视频等多种资源，欢迎扫描封底二维码下载

科学出版社

2017 年 1 月

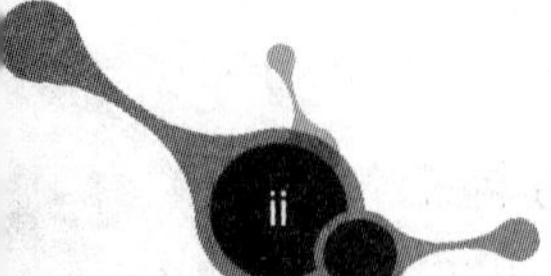

前　言

为体现中等卫生职业教育特色，满足我国飞速发展的职业教育的最新需求，科学出版社邀请全国60余所高职院校进行了数字化课程建设，开始了《药物学基础》（第四版）的编写工作。本书从医学基础着手，在编写中力求做到科学性、实用性、趣味性、启发性和前瞻性，注意突出药物的基本理论、基础知识，以掌握基本技能为突破口，适合中职层次护理、助产、营养与保健、医学影像技术、口腔修复工艺、农村医学、医学检验技术等专业的学生学习使用。

为适应卫生和计划生育委员会新颁布的执业资格考试新大纲的要求，本书正文部分增加了“考点”，更加突出了重点内容；单元检测题加强了选择题A_2型题的编写。数字化资源点的链接更有利于学生自主学习，加强理解。

PPT教学课件更加生动、简洁，内容更加丰富和重点突出，以提高教师使用和学生学习的兴趣。

本书的编写得到了各编委所在院校及科学出版社的大力支持，再次表示深深的感谢！

由于学识和能力有限，本书不足之处在所难免，恳请各位同仁和读者批评指正。

编　者

2016年10月

目　录

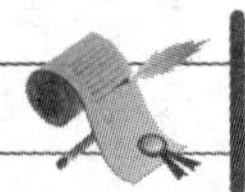

1

第1章 概　论

俗话说："无药不成医"，药物在临床各种疾病的预防及治疗过程中都起着十分重要的作用。《药物学基础》主要介绍药物的作用、用途、不良反应及防治，为临床药物治疗及用药护理提供相关理论依据及指导。学好《药物学基础》可为医学及相关专业的学生，包括护理专业、助产专业的学生未来参加工作、更好地开展工作打下坚实的基础。

第1节 绪　言

一、药物、药物学基础

药物学基础的主要内容是药物，药物是用于治疗、预防、诊断疾病和计划生育的化学物质。现临床常用的药物基本可以分为天然药物、人工合成药物和基因工程药物三大类。

药理学是研究药物与机体相互作用及作用机制的一门科学。主要研究内容包括药物的作用、用途、不良反应及防治、用药注意事项等。

药理学
- 药效学：研究药物对机体的作用及作用机制的科学。
- 药动学：研究机体对药物的影响，也就是药物的体内过程，包括吸收、分布、代谢和排泄四个环节。

二、药物应用须知

（一）给药前

应充分了解药物的作用及不良反应，明确用药目的及合理性，了解患者的用药史、过敏史，注意有无用药禁忌证，并向患者及家属介绍药物的基本知识。

（二）给药

核对患者的床号、姓名、药名、浓度、剂量、给药方法及给药时间。核对有无药物配伍禁忌。准确掌握药物的配制、剂量计算和用法，避免用药技术性事故的发生。

（三）用药后

及时观察药物疗效及不良反应并记录，以便能及时发现、处理问题，避免药源性疾病的发生。

三、药理学的发展简史

药理学是一门古老的学科，有近五六千年的发展史。古代人为了生存，在长期的生产、生活实践中逐渐认识到某些天然物质可以治疗疾病或伤痛，其中不少流传至今，如大黄导泻、柳皮退热等。我国在公元1世纪前后编著的《神农本草经》是我国也是全世界最早的药物学专著，共收载药物365种；公元659年，由唐朝政府正式颁布的《新修本草》收载药物884种，是我国也是世界上最早的一部药典。明代杰出医学家李时珍编著的《本草纲目》是世界闻名的一部药物学巨著，全书52卷，收载药物1892种，药方11 000余条，插图1160幅，当时就被译成英、法、日、朝、德、俄、拉丁语七种语言文字而广泛传播到世界各地，不仅是我国传统医学的经典著作，至今仍然是全世界重要的药物学文献之一。

自19世纪初，在化学、人体解剖学、生理学等自然科学的发展基础上，建立了整体动物水平的实验药理学研究方法，对药理学的发展起到了极大的推动作用。20世纪30年代至50年代是药理学发展的黄金时期，有效成分的提取、应用及人工合成、半合成的新药大量涌现，使临床药物治疗取得了重大的突破，抗生素、抗精神失常药、抗高血压药、激素类药物等大批药物均是在这一时期研制开发成功的，其中很多药物在临床应用至今。近年来，随着基因重组技术、单克隆技术等在药理学研究中广泛应用，对药物作用机制的研究已由原来的系统、器官水平深入到细胞、分子水平，推动了药理学向更高、更深层次发展，为新药开发、临床更好地开展药物治疗、提高患者健康水平提供了有力的支持及指导。

第2节　药效学

药效学（pharmacodynamics）研究药物对机体的作用及作用机制，为临床合理选择用药提供理论依据与指导。主要研究的内容有以下几方面。

一、药物的基本作用

药物的基本作用包括兴奋作用和抑制作用。使机体原有功能活动增强的作用为兴奋作用；使机体原有功能活动减弱的作用为抑制作用。

例如，患者应用肾上腺素后心率加快，说明肾上腺素对心脏有兴奋作用；应用普萘洛尔后心率减慢，说明普萘洛尔对心脏有抑制作用。兴奋作用和抑制作用在一定条件下可以相互转化。例如，中枢兴奋药过量中毒时可致惊厥，持续的惊厥又可导致衰竭性呼吸抑制。

二、药物作用的方式

（一）局部作用和吸收作用

药物在用药局部产生的药物作用称为局部作用。药物吸收进入血液循环后产生的药物作用称为吸收作用。两者的区别在于药物发挥作用时是否已从给药部位进入血液循环。

例如，消化性溃疡患者口服抗酸药中和胃酸的治疗作用是局部作用；急性咽炎患者肌内注射青霉素消除致病菌所致的炎症产生的则是吸收作用。

（二）选择作用

在治疗剂量时大多数药物只对某些组织器官产生明显的药物作用，而对其他组织器官的作用不明显或没有作用，称为药物的选择作用。

选择作用是临床治疗用药的理论基础和药物分类的依据。选择作用是相对的，某些药物随着用药剂量的增加，药物的选择性会降低。例如，中枢兴奋药尼可刹米，在治疗剂量时主要兴奋延髓呼吸中枢，临床可用于治疗呼吸抑制、呼吸衰竭；剂量增大至中毒剂量时则兴奋脊髓前角运动神经元引起惊厥。

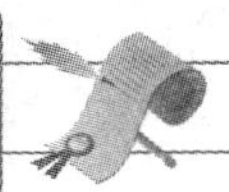

不同的药物其作用的选择性高低有所不同。一般而言，药物作用的选择性越高，治疗过程中用药的针对性越强，用药后的不良反应就越少。药物作用越广泛，用药后的不良反应就越多。例如，用于急性腹痛的止痛药山莨菪碱松弛平滑肌的选择性相对较高，用药后的不良反应就比作用更广泛的同类药物阿托品少得多。

（三）药物作用的临床效果

药物是用于治病救人，保障健康的，但同时往往也会产生一些对机体不利的影响，即不良反应，这就是药物作用的两重性。在为患者选择用药治病的过程中，应充分考虑发挥药物的防治作用，预防或减少不良反应的发生，以促进患者的早日康复。

1. 防治作用 药物预防、治疗疾病的作用，是临床用药目的所在。防治作用包括预防作用和治疗作用。预防作用是在疾病发生前提前用药以防止疾病的出现；如长期服用小剂量的阿司匹林以防止血栓栓塞性疾病的发生就是预防作用；治疗作用是指疾病发生以后用药来消除病因或缓解症状，以促进疾病的早日痊愈。

治疗作用包括对因治疗（消除引起疾病的原因）与对症治疗（缓解疾病的症状）。中国有句古话，叫做“急则治标，缓则治本。”阐明的就是对因治疗和对症治疗的关系。例如，交通事故骨折的患者可因剧烈疼痛而致休克，尽快应用强效止痛药对于救治患者很重要；而肺结核午后低热的患者对低热已经产生了适应性，则不必应用退热药，应用抗结核病药即可。

2. 不良反应 是指不符合用药目的、对机体不利的反应。常见的药物不良反应有以下几种。

(1) 副作用：药物在治疗量时出现的与用药目的无关的作用。副作用的特点是可预知、危害一般不大，但不可避免。例如，感冒（急性上呼吸道感染）发热时服用对乙酰氨基酚后引起胃部不适、食欲减退就是药物的副作用。

药物的防治作用和副作用在一定条件下可以相互转化。药物的防治作用和副作用都是药物本身所固有的药物作用，哪个作用是防治作用，哪个作用是副作用取决于用药的目的所在：在防治疾病过程中，你利用它、希望它出现的药物作用就是防治作用；相反，与防治疾病无关的、你不希望它出现的药物作用就是副作用。例如，阿托品同时具有兴奋心脏、抑制腺体分泌等作用，一位心动过缓的患者应用阿托品后心率加快恢复正常即为治疗作用，同时出现口干烦渴则为副作用；另一位手术前准备的患者应用阿托品清理呼吸道，以保证手术过程中呼吸道的通畅及防止发生手术后吸入性肺炎，但患者用药后出现心悸，对于该患者来说，其抑制腺体分泌的作用是防治作用，而兴奋心脏的作用则是副作用。

(2) 毒性反应：主要指用药剂量过大或疗程过长，药物在体内蓄积过多引起的对机体有明显损害的反应。毒性反应一般在大剂量用药时出现，危害较大，甚至可威胁生命。一般通过控制用药剂量和疗程可避免，但也有少数患者出现毒性反应是由于机体对所用药物过于敏感引起的。毒性反应分为急性毒性反应和慢性毒性反应两种。

有些药物有特殊的“三致作用”——致癌、致畸胎、致基因突变，为药物慢性毒性反应。孕妇、尤其是早孕妇女不能应用具有明显“三致作用”的药物，以免影响胎儿的发育。20世纪60年代孕妇为了减轻早孕反应服用“反应停”造成了联邦德国、美国、荷兰和日本等国120 00多名形如海豹的畸形婴儿的出生，这就是医学史上著名的“反应停事件”。常言道：是药三分毒。医护人员切忌对药物、尤其是化学药物的随意滥用。

(3) 变态反应：又称过敏反应，指少数过敏体质的患者对药物发生的病理性免疫反应。大多数药物过敏反应表现为药疹、药热、血清病样反应，少数患者会出现过敏性休克，发

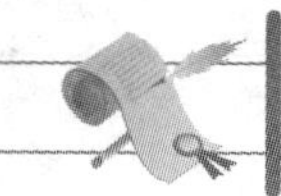

生率虽低，但如抢救不及时会导致患者生命危险。

过敏反应的发生及反应的强度与患者用药时的体质有关，与药物本身性状有关；与用药剂量无关，且不可预知。任何药物在用药过程中都有可能出现过敏反应甚至过敏性休克，在临床用药过程中要提高警惕，对于过敏反应发生率高的药物如青霉素要严格按照有关操作规程进行操作，并随时准备好抢救过敏性休克的药物和器材。一般而言，过敏性休克出现得越早病情进展越快，抢救成功率就越低；相反，出现比较晚的休克反应一般病情发展比较平缓，抢救成功率较高。

(4) 继发反应：由药物治疗作用所产生的不良后果。例如，长期服用广谱抗菌药，由于敏感细菌的生长繁殖被抑制，不敏感细菌趁机大量繁殖，破坏了肠道菌群平衡，导致新的感染，称为“二重感染”。

(5) 后遗效应：指停药后血药浓度已降至有效浓度以下时所呈现的药物作用。例如，多数失眠患者服用镇静催眠药后第二天清晨会出现头晕、乏力、反应迟钝等现象，又称“宿醉现象”。

(6) 特异质反应：指少数特异体质的患者对某些药物产生的与常人不同的不良反应。一般是由于先天遗传缺陷引起的，患者会对某些药物产生异常的反应，如葡萄糖-6-磷酸脱氢酶缺乏的患者，应用磺胺类药物时可发生溶血反应。

(7) 药物依赖性：①习惯性（心理依赖性）：连续应用某药，一旦停药，患者产生继续用药的欲望或强迫性行为称为习惯性或心理依赖性。②成瘾性（生理依赖性）：反复应用某药，一旦停药可导致严重的生理功能紊乱甚至出现戒断症状，称为成瘾性或生理依赖性。易产生习惯性的药物被列为“精神药品”；具有强烈成瘾性的药物，将其列为“麻醉药品”。两类药品在临床应用中均受严格控制。特别是麻醉药品必须按照《国家麻醉药品管理条例》严格管理和使用。

案例 1-1

小王每次乘坐长途车时都会感到恶心呕吐，非常难受。因此，坐长途车前服要用晕车药茶苯海明（乘晕宁），服药后晕车症状虽缓解了，但一路瞌睡。

问题：1. 嗜睡属于药物的哪种不良反应？

2.“副作用是药物固有的作用，是可以预知、可以避免的”这种说法是否正确？

考点：副作用和毒性反应的概念

三、药物的作用机制

药物的作用机制是药理学研究的重要内容，也是新药开发的依据，主要探索药物作用产生的根本原因。简单介绍如下：

（一）药物常见的作用机制

1. 改变酶的活性 如磺胺类药物的抗菌活性是通过抑制细菌二氢叶酸合成酶起效的。

2. 参与或干扰机体的代谢过程 如铁剂通过参与机体血红蛋白的合成而起到抗贫血作用。

3. 影响生物膜的通透性或离子通道 如青霉素是通过抑制细菌细胞壁成分黏肽的合成，从而造成细菌细胞壁缺损而起到抗菌作用。

4. 改变细胞周围的理化环境 如氢氧化铝通过中和胃内盐酸起到治疗消化性溃疡的作

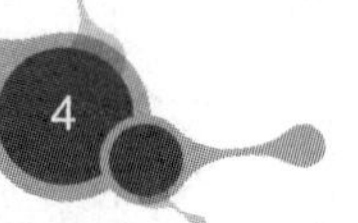

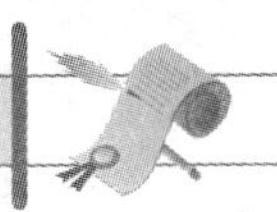

用；快速静脉点滴 20% 的甘露醇通过提高血浆晶体渗透压水平而起到脱水作用。

5. 影响递质的释放或激素的分泌 如磺酰脲类降糖药通过刺激内源性胰岛素释放起到抗糖尿病的作用。

6. 通过受体起效 临床应用的许多药物是通过影响体内的某种受体的功能起效的。现在重点为大家介绍受体学说。

（二）受体学说

1. 受体的概念 受体是存在于细胞膜、细胞质或细胞核中的一种特殊蛋白质，因其能够与特殊的配体（神经递质、激素、药物等）结合引起生物效应，故被称为受体。

2. 药物对受体的作用 药物要通过影响受体而起效需要具备两个前提条件：亲和力、内在活性。亲和力是指药物与受体结合的能力。内在活性是药物激活受体的能力。如果一个药物与某种受体既有亲和力又有内在活性，那么该药是该受体的激动剂（兴奋剂），如去甲肾上腺素为 α 受体激动剂；如果一个药物与某种受体只有亲和力却没有内在活性，该药是该受体的拮抗剂（阻断剂），如酚妥拉明为 α 受体拮抗剂。受体拮抗剂能够阻断受体激动剂对该受体的激动作用，如在应用去甲肾上腺素静脉滴注过程中，如果药液外渗引起局部缺血反应时，可用酚妥拉明做局部浸润注射对抗这一不良反应。

有些药物与受体有亲和力和较弱的内在活性，该药为受体部分激动剂。受体部分激动剂在有受体激动剂存在的条件下表现为拮抗剂的效应；在有拮抗剂存在的条件下表现为激动剂的效应。例如，中枢性镇痛药喷他佐辛即为阿片受体的部分激动剂，当单独应用该药时其表现为较弱地激动阿片受体起到镇痛的作用，但与阿片受体激动剂吗啡合用时则起拮抗吗啡的作用，减弱其镇痛作用，表现为受体阻断药的作用（表 1-1）。

表 1-1 作用于受体的药物分类

种类	亲和力	内在活性
受体激动剂	较强	较强
受体拮抗剂	较强	无
部分激动药	较强	较弱

3. 受体的调节 受体的数量、分布及与配体的亲和力可受生理、病理、药物等诸多因素的影响。长期应用受体激动剂可使受体数量减少、与配体的亲和力降低，称为受体的向下调节，这可解释受体激动剂长期应用后产生耐受性的原因；而长期应用受体拮抗剂则可使受体的数量增多、与配体的亲和力增强，称为受体的向上调节，这可解释长期应用某些药物后突然停药会产生反跳现象的原因，如普萘洛尔。

小结

绪言内容重点介绍了药物和药理学两个概念；药效学主要指药物对机体的作用和作用机制，包括防治作用、不良反应和受体学说等。要求大家掌握并理解选择作用、吸收作用、副作用、毒性反应、过敏反应、受体激动剂、受体拮抗剂等重要概念，为各论具体药物的学习打下基础。

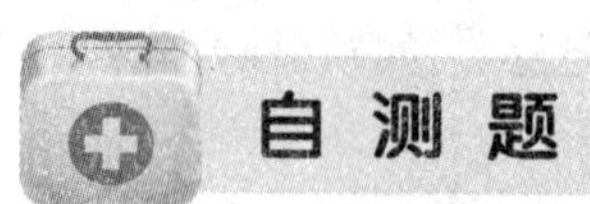

一、名词解释

1. 药物 2. 药效学 3. 吸收作用 4. 选择作用 5. 副作用 6. 毒性反应 7. 受体激动药 8. 受体拮抗药

二、选择题

A_1 型题

1. 久用链霉素引起的耳聋属于
 A. 治疗作用 B. 副作用
 C. 过敏反应 D. 毒性反应
 E. 后遗效应
2. 下列对药物作用的选择性的叙述，哪项是错误的
 A. 选择性是相对的 B. 与药物剂量大小无关
 C. 是药物分类的依据 D. 是临床选药的基础
 E. 大多数药物均有各自的选择性
3. 有关受体激动药的叙述正确的是
 A. 与受体具有较强的亲和力及较强的内在活性
 B. 与受体具有较强的亲和力及较弱的内在活性
 C. 与受体具有较强的亲和力而无内在活性
 D. 与受体无亲和力而具有较强的内在活性
 E. 与受体既无亲和力，也无内在活性
4. 药物作用选择性低的药物，在临床应用治疗时往往呈现
 A. 毒性较大 B. 副作用较多
 C. 过敏反应剧烈 D. 容易成瘾
 E. 以上都不对
5. 治疗量时给患者带来与治疗作用无关的不适反应称
 A. 变态反应 B. 毒性反应
 C. 副作用 D. 特异质反应
 E. 继发反应
6. 药物可
 A. 改变机体的生理功能
 B. 改变机体的生化过程
 C. 产生不同程度的不良反应
 D. 掩盖某些疾病真像
 E. 以上都对

A_2 型题

7. 患者张某，因失眠而服用苯巴比妥片，常感觉次晨嗜睡、头晕、乏力等。该现象的发生可能与以下哪点有关
 A. 副作用 B. 继发反应
 C. 后遗效应 D. 蓄积性中毒
 E. 高敏性
8. 患者，男性，因服用异烟肼引起过敏反应。该现象少见，可能与以下哪一因素有关
 A. 剂量大小 B. 年龄
 C. 性别 D. 给药途径
 E. 个体差异

第 3 节 药 动 学

药动学研究药物的体内过程及体内药物浓度的动态变化过程，为临床制订药物治疗方案提供依据。药物的体内过程的基础是跨膜转运，药物跨膜转运的速度和量直接影响药物吸收、分布、代谢及排泄过程，从而影响药物的起效时间和疗效。

一、药物在机体内的跨膜转运

（一）被动转运

被动转运指药物从高浓度一侧转运到低浓度一侧的顺浓度差转运，不消耗能量。其主要有三种方式：

1. 单纯扩散 为绝大多数药物在体内的主要转运方式。转运速度主要取决于生物膜两侧药物浓度差，浓度差越大转运越快，膜两侧浓度相等时则停止转运。药物的分子质量、

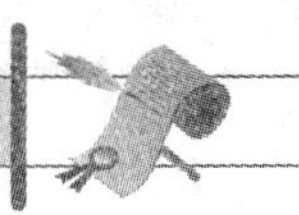

解离度、极性和脂溶性均会影响药物的转运。临床应用的药物大多数是有机酸或生物碱类药物，都带有一定的酸碱度，在体内跨膜转运过程中会受到体液酸碱度的影响，从而影响药物的作用强度和作用维持时间。合理地调整体液酸碱度将有利于临床治疗。体液环境 pH 对药物跨膜转运的影响见表 1-2。

表 1-2　药物在不同酸碱度环境中的跨膜转运特点

	弱酸性药		弱碱性药	
	弱酸环境	弱碱环境	弱酸环境	弱碱环境
解离度	↓	↑	↑	↓
分子极性	↓	↑	↑	↓
脂溶性	↑	↓	↓	↑
单纯扩散	↑	↓	↓	↑
临床提示	弱酸性药物中毒时可通过碱化血液、尿液阻止药物的分布及重吸收		弱碱性药物中毒时可通过酸化血液、尿液阻止药物的分布及重吸收	

2. 易化扩散　药物通过生物膜上的载体或通道蛋白进行扩散，具有高度特异性、饱和现象及竞争性抑制的特征。维生素 B_{12} 在小肠的吸收、抗恶性肿瘤药甲氨蝶呤进入白细胞等均以易化扩散方式转运。一些不溶于脂质而与机体生理代谢有关的药物如葡萄糖氨基酸等，靠此形式转运。

3. 膜孔滤过　水溶性小分子药物借助于流体静压或渗透压差通过生物膜孔道的过程。大多数毛细血管上皮细胞间的膜孔较大，允许大多数药物滤过。

（二）主动转运

主动转运也称上山转运，是一种逆浓度差或电位差进行的转运，耗能，需要载体，具有特异性、饱和性及竞争性抑制的特征。只有少数药物通过神经元细胞、肾小管上皮细胞或肝细胞时通过该方式转运。例如，丙磺舒经过肾小管排泄时，与青霉素竞争同一载体而阻止了青霉素的分泌排泄，延长了青霉素的作用时间。

二、药物的体内过程

药物的体内过程包括药物的吸收、分布、生物转化（代谢）和排泄四个环节。基本过程见图 1-1。

（一）药物的吸收

药物的吸收（absorption）是指药物从给药部位进入血液循环的过程。药物吸收的速度和量会直接影响到药物作用起效的快慢和强弱（图 1-2）。

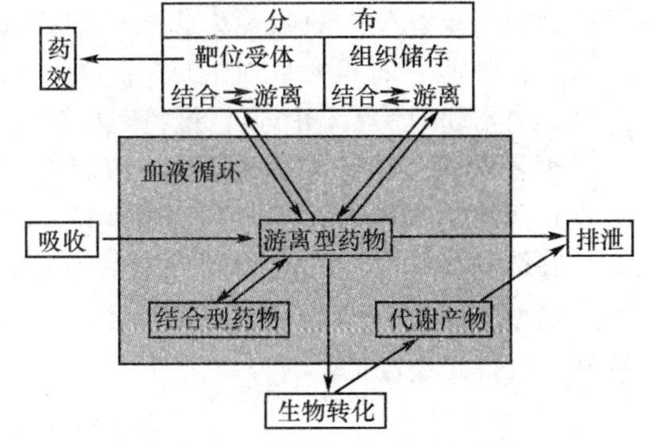

图 1-1　药物体内过程示意图

1. 消化道给药

（1）口服：是最常用的给药方法，主要在小肠吸收。该给药方法经济、方便、安全性高，但亦存在着起效慢、疗效较差等缺点。口服给药时，胃肠蠕动的快慢、肠内容物的多少、性状及 pH 等均可影响药物的吸收。

口服的药物首先经门静脉进入肝脏，肝脏的代谢灭活作用，使进入体循环的药量减少，药效降低，这种现象被称为首关消除（first pass elimination）。有些首关消除也可能在肠壁细胞内发生。首关消除率高的药物如硝酸甘油口服后可在肝脏代谢失活 90% 左右，进入体循环的药量不足以产生明显药效，故该药不适用于口服给药，舌下含服可避免首关消除效应。

（2）舌下给药：通过舌下静脉丛吸收。因吸收面积有限，应用的药物需脂溶性较高、用药剂量较小。因口腔静脉直接回流到体静脉循环，该给药途径的优点是可避免首关消除效应。

（3）直肠给药：经直肠静脉吸收，可避免首关消除。有些胃肠刺激症状明显的药物如水合氯醛常采用此法给药。

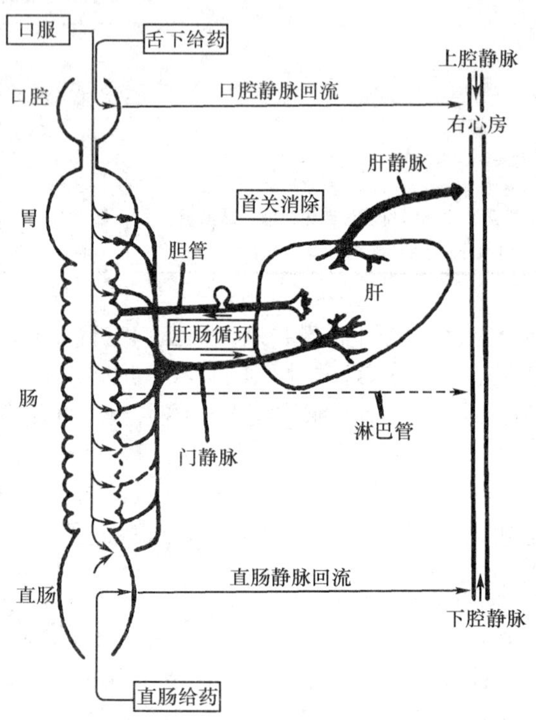

图 1-2　消化道给药的吸收和首关消除及肝肠循环示意图

2. 注射给药　皮下、肌内注射时，药物经毛细血管吸收进入血液循环。药物的吸收速度与注射部位的局部血流量和药物的剂型有关。由于肌肉组织血流量较皮下组织丰富，故肌内注射较皮下注射吸收快。静脉注射时药物直接入血，无吸收过程，起效快，适用于危重患者的抢救。

3. 皮肤、黏膜和肺泡的吸收　完整的皮肤吸收能力差，脂溶性高的药物如硝酸甘油可经皮肤吸收；黏膜的吸收能力较皮肤强，如安乃近滴鼻液可经鼻黏膜吸收，临床常用于小儿高热；肺泡表面积大且血液循环丰富，气体、挥发性液体和气雾剂等均可通过肺泡迅速吸收，药物起效快、作用强，维持时间短。

4. 影响药物吸收的其他因素　药物的理化性质、剂型及吸收的环境等均可影响药物的吸收。药物制剂被机体吸收利用的程度称为生物利用度，生物利用度是衡量药物制剂生产工艺好坏的指标。影响生物利用度的因素有药物制剂方面的因素和生物机体方面的因素。不同剂型的同一种药物、同一剂型不同厂家生产的药物、同一厂家不同批号的药物，其生物利用度都是不同的。

$$\text{生物利用度} = \frac{\text{吸收药量}}{\text{给药量}} \times 100\%$$

（二）药物的分布

药物随血液循环到达组织器官的过程称为药物的分布（distribution），药物在体内的分

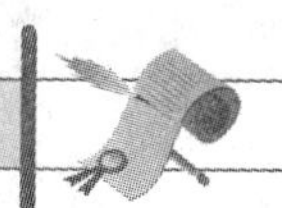

布具有选择性，是不均一的。影响药物分布的因素主要有以下几种。

1. 药物的理化性质和体液 pH 在正常生理情况下，细胞内液 pH 约为 7.0，细胞外液 pH 约为 7.4。弱酸性药物在细胞外液中的解离度较大，不易跨膜转运进入细胞内液，故主要分布在细胞外液中；而弱碱性药物主要分布于细胞内液中。改变细胞外液的 pH 可影响弱酸、弱碱性药物在细胞内外的分布。如临床应用碳酸氢钠碱化血液、尿液，用于解救巴比妥类药物中毒。

脂溶性药物或水溶性小分子药物易透过毛细血管壁进入其他组织，而水溶性大分子药物及离子型药物，则难透过血管壁进入其他组织。

2. 药物与血浆蛋白的结合 药物与血浆蛋白的结合是可逆的，因蛋白质分子质量大不能进行跨膜转运，故结合型的药物会暂时失去药物活性。如果同时应用的两种以上的药物均与血浆蛋白结合，则药物之间具有竞争现象，结果是各自的血浆蛋白结合率下降，游离型的药物浓度升高，药物作用增强，应警惕中毒反应的发生。药物与血浆蛋白结合率越高，用药后显效越慢，作用持续时间越长；反之则显效快、作用持续时间短。

3. 与组织的亲和力 有些药物与某些组织有特殊的亲和力，在该组织中药物浓度较高。如碘主要浓聚在甲状腺中，钙在骨骼中沉积较多。

4. 人体内的天然屏障 人体内存在着血 - 脑屏障（blood-brain barrier）、胎盘屏障和血眼屏障等天然屏障。血 - 脑屏障能有效地阻止多种药物由血液进入脑组织，以保护大脑免受损伤。相对分子质量大、极性高的药物不能通过，而脂溶性大的药物则可以通过。当脑膜发生炎症时，血 - 脑屏障通透性增加，某些药物如青霉素进入脑脊液的浓度增高，可达到有效浓度治疗脑膜炎。

几乎所有药物都能穿透胎盘屏障，故妊娠期间，特别是妊娠前 3 个月禁用有明显致畸作用的药物，以防造成胎儿畸形。

另外，给药部位的局部血液循环情况也会影响到药物的吸收。

（三）药物的生物转化

药物在体内发生的化学结构的变化称为生物转化（biotransformation）或代谢（metabolism）。大多数药物的生物转化在肝中进行，肠、肾、肺等肝外组织也可产生有意义的药物代谢作用。药物在体内生物转化分两步：

第一步：氧化、还原、水解。

第一步的结果有以下几种：

1. 灭活 大多数药物经过生物转化后活性明显降低或消失。

2. 保持活性 也有少部分药物的代谢产物仍有明显的药理活性，如地西泮经肝脏代谢后的代谢产物去甲地西泮和去甲羟地西泮（奥沙西泮）仍具有明显的中枢抑制作用。

3. 活化 个别药物经过代谢后由无活性变成有活性，如抗恶性肿瘤药环磷酰胺本身没有活性，经过肝脏代谢转化成磷酰胺氮芥后才有抗癌活性。

第二步：结合反应。

经第一步转化的代谢产物或药物原形与体内葡糖醛酸、硫酸、甘氨酸、乙酸等结合，使药物的水溶性、极性增高，易于经肾排出。

也有些药物在体内不经过生物转化，而是以原形经肾排泄。

药物的生物转化有赖于酶系统的参与，有特异性酶和非特异性酶两种。特异性酶催化特定化学物质的代谢，如胆碱酯酶可催化乙酰胆碱的代谢。非特异性酶主要是指存在于肝细胞中的非特异性混合功能酶系统，又称肝药酶。此酶系统可催化数百种药物的代谢，是促进药物生物转化的主要酶系统。肝药酶的活性和数量可受遗传、年龄、营养等多种因素的影响，也易受到药物的诱导或抑制。凡能使肝药酶活性增强或合成增多的药物称为药酶诱导剂，如苯妥英钠、苯巴比妥钠等；凡能使肝药酶活性降低或合成减少的药物称为药酶抑制剂，如氯霉素。药酶诱导剂可加速其自身或其他药物的代谢，致药效降低，这是药物反复应用产生耐受性的原因之一；反之，药酶抑制剂则可使药效增强，应适当降低用药剂量以防中毒反应的发生。

案例 1-2

某癫痫患者，坚持长期口服苯妥英钠治疗，病情转轻，发作减少。后听信传言，苯巴比妥疗效不错，故而合用。一定时间之后，反使病情不稳，且发作次数越来越多。

问题：分析案例，患者病情加重的原因是什么？

（四）药物的排泄

药物及代谢产物离开机体的过程称为药物的排泄（excretion）。未经代谢的药物在其排泄过程中仍可发挥药物作用。机体排泄药物的主要途径有以下几种。

1. 肾脏 是排泄药物的主要器官，排泄方式有肾小球滤过和肾小管分泌两种，以前者为主。尿量、尿液的酸碱度等都对药物的排泄有影响。除了与血浆蛋白结合的药物外，游离型药物及其代谢产物均可经肾小球滤过进入肾小管，并可在肾小管有不同程度的重吸收。脂溶性药物重吸收多，排泄慢，而水溶性药物重吸收少，排泄快；尿量增多可促进药物的排泄。

弱酸性药物在碱性尿液中解离度大，脂溶性下降导致药物重吸收减少，排泄加快。弱碱性药物则相反。临床上利用改变尿液 pH 的办法改变弱酸、弱碱性药物的排泄速度，用以解救药物中毒。

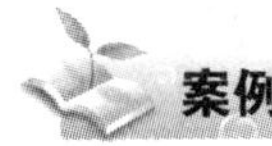

案例 1-3

阿司匹林引发代谢性酸中毒

患者甲，因误服大量弱酸药——阿司匹林后，引起轻度代谢性酸中毒。医生给予静脉输液，并加入碳酸氢钠等。同时吩咐患者注意多饮水（苏打水更佳）、多食香蕉等水果。

问题：分析案例，讨论输液加碳酸氢钠的目的是什么？

当两种药物通过肾小管同一分泌机制排泄时，可发生竞争性抑制。例如，丙磺舒与青霉素合用时，可抑制青霉素的主动分泌排泄，延长青霉素的作用时间。

肾功能不良时应慎用以原形经肾排泄的药物。

2. 胆汁排泄 肝内的药物及其代谢产物随胆汁排入小肠肠腔，其中大多数药物随粪便排出，但也有部分经胆汁排泄的药物在小肠被重吸收入血形成肝肠循环，使药物作用时间延长（图 1-2）。例如，洋地黄毒苷有较高的肝肠循环率，作用维持时间也较长。一些抗菌药如红霉素、四环素等可经胆道排泄，故胆汁中药物浓度较高，常用于胆道感染的治疗。

3. 其他排泄途径 吗啡等生物碱类药物易通过乳汁排泄，哺乳妇女应禁用，以免造成新生儿呼吸困难甚至窒息；有些易挥发的药物如麻醉乙醚可经肺排泄；也有少量药物通过唾液腺、汗腺等排泄。

三、药物的消除与蓄积

1. 药物的消除 是指药物在体内经过生物转化和排泄，使血药浓度不断下降的过程。药物消除的方式分为两种。

(1) 恒比消除（一级动力学消除）：指在单位时间内药物按恒定的比例进行消除。大多

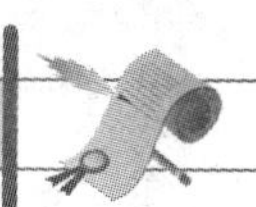

数药物在治疗过程中均以此种方式进行消除，药物消除的速率与血药浓度的高低成正比，药物有固定的血浆半衰期。

(2) 恒量消除（零级动力学消除）：指在单位时间内药物按恒定的数量进行消除，即单位时间内消除的药量是恒定的，药物的消除速率与血药浓度高低无关。当用药剂量过大，超过机体恒比消除能力的极限，机体则以最大消除速率恒量消除药物，血药浓度降低到机体可以恒比方式进行消除时，则自动转化为恒比消除。恒量消除也见于肝、肾功能减退时。

2. 药物的蓄积 反复多次用药时，药物进入机体的速度大于消除的速度，使体内血药浓度不断升高，称为药物的蓄积。临床用药时，适当的药物蓄积可使药物达到并维持有效血药浓度，取得满意的治疗效果；但药物蓄积过多可致中毒，应注意。

四、血浆药物浓度的动态变化

（一）药物的时量关系和时效关系

药物进入人体后，血药浓度及作用强度会随时间的变化而变化，呈现动态的连续变化过程。一般血药浓度与药物作用强度是一致的，血药浓度随时间而变化的过程可用时量关系曲线来表示。以非静脉一次给药为例，药物的时量、时效关系如下（图 1-3）。

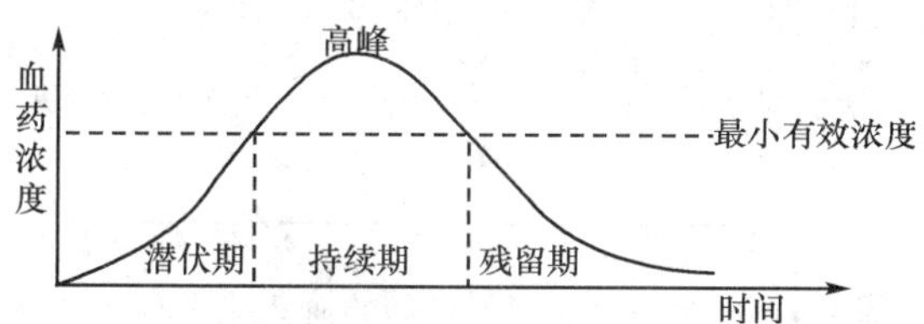

图 1-3 一次非静脉给药的时量（效）关系曲线

潜伏期——从给药到药物开始出现疗效的时间。此期主要反映药物的吸收、分布过程，是药物吸收到达作用部位所需要的时间。静脉给药无此过程。

持续期——药物维持有效浓度或疗效的时间，与药物的吸收和消除速度有关。峰浓度的高低与给药剂量有关。

残留期——指药物浓度已降至最小有效浓度以下，但又未从体内完全消除的时间。应注意的是，反复用药过程中残留期可能会有累加现象。

（二）药物半衰期

1. 概念 药物半衰期反映药物在体内消除的速度，一般是指血浆半衰期（$t_{1/2}$）：亦即血浆药物浓度下降一半所需要的时间。对于按恒比方式消除的药物而言，其血浆半衰期一般是固定的，但当肝、肾功能不良时，药物的血浆半衰期会延长。

2. 临床意义 药物的血浆半衰期具有重要的临床意义：①可确定给药间隔时间。②它是药物分类的依据。根据药物血浆半衰期的长短，药物可分为短、中、长效类。③可预测药物达到稳态血药浓度的时间。以血浆半衰期为给药间隔时间，分次恒量给药，经 4 ～ 5 个半衰期可达稳态血药浓度，称坪值（或坪浓度），此时血药浓度基本稳定，吸收量与消除量几乎相等。④可预测停药后体内药物基本消除所需要的时间。一般认为，如果设定坪值浓度为 100% 的话，当血药浓度超过 95% 时就已接近坪浓度，停药后血药浓度下降到 5% 以下就认为药物基本从体内完全消除了。连续恒量以 $t_{1/2}$ 为间隔给药后体内药物浓度的变化见表 1-3。

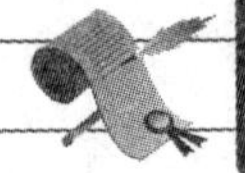

表 1-3　以 $t_{1/2}$ 为间隔恒量给药扣体内药物浓度的变化

半衰期数	一次给药		蓄积药量 /%
	消除药量 /%	体存药量 /%	
1	50	60	50
2	75	25	75
3	87.5	12.5	87.5
4	93.8	6.2	93.8
5	96.9	3.1	96.9
6	98.4	1.6	98.4

3. 首剂加倍　在临床用药过程中，如因病情需要迅速达到稳态血药浓度发挥疗效时，且药物较安全的情况下，可采用首剂加倍的给药方法，即首次采用 2 倍的常用量，然后改常用量维持疗效的方法，即可在一个半衰期内达坪浓度（图 1-4）。

考点：血浆半衰期的概念及临床意义

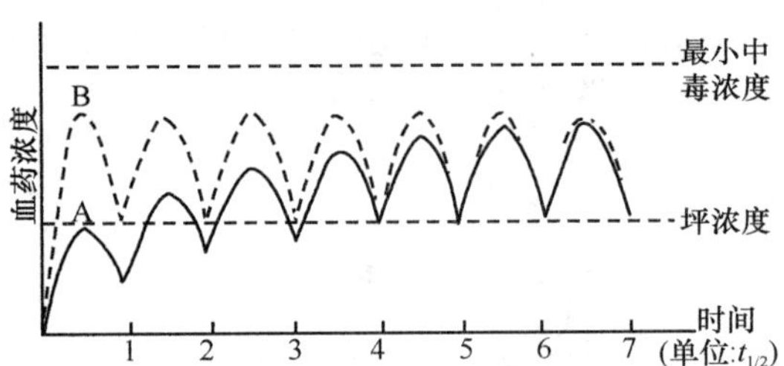

图 1-4　连续恒量血管外给药的血药浓度时间曲线

A. 剂量 D，间隔 $t_{1/2}$；B. 首次剂量 $2D$，后改 D，间隔 $t_{1/2}$

小结

药动学主要给大家介绍机体对药物作用的影响，也就是药物的体内过程和药物在体内的动态变化过程。要求大家重点掌握首关消除、肝肠循环、药酶诱导剂、药酶抑制剂、血浆半衰期、坪值等基本概念。

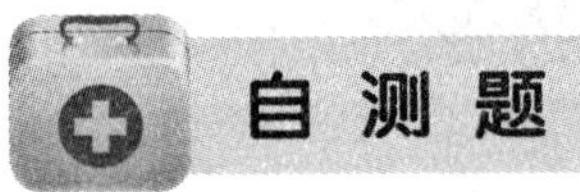

自 测 题

一、名词解释

1. 首关消除　2. 药酶诱导剂　3. 药酶抑制剂　4. 血浆半衰期　5. 肝肠循环

二、选择题

A_1 型题

1. 药物与血浆蛋白结合后，致药物
   A. 作用增强　B. 分布加快
   C. 代谢加快　D. 排泄加快
   E. 暂时失去药物活性
2. 对肝功能不良患者应用药物时，应着重考虑患者
   A. 对药物的转运能力　B. 对药物的吸收能力
   C. 对药物排泄能力　D. 对药物的转化能力
   E. 以上都不对
3. 某药血浆半衰期为 4 小时，静脉注射给药后约经多长时间可基本从体内消除
   A. 8 小时　B. 12 小时
   C. 20 小时　D. 24 小时
   E. 48 小时
4. 弱碱性药物在酸性尿液中
   A. 解离多，再吸收多，排泄慢
   B. 解离多，再吸收少，排泄快
   C. 解离少，再吸收多，排泄慢

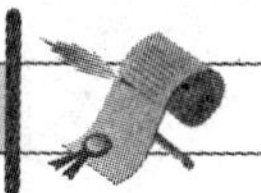

D. 解离少，再吸收少，排泄快

E. 解离多，再吸收多，排泄快

5. 某药在常用量下按 $t_{1/2}$ 间隔给药，经过几次可达稳态血液浓度

A. 1～2次　B. 2～3次

C. 4～5次　D. 6～7次

E. 7～8次

6. 吸收是指药物进入

A. 胃肠道的过程　B. 血液循环的过程

C. 靶器官的过程　D. 细胞内的过程

E. 细胞外液的过程

7. 首关消除可能发生在

A. 口服给药后　B. 舌下给药后

C. 皮下给药后　D. 吸入给药后

E. 动脉给药后

A_2 型题

8. 某患者，因意外而出现昏迷、吞咽困难等症状。对此，最不宜采用的给药方法是

A. 静脉注射　B. 肌内注射

C. 皮下注射　D. 直肠给药

E. 口服给药

9. 非甾体类药物吲哚美辛与抗凝血药华法林合用，数日后患者发生了出血现象，可能是因为

A. 吸收干扰　B. 血浆蛋白竞争性结合

C. 酶抑作用　D. 首关消除

E. 体液 pH 影响

第4节 影响药物作用的因素

一、药物方面

（一）药物的化学结构

药物的化学结构是药物作用的物质基础。一般来说，化学结构相似的药物其产生的药物作用往往相似，如苯二氮䓬类药物均具有镇静、催眠作用；但也有些药物虽然化学结构相似却具有相反的药物作用，如华法林与维生素K结构相似，但前者为抗凝血药，后者为止血药。

（二）药物的剂量

给药剂量的大小决定药物的体内浓度，在一定范围内，剂量越大，药物作用越强；超过一定范围，则会引起中毒甚至死亡，见图1-5。

最小有效量：产生药效的最小剂量。

极量（最大治疗量）：出现最大治疗作用的剂量。

治疗量：从最小有效量到极量之间的剂量。

最小中毒量：引起毒性反应的最小剂量。

常用量：临床用药时，为了使疗效可靠且安全，常采用比最小有效量大些，比极量小些的剂量作为常用量。

安全范围：是指最小有效量和最小中毒量之间的范围。安全范围越大，用药越安全。

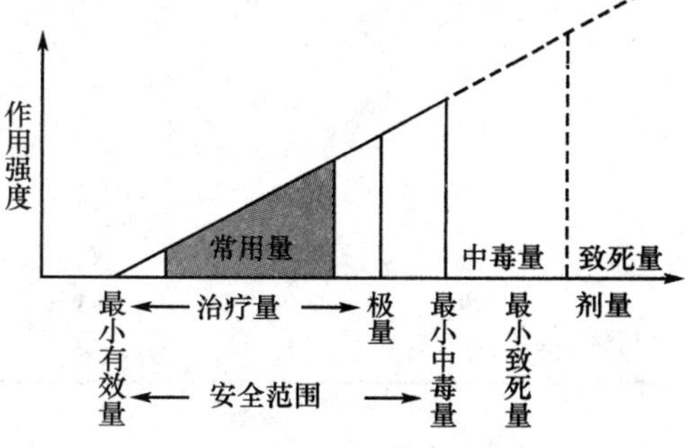

图1-5 剂量与作用的关系（量-效关系）示意图

治疗指数：是指半数致死量（LD_{50}）与半数有效量（ED_{50}）的比值（LD_{50}/ED_{50}）。该值越大，用药越安全。半数致死量（LD_{50}）是指在测定药物毒性的动物实验中，使一半实验动物死亡的剂量；半数有效量（ED_{50}）是指在测定药物疗效的动物实验中，使半数动物出现疗效的剂量。

链接

静脉输液小常识

输液液体1ml大体相当于点滴时的15滴。

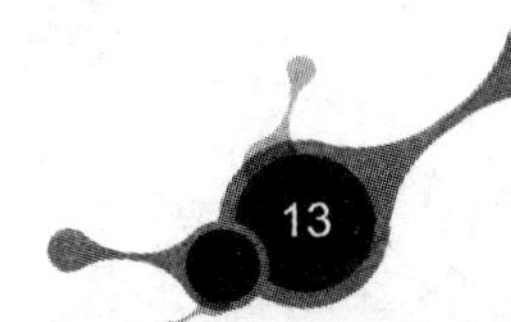

(1) 一般速度输液：临床大多数治疗性输液（如抗菌药）输液速度一般每分钟5ml左右，也就是60～80滴。

(2) 快速输液：急性脑水肿、青光眼患者为了降低颅内压或眼内压使用20%的甘露醇时，需以每分钟10ml左右、也就是150滴左右的速度给药。

(3) 慢速输液：颅脑、心肺疾病及老年人输液要求每分钟在2～4ml以下。

考点：区分治疗量与常用量、极量与最小中毒量、安全范围与治疗指数

二、机体方面

（一）年龄和体重

一般所说的药物常用量指18～60岁成年人的用药平均剂量。60岁以上的老年人肝、肾功能衰退，用药量应为成人量的3/4；儿童肝脏的代谢能力、肾脏的排泄能力均较成人低下，故用药剂量应适当减少。另外，老年人和儿童对某些药的反应性与成人也有很大差异，如老人血管壁弹性差，应用升压药时应注意给药速度，速度过快、血压迅速上升可能会导致脑血管破裂出血；小儿因中枢神经髓鞘发育不完善，应用中枢兴奋药易致惊厥等。如已知小儿体重，儿童用药剂量可以按下列公式计算：

小儿剂量 = 成人剂量 × 小儿体重 (kg)/50kg

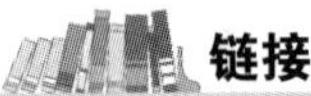
链接

小儿体重计算法

1～6个月体重 (kg)= 月龄（足月）×0.7+3

7～12个月体重 (kg)= 月龄（足月）×0.5+1.2+3

1～14岁体重 (kg)= 年龄（周岁）×2+8

也可根据《中国药典》规定的老幼剂量折算表确定小儿用药剂量，见表1-4。

表1-4　老幼用药剂量折算表

年龄	剂量（成人剂量的）	年龄	剂量（成人剂量的）
初生至1个月	1/18～1/14	6～9岁	2/5～1/2
1～6个月	1/14～1/7	9～14岁	1/2～2/3
6个月～1岁	1/7～1/5	14～18岁	2/3～全量
1～2岁	1/5～1/4	18～64岁	成人剂量
2～4岁	1/4～1/3	65岁以上	3/4
4～6岁	1/3～2/5		

（二）性别

一般成年男性和女性对于药物的疗效反应并无明显差别，但妇女在其一生中有许多特殊生理时期：月经期、妊娠期和哺乳期，用药时应特别注意。月经期、妊娠期妇女禁用剧泻药、抗凝药等，以免月经过多或引起流产、早产；妊娠期、特别是早孕期禁用有致畸作用的药物；哺乳期妇女不能应用吗啡等可经乳汁排泄的药物。

（三）个体差异

在年龄、体重、性别等基本条件相似的情况下，多数人对药物的反应也是相似的，但也有少数人会存在量或质反应差异，称为个体差异。

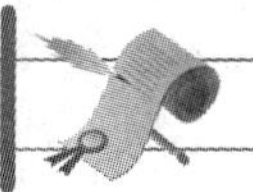

量反应差异表现为高敏性或耐受性：少数人对某些药物特别敏感，应用较小剂量即可产生较强的作用，称为高敏性。相反，有些人对药物的敏感性较低，应用较大剂量才能产生应有的药物作用，称为耐受性。耐受性分先天耐受性和后天耐受性，临床常见后者，通常是反复用药引起的。

质反应差异包括变态反应和特异质反应。

（四）心理因素

心理因素对药物作用的影响往往出乎我们的预料。积极乐观的心态有助于疾病的康复，而焦虑、恐惧、悲观失望的消极情绪则可影响药物发挥疗效。用药过程中要分析、关心患者的情绪及用药心态，用自己良好的语言、态度和行为开展用药心理护理工作，帮助患者克服心理障碍，树立战胜疾病的信心，以取得良好的药物治疗效果。

（五）病理状态

病理状态不同，可影响机体对药物的反应性，如肝、肾功能不全的患者，药物的代谢、排泄就会受到影响，从而影响药物作用强度和维持时间。

三、给药方法方面

（一）给药途径

不同给药途径影响药物作用，临床常用各种给药途径的药物作用出现快慢顺序依次为：静脉注射、吸入、舌下给药、肌内注射、皮下、直肠给药、口服、皮肤给药。医护人员应根据患者的病情选择不同的药物制剂及给药方法。

口服给药简便安全，临床最常用，但药物起效较慢，且易受胃肠功能和胃肠内容物的影响，不适用于急救、昏迷、呕吐等患者。注射给药起效快，剂量准确，但需无菌操作，尤其是静脉注射，对操作技术性要求较高，适用于危急患者。吸入给药只适用于气体或易挥发的液体药物，起效快、作用维持时间短，可用于呼吸系统疾病的治疗或全身麻醉。

（二）给药时间和次数

1. 给药时间 人体的生理功能表现为昼夜节律性的变化，机体对药物的敏感性也存在着时间差别。在为患者设计用药方案时，应顺应人体生物节律变化，以增强药物疗效、减少不良反应。例如，肾上腺糖皮质激素在清晨 8 点左右分泌达高峰，将一日用药剂量在清晨一次服用，既能达到良好治疗效果，又可减轻不良反应。

另外，饭前服药由于没有胃内容物的干扰，吸收好、起效快，但不适用于有明显胃肠刺激性的药物；有明显胃肠反应的药物应饭后半小时服用。胃黏膜保护药宜饭前半小时服用；助消化药需在饭前或饭时用；驱肠虫药宜空腹或半空腹用。因此临床用药时，给药时间应视具体药物和病情而定。

2. 给药次数 给药次数依患者病情需要及药物的半衰期确定。有些抗菌药物，如青霉素 $t_{1/2}$ 为 0.5 ～ 1 小时，但由于有明显的抗菌后效应，则可减少给药次数为每日 2 ～ 3 次。应根据患者肝功能、肾功能、临床疗效和不良反应等情况确定用药次数。

（三）反复用药

因治疗需要或其他原因，很多药物常需反复应用。反复用药可使机体对药物的敏感性发生变化，主要有以下几种情况。

1. 耐受性（tolerance）**和耐药性**（resistance） 反复用药后机体对药物的敏感性降低称为耐受性。在化学治疗中，病原微生物、寄生虫或肿瘤细胞等对药物的敏感性下降称为耐药性或抗药性。在应用抗菌药治疗细菌感染的过程中，应坚持正规全程用药，切忌用用停停，以免诱导细菌产生耐药性。

2. 依赖性（dependence） 长期应用某种药物后患者可能会产生生理或心理依赖性，应特别注意，以免造成停药困难。

（四）联合用药

两种或两种以上的药物同时或先后应用称为联合用药或配伍用药。联合用药的目的：提高疗效、减少不良反应、延缓耐受性或耐药性的产生。联合用药可产生协同作用或拮抗作用：两药合用后药物作用增强称为协同作用；两药合用后药物作用减弱称为拮抗作用。例如，磺胺类药与甲氧苄啶合用，可使抗菌作用增强几十倍，为协同作用；地西泮对抗麻黄碱的中枢兴奋作用为拮抗作用。临床上最理想的联合用药是：防治作用相互协同，而不良反应相互拮抗，如氢氧化铝与三硅酸镁合用治疗消化性溃疡。

联合用药过程中药物的相互作用有以下几种。

1. 药物在体外配伍中的相互作用 主要是由于药物之间、药物与溶媒之间发生理化反应。当药物在体外配伍出现沉淀、变色、浑浊、产气等变化时，往往出现药效降低或产生有毒物质等，称为配伍禁忌。医护人员在临床调配药物时，要明确所用药物之间是否存在配伍禁忌，不明之处应及时查阅临床药物配伍禁忌表，以选择正确的给药方法，保证药物的疗效和用药的安全性，见表 1-5。

表 1-5 静脉药物配伍变化表

输液	1	1															生理盐水 pH 4.5 ～ 7
	2	–	2														林格液 pH4.5 ～ 7
	3	–	–	3													葡萄糖（5%、10%）pH3.5 ～ 5.5
	4	–	–	–	4												葡萄糖氯化钠 pH3.5 ～ 5.5
抗生素	5	–	–	–	–	5											青霉素钠（10 万 U/1ml）pH5.0 ～ 7.0
	6	±	±	○	±	●	6										乳糖酸红霉素（50mg/1ml）pH6.0 ～ 7.5※
	7	–	○	–	–	●	●	7									盐酸四环素（50mg/1ml）pH2.0 ～ 2.8
	8	–	–	–	–	○	○	●	8								氯霉素（0.2%）pH5.4 ～ 7.5※
盐类	9	–		○	–	●	●	+	±	9							碳酸氢钠（5%）pH8.2 ～ 8.3
心血管药	10	–	–	–	–	–	±	±	±	–	10						多巴胺基（10mg/1ml）pH4.4 ～ 5.4
	11	○	○	○	○	○	±	±	±	○	○	11					硝普钠（2.5mg/1ml）pH5.0 ～ 7.0
呼吸系统药	12	–	–	–	–	○	●	+	±	–	–	○	12				氨茶碱（2.5%）pH8.6 ～ 9.3
中枢兴奋药	13	–	–	–	–	–	–	±	±	–	–	○	–	13			尼可刹米（25%）pH5.5 ～ 7.0
中枢抑制药	14	–	–	–	–	±	±	±	+	±	±	±	±	±	14		地西泮（0.2mg/1ml）pH5.5 ～ 7.2※
利尿药	15	–	–	–	–	–	+	▲	±	–	–	○	–	–	±	15	呋塞米（10mg/1ml）pH8.7 ～ 9.3
		1	2	3	4	5	6	7	8	9	10	11	12	13	14	15	

说明：

1. “–”示配伍后溶液澄明，无外观变化，可配伍。
2. “+”示有浑浊，沉淀或变色，不能配伍。
3. “±”示浓溶液配伍后浑浊或沉淀，若将其中一种药先在输液中稀释，再加另一种药物可澄明。
4. “○”示配伍后药液效价降低，但外观无变化，不能配伍。
5. “●”示配伍时药液效价降低，并有浑浊、沉淀或变色，不能配伍。
6. “▲”示毒性增加，并有浑浊、沉淀或变色，不能配伍。
7. “※”示：①红霉素先稀释（如注射用水）后再与其他药配伍；②氯霉素、地西泮注射液应先稀释，否则析出沉淀。

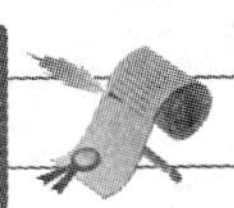

2. 药动学方面的相互作用

(1) 相互影响吸收：如铁制剂与四环素合用吸收减少疗效降低。

(2) 竞争与血浆蛋白结合：阿司匹林与磺酰脲类降糖药合用，使其降糖作用增强。

(3) 影响药酶的活性，干扰药物的生物转化。例如，苯巴比妥钠诱导肝药酶活性可加速多西环素的代谢，使其抗菌作用减弱。

(4) 影响肾脏的排泄，如碱化尿液，可促进苯巴比妥钠的排泄，有助于药物中毒的解救。

3. 在药效学方面的相互作用　主要为药物作用机制间的相互作用，如青霉素为繁殖期杀菌剂，与静止期杀菌剂庆大霉素合用可增强疗效，而与快速抑菌剂红霉素合用则降低疗效。

小结

影响药物作用的因素主要包括了机体方面的因素和药物方面的因素。其中给药剂量和给药途径是影响药物作用的主要因素。为了保证药物的疗效和用药的安全性，临床常采用药物的常用量，一般用药不允许超过国家药典所规定的极量。联合用药时最好药物的疗效协同而副作用拮抗。

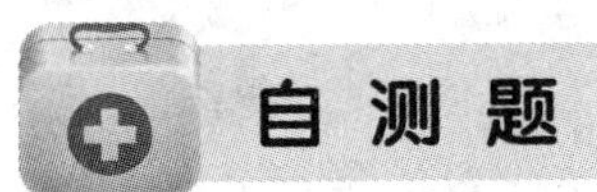

一、名词解释

1. 常用量　2. 极量　3. 治疗指数　4. 安全范围

二、选择题

A_1 型题

1. 所谓常用量的剂量范围是指
   A. 介于最小有效量与最小致死量之间
   B. 介于最小有效量与最小中毒量之间
   C. 小于极量
   D. 略大于最小有效量而略小于极量
   E. 略大于最小有效量而略小于最小中毒量
2. 某药连续给药后对患病机体疗效逐渐减弱，属于
   A. 过敏性　B. 高敏性
   C. 依赖性　D. 耐受性
   E. 耐药性
3. 下列哪项不是联合用药的目的
   A. 不良反应有所减轻
   B. 治疗效果有所加强
   C. 耐药性有可能延缓
   D. 同时达到多种治疗目的
   E. 加速毒物的排泄
4. 药物治疗指数越大说明药物的
   A. 药物的安全性越高
   B. 药物的安全性越低
   C. 药物作用维持时间越长
   D. 药物的质量越好
   E. 肝肠循环率高
5. 关于耐药性下列错误的是
   A. 机体对药物的敏感性降低
   B. 细菌对药物的敏感性降低
   C. 病毒对药物的敏感性降低
   D. 肿瘤细胞对药物的敏感性降低
   E. 寄生虫对药物的敏感性降低

A_2 型题

6. 患者，86 岁，多种疾病集于一身。因肺源性心脏病复发而入院治疗。医生主要针对肺源性心脏病给予相应药物（5 种）处理。请问多种药物同时应用的目的可能是
   A. 利用其协同作用
   B. 互相拮抗其不良反应
   C. 同时治疗多种疾病
   D. 对因与对症并举
   E. 以上都对

（郭淑芳）

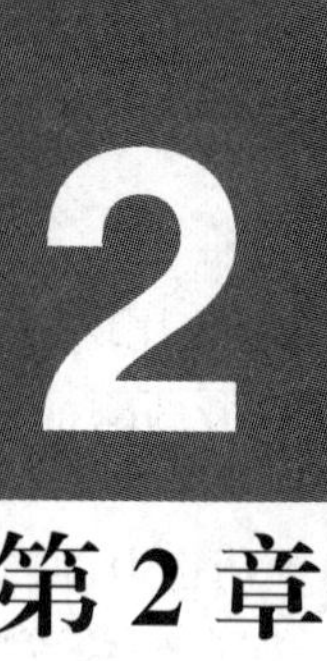

第2章 传出神经系统药物

第1节 概　　述

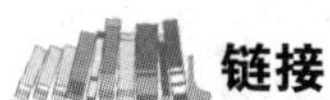

传出神经

人体功能的稳定有赖于各种调节。其中，神经调节发挥着重要作用。其功能单位即反射弧，神经末梢和效应器至关重要且作为传出神经药的主要作用部位；其作用性质恰与之相似或相反；只是作用方式不同而已。

一、传出神经系统的分类

（一）传出神经的解剖学分类

因形态学不同，传出神经系统常分为运动神经和植物神经（又名自主神经）两类，参见图2-1。

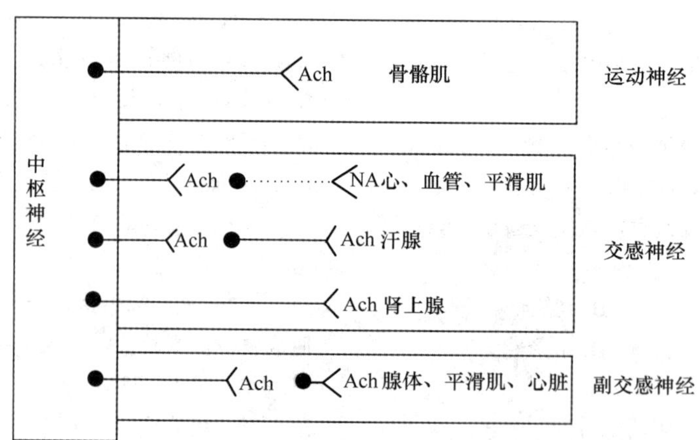

图2-1　传出神经系统的解剖学分类示意图

传出神经分类模式图　Ach：乙酰胆碱　NA：去甲肾腺素　……去甲肾上腺素能神经　——胆碱能神经

图中可见，运动神经自中枢发出后直接支配骨骼肌；而植物神经则不同，在到达效应器之前须更换神经元，故有节前纤维和节后纤维之分。

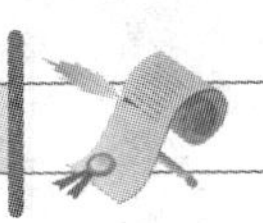

（二）传出神经按递质分类

当神经兴奋时，传出神经末梢可释放各种传递信息的化学物质，称为递质。兴奋时其末梢释放乙酰胆碱（Ach）的称为胆碱能神经；而末梢主要释放去甲肾上腺素（NA）的称为去甲肾上腺素能神经或肾上腺素能神经。

1. 胆碱能神经　主要包括：①运动神经；②所有副交感神经；③所有节前纤维；④少数交感节后纤维（支配汗腺和骨骼肌血管）。

2. 肾上腺素能神经　大多数交感节后纤维。

例外的是，在少数效应器上同时受着多巴胺能神经、阿片能神经等神经的多重支配。

二、传出神经递质的生物代谢

所谓生物代谢，至少包括以下环节：生物合成、储存、释放、消除等。

1. Ach 的代谢　主要在胆碱能神经末梢内进行。胆碱和乙酰辅酶 A 在胆碱乙酰化酶作用下合成乙酰胆碱，并储存于囊泡中，当胆碱能神经兴奋时，突触前膜通透性发生改变，在 Ca^{2+} 参与下，使一定量的囊泡与突触前膜融合，产生裂孔，将乙酰胆碱排入突触间隙，这种方式称为胞裂外排，释放出的乙酰胆碱作用于受体引起生理效应。

由突触前膜释放之后的 Ach，几乎 100% 被分布在突触部位的胆碱酯酶（ChE）迅速水解灭活。

2. NA 的代谢　主要在去甲肾上腺素能神经末梢内进行。其合成原料是酪氨酸，酪氨酸在酪氨酸羟化酶作用下合成多巴，又在多巴脱羧酶催化下生成多巴胺，多巴胺进入囊泡后在 β- 羟化酶的催化下生成去甲肾上腺素并储存在囊泡。当去甲肾上腺素能神经兴奋时，神经冲动使突触前膜通透性发生改变，钙离子内流，使一定量的囊泡与突触前膜融合，产生裂孔，将去甲肾上腺素释放至突出间隙，这种方式称为胞裂外排，释放出的去甲肾上腺素作用于受体引起生理效应。其消除方式主要有三种：

(1) 75% ～ 90% 被神经末梢再摄取后循环利用。

(2) 少数未储存部分，被线粒体内单胺氧化酶（MAO）灭活。

(3) 少数未摄取部分，主要被突触间隙儿茶酚氧位甲基转移酶（COMT）灭活。

神经递质消除方式的差异，作为药物作用的又一个靶点。

三、传出神经受体的类型、分布及兴奋效应

神经递质最终通过受体而起作用，故受体自然分为两大类：乙酰胆碱受体和肾上腺素受体，且又有不同的受体亚型，参见表 2-1。

表 2-1　传出神经系统的受体分布和效应

效应器		肾上腺素能神经兴奋		胆碱能神经兴奋	
		受体	效应	受体	效应
心脏	心肌 窦房结 传导系统	β_1 为主	收缩力加强 心率加快 传导加速	M	收缩力减弱（心房） 心率减慢 传导减慢

续表

效应器			肾上腺素能神经兴奋		胆碱能神经兴奋	
			受体	效应	受体	效应
平滑肌	血管	皮肤、黏膜 腹腔内脏 脑、肺 骨骼肌 冠状动脉	α α，β_2 α α，β_2 α，β_2	收缩 收缩为主 收缩 舒张为主 舒张为主	M	舒张 – 舒张 舒张（交感） –
	支气管		β_2为主	舒张		收缩
	胃肠道	胃 小肠 括约肌	β_2 α，β_2 α	舒张 舒张 收缩		收缩 收缩 舒张
	膀胱	逼尿肌 括约肌	β α	舒张 收缩		收缩 舒张
	眼	虹膜括约肌 虹膜辐射肌 睫状肌	– α β	– 收缩（扩瞳） 舒张（远视）		收缩（缩瞳） – 收缩（近视）
腺体		汗腺 唾液腺 胃肠、呼吸道	α	掌心分泌 分泌少量稠液		分泌（交感） 分泌大量稀液
代谢	肝糖代谢 骨骼肌糖代谢 脂肪代谢		α，β_2 β α，β_2	肝糖原分解 肌糖原分解 脂肪分解		肝糖原生成 – –
植物神经节 肾上腺髓质					N_1	兴奋 分泌（交感）
骨骼肌					N_2	收缩（运动神经）

链接

传出神经系统生理效应口诀

M 样作用：心脏抑制血管张，收缩支气管与胃肠，瞳孔缩小腺体旺。

α 型作用：皮黏内，血管缩；扩瞳孔，于虹膜；手脚心，汗液多。

β 型作用：心脏兴奋肾素多；血管舒张冠骨骼，支气胃肠不再缩，糖原分解不消说。

考点：传出神经的主要递质、乙酰胆碱的消除方式、传出神经受体的主要类型及效应

四、传出神经系统药物的作用方式

1. 直接作用 大多药物系直接与受体结合而产生激动（兴奋）或拮抗（阻断）作用。作用于胆碱受体的有拟胆碱药、抗胆碱药；作用于肾上腺素受体的有拟肾上腺素药和抗肾上腺素药。其作用强度取决于亲和力；作用性质则主要取决于内在活性。

2. 间接作用 少数药物通过影响神经递质的生物代谢而生效。例如，药物抑制胆碱酯酶（ChE）致使 Ach 蓄积，间接引起 Ach 受体兴奋，同样属于拟胆碱药。

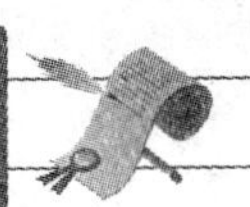

五、传出神经系统药物分类

按药物的作用方式及对受体选择性的差异而分类，参见表 2-2。

表 2-2　传出神经系统药物分类

分类			代表药物
受体相关	胆碱能受体激动药 拟胆碱药	M、N 受体激动药	卡巴胆碱
		M 受体激动药	毛果芸香碱、卡巴胆碱
		N 受体激动药	烟碱（工具药）
	胆碱能受体拮抗药 抗胆碱药	M 受体拮抗药	阿托品、山莨菪碱、东莨菪碱
		N_1 受体拮抗药	六甲双胺、美加明、咪噻芬
		N_2 受体拮抗药	筒箭毒碱、琥珀胆碱
	肾上腺素能受体激动药 拟肾上腺素药	α，β 受体激动药	肾上腺素、多巴胺、麻黄碱
		α 受体激动药	去甲肾上腺素、间羟胺、羟甲唑啉
		α_2 受体激动药	可乐定（见中枢降压药）
		β_1，β_2 受体激动药	异丙肾上腺素
		β_1 受体激动药	多巴酚丁胺
		β_2 受体激动药	沙丁胺醇、特布他林
	肾上腺素能受体拮抗药 抗肾上腺素药	α，β 受体拮抗药	拉贝洛尔
		α_1，α_2 受体拮抗药	酚妥拉明、酚苄明
		α_1 受体拮抗药	哌唑嗪、特拉唑嗪
		α_2 受体拮抗药	育亨宾
		β_1，β_2 受体拮抗药	普萘洛尔、吲哚洛尔
		β_1 受体拮抗药	阿替洛尔、美托洛尔
		β_2 受体拮抗药	布他沙明
递质相关	胆碱酯酶抑制药		新斯的明、吡啶斯的明
	胆碱酯酶复活药		碘解磷定、氯解磷定

注：从递质水平来说叫拟似药或拮抗药，从受体水平来说叫激动药或阻滞药。

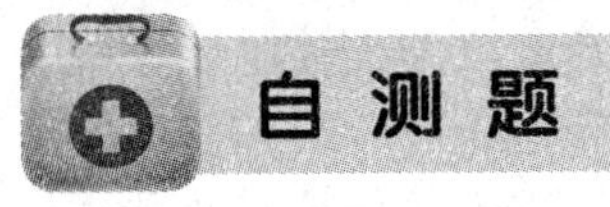

一、名词解释

1. 神经递质　2. 受体

二、填空题

1. 传出神经按递质分为______和______。

2. 胆碱受体分为______和______受体；肾上腺素受体分为______和______受体。

三、选择题

A_1 型题

1. Ach 作用消除的主要方式是

A. 被 MAO 灭活　　B. 被 COMT 灭活

C. 被 ChE 代谢　　D. 被突触前膜再摄取

E. 被消化酶破坏

2. NA 作用终止的主要方式是

A. 被 MAO 灭活　　B. 被 COMT 灭活

C. 被 ChE 代谢　　D. 进入血液循环系统

E. 被神经末梢再摄取

3. β 型作用不包括

A. 肾素释放　　B. 支气管扩张

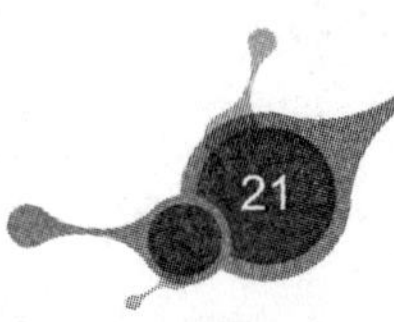

C. 心脏兴奋　　D. 瞳孔缩小
E. 冠状动脉扩张

4. 释放NA的去甲肾上腺素能神经是
A. 运动神经　　B. 副交感神经节前纤维
C. 交感神经节后纤维　　D. 副交感神经节后纤维
E. 大部分交感神经节后纤维

5. M受体激动时，不会出现
A. 腺体分泌　　B. 骨骼肌收缩
C. 胃肠平滑肌收缩　　D. 心脏抑制
E. 瞳孔缩小

6. β受体主要分布于
A. 心脏　　B. 支气管平滑肌
C. 血管　　D. 脂肪细胞
E. 腺体

四、简答题

1. 何谓M样作用、N样作用、α型作用、β型作用？
2. 简述M、N、α、β受体的主要分布。

第2节　胆碱受体激动药

案例 2-1

患者，女性，56岁，2个月前开始感到左眼疼痛，3天前突然感到左侧剧烈头痛，眼球胀痛，视力极度下降。就医后。医生诊断为左眼急性闭角型青光眼。遂用2%毛果芸香碱频滴左眼，2小时后症状缓解。数小时后相继出现全身不适、流泪、流涎、心悸等而急诊。

问题： 1. 该患者使用毛果芸香碱滴眼后症状为何能够缓解？
2. 数小时后相继出现全身不适症状，原因是什么？
3. 使用毛果芸香碱滴眼时应注意哪些问题？

M受体激动药

毛果芸香碱（pilocarpine，匹鲁卡品）

毛果芸香碱是从毛果芸香属植物叶中提取的生物碱，已能人工合成。

【药物作用】

该药直接激动M受体，呈现M样作用。其特点是对眼及腺体的作用较强，1%～2%滴眼液滴眼后，作用迅速、温和，表现为缩瞳、降低眼压和调节痉挛等作用。

1. 对眼的作用

（1）缩小瞳孔：激动瞳孔括约肌上的M受体，使瞳孔括约肌收缩，瞳孔缩小。

（2）降低眼压：由于瞳孔括约肌收缩而使虹膜根部变薄，前房角间隙扩大，房水易于通过小梁网进入巩膜静脉窦，使眼压降低，参见图2-2。

（3）调节痉挛：眼睛的调节作用主要依赖于晶状体屈光度的改变。由于激动了睫状肌上的M受体，使睫状肌向中心方向收缩，致使悬韧带（睫状小带）松弛，晶状体借本身弹性而变凸，屈光度增加，患者固定于近视状态，而视远物则模糊不清。这种现象称为调节痉挛，参见图2-3。

考点： 毛果芸香碱对眼的作用

2. 其他作用　可使腺体分泌增加，尤以汗腺、唾液腺为明显，使内脏平滑肌收缩。

【用途】

临床主要用于治疗青光眼。注射后用于M受体拮抗药中毒的解救。与扩瞳药交替用于虹膜炎以防止虹膜和晶状体粘连。

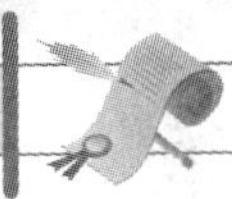

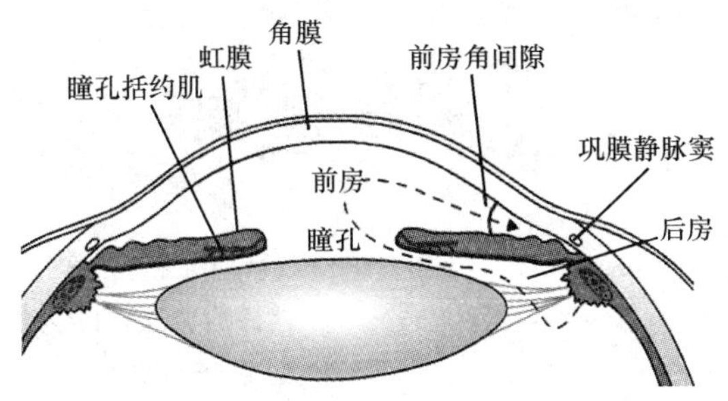

图 2-2　房水回流示意图

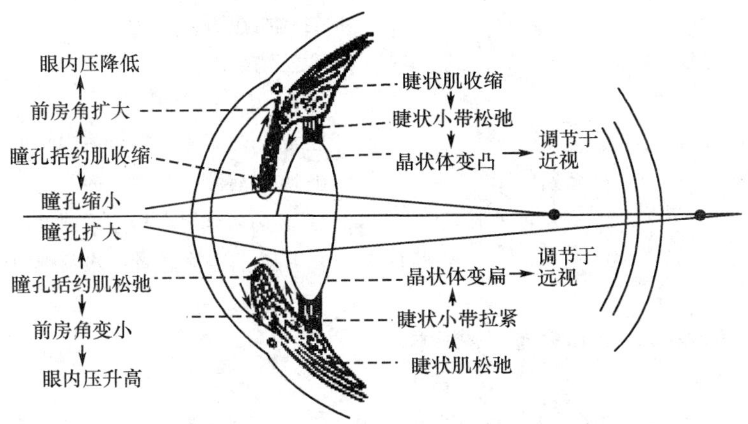

图 2-3　M 受体激动药（上）和 M 受体拮抗药（下）对眼的作用

链接

青 光 眼

青光眼为全球排名第二的致盲眼疾，被称为视力的沉默杀手，是主要由于房水回流障碍或产生过多而引起眼内压增高的一种眼病，表现为头痛、视力减退、视野缩小等。长期眼内压增高可使视网膜、视神经萎缩，严重者可致失明。眼内压的正常值范围为 10 ～ 20mmHg。

【不良反应及用药注意】

1. 不良反应　滴眼副作用小，但应注意：①药液浓度不宜太高，常用 1% ～ 2% 溶液；②滴管要距眼约 2cm；③将药液滴于下穹隆或内眦处，切不可滴在角膜表面；④滴眼时应用干棉球压迫内眦 2 ～ 3 分钟，以防药液经鼻泪管流入鼻腔而吸收中毒；⑤不宜过于频繁滴药。过量可出现 M 受体过度兴奋。

2. 用药注意　支气管哮喘、急性结膜炎、角膜炎患者慎用。

小结

M胆碱受体激动药的代表药是毛果芸香碱，具有缩瞳、降低眼内压和调节痉挛等作用，临床主要用于治疗青光眼，使用时应指导患者学会正确的滴眼方法和注意事项。

自测题

选择题

A_1 型题

1. 毛果芸香碱对眼的作用是
   A. 瞳孔缩小，眼内压升高
   B. 瞳孔缩小，眼内压降低
   C. 瞳孔散大，眼内压降低
   D. 瞳孔散大，眼内压升高
   E. 以上都不是
2. 青光眼的首选治疗药是
   A. 毛果芸香碱　B. 新斯的明
   C. 毒扁豆碱　D. 去氧肾上腺素
   E. 阿莫西林

A_2 型题

3. 患者，女性，53 岁。2 个月前右眼疼痛，视物模糊，2 日前突然右眼球胀痛，头痛加剧，视力下降。就诊后，被诊断为青光眼，可选何药治疗
   A. 吡斯的明　B. 加兰他敏
   C. 新斯的明　D. 毛果芸香碱
   E. 毒扁豆碱
4. 青光眼患者，选用毛果芸香碱滴眼治疗，以下说法错误的是
   A. 可用 1% 的滴眼液
   B. 将药液滴于下穹隆或内眦处
   C. 将药液滴于角膜表面
   D. 滴药后嘱患者压迫内眦 2 ～ 3 分钟
   E. 用药后观察患者头痛及视力的改变

第 3 节　胆碱酯酶抑制药和胆碱酯酶复活药

链接

重症肌无力

重症肌无力是因神经 - 肌肉传递障碍引起的一种慢性自身免疫性疾病。其主要表现为受累肌肉易疲劳，常见体征为眼睑下垂、声音嘶哑、表情淡漠、四肢乏力、甚而出现呼吸困难。至晚期因瘫痪、呼吸困难而危及生命。

胆碱酯酶（ChE）是递质 Ach 灭活的限速酶，当其被药物抑制后，将导致 Ach 蓄积而使相应受体兴奋。可见，胆碱酯酶抑制药属于拟胆碱药。按 ChE 被抑制后活性恢复的可逆性常分为两类：①可逆性胆碱酯酶抑制药，如新斯的明等；②难逆性胆碱酯酶抑制药，如有机磷酸酯类。

一、可逆性胆碱酯酶抑制药

新斯的明（neostigmine，普鲁斯的明）

【药动学】

该药脂溶性低，口服不易吸收且难于通过血 - 脑屏障，故中枢作用小，也不易透过角膜，对眼的作用弱。

【药物作用及用途】

该药可逆性抑制 ChE，致 M 受体、N 受体兴奋而呈现 M 样和 N 样作用，因其作用的选择性较强，表现为如下特点。

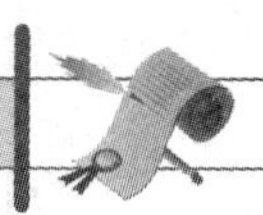

1. N 样作用　因为① ChE 抑制；②直接激动 N_2 受体；③促运动神经末梢释放 Ach，导致骨骼肌收缩强大而持久。

本药为重症肌无力的首选药，也用于解救非去极化肌松药（如筒箭毒碱）中毒。

2. M 样作用　使胃肠道、膀胱等平滑肌较强地收缩，故适用于功能性腹胀、尿潴留。

其综合效应亦适用于阿托品类药物中毒的解救。

【不良反应及注意事项】

(1) 常用量下副作用小。过量可致恶心、呕吐、心动过缓等 M 样症状和肌震颤、肌无力等 N 样症状。一经发现，立刻停药并使用 M 受体拮抗药和胆碱酯酶复活药。

(2) 机械性肠梗阻、尿路梗阻及支气管哮喘患者禁用。

(3) 因口服与注射剂的生物利用度差异很大，改变给药途径时须调整剂量。

其他可逆性 ChE 抑制药的作用特点，见表 2-3。

表 2-3　其他可逆性 ChE 抑制药

药物	作用及用途
吡斯的明（pyridostigmine，吡啶斯的明）	作用与新斯的明相似而较长，适应证类似
毒扁豆碱（physostigmine，依色林）	选择性差，仅作为局部用药。对眼的作用较毛果芸香碱强而久。主要用于治疗青光眼
加兰他敏（galanthamine，溴氢酸加兰他敏）	作用与新斯的明相似而较弱，常用于脊髓灰质炎后遗症的处理
依酚氯铵（edrophonium chloride，腾喜龙）	作用快而强，作为重症肌无力的诊断用药和抢救非去极化型肌松药中毒

二、难逆性胆碱酯酶抑制药（有机磷酸酯类中毒及解毒药）

有机磷酸酯类（即有机磷）包括农、林业用杀虫剂（如敌敌畏、乐果等）及战争毒剂（如沙林、塔朋等）。本类药因选择性差且作用强大，几无临床价值而偶见于中毒病例。

有机磷种类繁多，毒性有别。常见吸收途径为：皮肤、黏膜、呼吸道、消化道等，中毒病例以消化道途径居多。

（一）中毒机制

有机磷 +ChE →磷酰化 ChE 复合物→ Ach 蓄积→ M 样症状
（ChE 失活）　　　　　　　　N 样症状
中枢毒性

随时间推移，ChE 将发生难于逆转的所谓“老化”现象，足见抢救有机磷中毒时间是关键。

（二）中毒症状

轻者以 M 样症状为主，表现为恶心、呕吐、腹痛、二便失禁、瞳孔缩小、视物模糊、心率减慢、血压下降、出汗、流涎、肺部湿性啰音、发绀等。

中度中毒者除 M 样症状外，又增 N 样症状，后者表现为肌肉震颤、抽搐、重者可见呼吸肌麻痹、血压升高及心动过速。

重度中毒则除以上症状加重之外，出现了中枢毒性，先兴奋后抑制，躁动不安、失眠、谵语、昏迷，因呼吸、循环衰竭而死亡。

（三）急性中毒的解救原则

1. 迅速清除毒物　其方法视不同中毒途径而有区别。如现场处理，更换衣服、清水清洗体表；经口中毒者可选 1% 盐水或 2% 碳酸氢钠溶液洗胃，并用强效泻药导泻。敌百虫遇碱可转变为毒性更强的敌敌畏，故禁用碳酸氢钠。

2. 维持生命体征

3. 尽早应用解毒药 对症选用 M 受体拮抗药，对因选用胆碱酯酶复活药。

（四）常用解毒药的特点

M 受体拮抗药

阿托品（atropine）

解毒特点：①拮抗 M 受体，解除 M 样症状；②可通过血 - 脑屏障，减轻部分中枢毒性；③对 N 样症状无效；④对 ChE 无影响。

对中度以上中毒病例，必须联合胆碱酯酶复活药。

其用量因中毒程度而异。用药原则是先用大剂量，达“阿托品化”后逐渐减量。阿托品化的指征为：①瞳孔开大；②血管扩张：面部红热、四肢转暖；③腺体分泌减少，肺部啰音减少或消失；④意识障碍逐渐转清。用量的掌控应据病情转归而随时调整。量小或过量均有害。

在治疗过程中，如患者出现谵妄、躁动、心率加快、体温增高，提示阿托品中毒，此时应减少阿托品的用量，并加用毛果芸香碱对抗阿托品中毒，注意此时解救阿托品中毒不能用新斯的明。

ChE 复活药

氯解磷定（pralidoxime chloride，PAM-CL）

解毒机制：本药可与磷酰化 ChE 结合，使 ChE 游离并复活；药物也可直接结合游离的有机磷农药形成无毒产物而排出。

解毒特点：①可解除 N 样症状；②对 M 样症状、中枢毒性疗效较差，须与阿托品联合；③疗效因农药种类不同而异；④对中毒过久“老化”的胆碱酯酶几无疗效。

注意事项：氯解磷定遇碱可水解为氰化物，故禁忌与碱性溶液混合；当过量、过速给药时可致视物模糊、恶心、心动过速等毒性甚至出现呼吸抑制。

碘解磷定（pralidoxime iodide，PAMCL）

碘解磷定，又名解磷定，在作用、应用上与上药相似，但作用较弱且不良反应较多，仅能静脉给药而禁忌肌内注射。

综合 M 受体拮抗药和 ChE 复活药各自优缺点的互补性，得出有机磷中毒解救的用药原则：早期、足量、反复用药、密切观察用药后反应。

案例 2-2

患者，女性，28 岁，口服“敌敌畏”300ml 后自觉不适、恶心、呕吐（有特殊蒜臭味）、流涎、肌震颤等，半小时后被发现即送医院。检查所见：大汗、呕吐、小便失禁、对光反射迟钝、肺部湿性啰音、言语不清、精神恍惚等。初诊为急性有机磷农药中毒。立即 2% 碳酸氢钠溶液反复洗胃、静脉注射阿托品 10mg，每小时一次，共用 20mg 达阿托品化，改为 1mg 每 4 小时皮下注射；同时，氯解磷定 1g 稀释后静脉注射，据 ChE 活力调整用量。

问题：有机磷农药的中毒机制、中毒表现、解救原则各是什么？

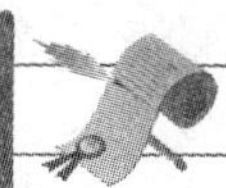

小结

胆碱酯酶抑制药可分为可逆性胆碱酯酶抑制药和难逆性胆碱酯酶抑制药两类。前者如新斯的明用于重症肌无力及功能性腹胀、尿潴留等。难逆性胆碱酯酶抑制药如有机磷因对 ChE 抑制作用强而久，且易致中毒，表现为 M 样症状、N 样症状甚至中枢毒性；其解救原则是：尽早清除毒物、对症治疗、应用 M 受体拮抗药及胆碱酯酶复活药。

自测题

一、填空题

1. 新斯的明可使骨骼肌______，主要用于治疗______。
2. 胆碱酯酶抑制药分为______和______两类。

二、选择题

A_1 型题

1. 新斯的明作用部位最明显的是
   A. 骨骼肌　B. 心肌　C. 腺体　D. 眼睛　E. 支气管平滑肌
2. 有关新斯的明的适应证，以下哪点是错误的
   A. 支气管哮喘　B. 腹胀　C. 尿潴留　D. 重症肌无力　E. 箭毒中毒
3. 因手术后引起腹胀，最好选择
   A. 加兰他敏　B. 新斯的明　C. 阿托品　D. 毒扁豆碱　E. 毛果芸香碱
4. 阿托品在抢救有机磷中毒时，对以下哪项无效
   A. 呼吸困难　B. 胃痉挛　C. 肌肉震颤　D. 唾液分泌　E. 喘息
5. 不能用于治疗重症肌无力的药物有
   A. 新斯的明　B. 加兰他敏　C. 吡斯的明　D. 毛果芸香碱　E. 依酚氯铵

A_2 型题

6. 患者，男性，在喷洒农药时发生农药急性中毒，就诊，表现为口吐白沫、恶心、呕吐和呼吸困难，应立即注射的药物是
   A. 碘解磷定　B. 哌替啶　C. 新斯的明　D. 毛果芸香碱　E. 阿托品
7. 患者，男性，30 岁，因胃溃疡急性穿孔进行手术治疗，术后出现尿潴留，应选用的药物是
   A. 毛果芸香碱　B. 新斯的明　C. 氢氯噻嗪　D. 呋塞米　E. 毒扁豆碱

第 4 节　胆碱受体拮抗药

胆碱受体拮抗药因对相应受体选择性的不同而分类如下：① M 受体拮抗药，如阿托品等。② N_1 受体拮抗药，如美加明等。③ N_2 受体拮抗药，如琥珀胆碱等。

一、M 受体拮抗药

阿托品类生物碱

阿托品（atropine）

【药动学】

该药口服吸收迅速，广泛分布于全身各组织，作用维持 3 ～ 4 小时，约 80% 经肾排出。

【药物作用】

阿托品是选择性M受体拮抗药，其作用与用药剂量密切相关。

1. 抑制腺体分泌 因受体密度和敏感性不同而有差异：唾液腺、汗腺最敏感，常见口干、皮干；泪腺和呼吸道次之；胃液分泌影响较小。

2. 对眼的作用 与毛果芸香碱恰相反且与给药途径无关。

(1) 扩瞳：拮抗瞳孔括约肌M受体，瞳孔开大肌α受体相对占优势，故瞳孔扩大。

(2) 眼内压升高：由于扩瞳导致前房角间隙变窄，房水回流受阻，最终眼内压升高，参见图2-3。

考点：阿托品对眼的作用

(3) 调节麻痹：因阻断睫状肌M受体，睫状肌离心性松弛并使悬韧带被拉紧，晶状体变扁，视力调节固定于远视而看近物模糊不清，该现象称为调节麻痹，参见图2-3。

3. 内脏平滑肌松弛 作用强度取决于平滑肌的功能状态，当其处于痉挛状态时呈显著的松弛作用，故习惯上将之称为解痉药。作用强度依次表现为：胃肠道、尿道与膀胱、胆道、支气管平滑肌等。

4. 兴奋心脏

(1) 加快心率：较大剂量（1～2mg）拮抗窦房结M受体，因解除迷走神经对心脏的抑制而使心率加快。但心率加快的次数则取决于迷走神经张力的大小。可见青壮年作用较明显；幼儿及老年则影响较小。

(2) 加快房室传导：阿托品可拮抗迷走神经过度兴奋所致房室传导阻滞，以加快房室传导。

以下作用与拮抗M受体无关。

5. 扩张血管 大剂量可引起血管扩张，特别是处于痉挛状态的微血管扩张作用更加明显，通过改善微循环以增加重要脏器的血流灌注量。

6. 兴奋中枢 大多属于毒性反应范畴。较大剂量致呼吸中枢兴奋；中毒量可致中枢明显兴奋，表现为烦躁、多语、幻觉、谵妄及定向障碍等。重者可见惊厥、昏迷及呼吸抑制等。

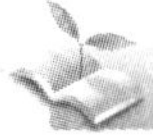

案例2-3

患者，男性，因老年性白内障入院。在术前晚上用1%阿托品滴眼液3次，每次1～2滴，约半小时后患者自觉口干、下腹胀痛、排小便未果。检查发现，瞳大5mm，膀胱区膨隆而有波动感，行导尿处理。次日，术前给药同上，患者表现同样。术后停用阿托品后一切正常。

问题： 1. 阿托品滴眼液导致尿潴留的原因是什么？

2. 临床应用该药品时注意事项包括哪些？

【用途】

1. 内脏绞痛 疗效依次表现为：胃肠绞痛和膀胱刺激征，而胆绞痛与肾绞痛须合用镇痛药。

2. 麻醉前给药 全麻前使用，因抑制呼吸道分泌可防止气道阻塞及吸入性肺炎。

利用腺体分泌抑制，可用于严重盗汗和流涎症。

3. 眼科应用

(1) 虹膜睫状体炎：与缩瞳药交替，有助于炎症消退并防止后遗症发生。

(2) 眼底检查：因扩瞳作用持续1～2周，常用作用较短的合成品代替。

(3) 验光配镜：由于儿童期睫状肌调节功能较强，故成年后没必要选用。

4. 缓慢型心律失常 解除迷走神经对心脏的抑制，适用于窦性心动过缓、房室传导阻滞等。

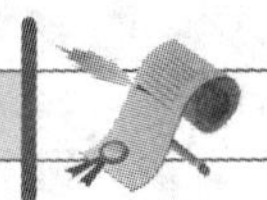

考点：阿托品的用途；阿托品抗休克的适应证和注意事项

5. 抗休克　大剂量用于中毒性休克，因血管扩张作用以改善微循环。但当伴有高热、心率过快者慎用。用药前要补足血容量。

6. 解救有机磷酸酯类中毒　可有效缓解其 M 样症状及部分中枢毒性（参见难逆性 ChE 抑制药）。

【不良反应及应用注意】

1. 副作用　阿托品作用广泛，引起的副作用较多，如口干、视物模糊、心悸、皮肤干燥而潮红等。

2. 毒性反应　过量后可见高热、呼吸加快、烦躁不安、惊厥甚至呼吸麻痹。其解救方法主要是对症处理，选用镇静药或抗惊厥药以对抗中枢毒性；选用胆碱受体激动药毛果芸香碱或 ChE 抑制药毒扁豆碱以减轻外周毒性，呼吸抑制可同时采用人工呼吸及必要时吸氧。

3. 禁忌证　老年及心动过速者慎用，青光眼、前列腺增生、幽门梗阻者禁用。

其他 M 胆碱受体阻断药作用特点比较见表 2-4。

表 2-4　其他 M 胆碱受体阻断药作用特点比较

药名	作用特点	用途
山莨菪碱（anisodamine）	选择性解除血管及胃肠平滑肌的痉挛，对眼、腺体、中枢作用弱于阿托品	取代阿托品用于胃肠道等内脏绞痛和感染性休克
东莨菪碱（scopolamine）	①外周作用似阿托品，抑制腺体分泌作用强；②中枢抑制作用强，产生镇静、催眠甚至麻醉，但对呼吸中枢有兴奋作用；③防晕止吐、抗震颤麻痹作用	可代替阿托品用于麻醉前给药
丙胺太林（propantheline，普鲁苯辛）	对胃肠道 M 受体的选择性高，解痉和抑制胃液分泌的作用较强而持久	主要用于治疗胃、十二指肠溃疡和胃肠绞痛
哌仑西平（pirenzepine）	能选择性拮抗胃壁细胞上的 M_1 受体，抑制胃酸和胃蛋白酶分泌	主要用于消化性溃疡的治疗（详见消化系统药）
后马托品（homatropine）	散瞳及调节麻痹作用比阿托品出现快，时间短（持续 1～2 天）	可代替阿托品用于验光和检查眼底，小儿验光须用阿托品
托吡卡胺（tropicamide）	起效快持续时间更短（4～6 小时）	用于眼底检查

二、N 受体拮抗药

（一）N_1受体拮抗药

N_1 受体拮抗药又称神经节阻滞药。利用其阻滞交感神经节的作用曾用于高血压急症的处理；但阻滞副交感神经节则引起过多不良反应。临床已趋于淘汰。

（二）N_2受体拮抗药

N_2 受体拮抗药又称骨骼肌松弛药，简称肌松药。因具明显的肌肉松弛作用，主要作为外科麻醉的辅助用药。据作用机制不同而分为以下两类。

1. 除极化型骨骼肌松弛药

琥珀胆碱（suxamethonium）

当与 N_2 受体结合后，引起与 Ach 相似且持久的去极化作用，致 N_2 受体对递质 Ach 产生脱敏现象，最终骨骼肌松弛。本药作用快而短，静脉注射后 1 分钟见效，2 分钟达峰效应，但约 5 分钟作用消失。临床用于气管镜检查、气管内插管、食管镜检查等。

不良反应可见肌痛、眼内压升高、血钾升高等。因其受 ChE 灭活，故当过量时禁用新斯的明解救。

2. 非除极化型骨骼肌松弛药

筒箭毒碱（d-tubocurarine）

该类药是 N_2 受体的竞争性拮抗药。筒箭毒碱源于南美洲防己科等植物中提取的生物碱。其作用优点较多，但来源有限且毒性较大，现已少用。该药不受 ChE 代谢，过量时可选新斯的明。

泮库溴铵（pancuronium）

本药为人工合成的长效药。肌松作用较筒箭毒碱强 5 ～ 10 倍、起效快、作用久、蓄积小，适用于各种手术的维持肌松和气管插管等。术中注意监测心率和血压。

小结

M 受体拮抗药可引起反 M 样作用。大剂量下可扩张血管而用于感染性休克，并作为有机磷农药中毒解救的首选药。据作用机制本药亦用于某些眼科疾病，过量后可致中枢毒性。N_2 受体拮抗药仅作为外科麻醉的辅助用药，借肌肉松弛以便于外科操作。

自 测 题

一、选择题

A_1 型题

1. 阿托品的作用不包括
   A. 扩张血管　B. 扩大瞳孔
   C. 减慢心率　D. 抑制腺体分泌
   E. 松弛胃肠平滑肌
2. 解除血管平滑肌痉挛作用选择性较强的药物是
   A. 东莨菪碱　B. 山莨菪碱
   C. 托吡卡胺　D. 后马托品
   E. 丙胺太林
3. 麻醉前给药最好选用的药物是
   A. 阿托品　B. 山莨菪碱
   C 东莨菪碱　D. 托吡卡胺
   E. 后马托品
4. 阿托品禁用于
   A. 麻醉前给药　B. 胃肠痉挛
   C. 感染性休克　D. 有机磷中毒
   E. 前列腺增生
5. 治疗胆绞痛时宜选
   A. 阿托品 + 哌替啶　B. 阿托品
   C. 哌替啶　D. 阿司匹林
   E. 阿司匹林 + 哌替啶
6. 下列哪项与拮抗 M 受体无关
   A. 平滑肌松弛　B. 扩瞳
   C. 抑制腺体分泌　D. 加快心率
   E. 血管扩张
7. 下列何药是合成的快速、短效散瞳药
   A. 阿托品　B. 山莨菪碱
   C. 东莨菪碱　D. 654-1
   E. 后马托品
8. 阿托品对眼睛的作用是
   A. 扩瞳，升高眼内压，视近物模糊
   B. 扩瞳，升高眼内压，视远物模糊
   C. 扩瞳，降低眼内压，视近物模糊
   D. 扩瞳，降低眼内压，视近物清楚
   E. 扩瞳，升高眼内压，视近物清楚

A_2 型题

9. 对一位阿托品过量中毒的患者，最佳的治疗药

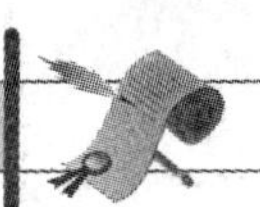

物是

A. 毛果芸香碱　B. 山莨菪碱

C. 东莨菪碱　D. 后马托品

E. 新斯的明

10. 有机磷中毒患者抢救成功后，出现了严重瞳孔散大、无汗、心率加快且对普萘洛尔不敏感，可能的原因是

A. 碳酸氢钠过量　B. 阿托品过量

C. 氯解磷定过量　D. 用药剂量不足

E. 给药速度过快

11. 患者同时患有气喘、胃肠痉挛、呼吸困难、唾液分泌等症状，以下何药疗效最佳

A. 阿托品　B. 新斯的明

C. 后马托品　D. 氯解磷定

E. 654-2

12. 患者，男性，45 岁，双眼睑下垂 6 ～ 7 日，渐加重，近两日四肢活动无力，晨起轻，下午重，诊断为重症肌无力。对该患者最好用何种药物治疗

A. 毛果芸香碱　B. 毒扁豆碱

C. 新斯的明　D. 阿托品

E. 后马托品

13. 患者，女性，15 岁。因突发寒战、高热、呕吐入院。经检查：BP80/46mmHg，脑膜刺激征阳性，WBC25×10^9/L，中性粒细胞 90%，脑脊液涂片发现革兰阴性球菌。患者四肢厥冷，口唇发绀，面色苍白，考虑伴有感染性休克，此时应给何药抗休克

A. 去甲肾上腺素　B. 多巴胺

C. 肾上腺素　D. 阿托品

E. 新斯的明

（庞相云）

第 5 节　肾上腺素受体激动药

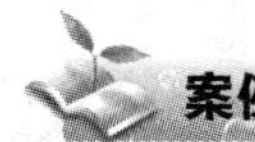

案例 2-4

患儿，男性，12 岁，因溺水导致心搏骤停，附近的专业救生员现场立即对患者进行徒手心肺复苏。5 分钟后患者心脏恢复跳动，随后转送医院。

入院后又出现心脏停搏，进行心脏按压的同时，立即静脉注射肾上腺素，并给予气管插管和吸氧、纠正酸中毒等措施。4 天后，患者痊愈出院。

肾上腺素受体激动药又称拟肾上腺素药或拟交感药，是能选择性地与肾上腺素受体相结合并激动受体，产生与交感神经兴奋时效应相似的一类药物。此类药物作用广泛，根据药物对肾上腺素受体的选择性不同，可分为 α、β 受体激动药、α 受体激动药和 β 受体激动药等三类。

一、α、β 受体激动药

肾上腺素（adrenaline，Adr.）

肾上腺素是肾上腺髓质分泌的主要激素。药用可从家畜肾上腺提取或人工合成。由于在胃肠道黏膜和肝脏迅速氧化、结合而失效，故口服无效。常采用皮下注射或肌内注射，皮下注射吸收缓慢，肌内注射吸收较快，作用维持 10 ～ 30 分钟。静脉注射立即起效，作用仅维持数分钟。紧急情况下可采用静脉注射或心内注射。

【药物作用】

激动 α、β 受体，产生较强的 α 型和 β 型作用。

1. 兴奋心脏　激动心肌、窦房结、传导系统的 β_1 受体，使心肌收缩力加强，心率加快，

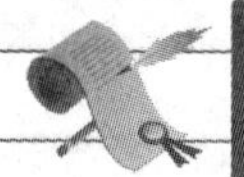

传导加快，心排血量增加，同时心肌耗氧量也增加。剂量过大或静脉给药过快可致心律失常，甚至心室纤颤。

2. 舒缩血管 肾上腺素对血管的作用取决于各部位血管平滑肌上 α、β 受体的种类和密度。肾上腺素能激动血管平滑肌上的 α、$β_2$ 受体，使 α 受体占优势的皮肤黏膜和内脏血管收缩，而以 $β_2$ 受体占优势的骨骼肌血管和冠状动脉舒张。

3. 影响血压 在较低血药浓度前提下，β 受体较 α 受体的敏感性略高。皮下注射治疗量（0.5 ～ 1mg）或低浓度静脉滴注（10μg），能兴奋心脏，增加心排血量，使收缩压增高（图 2-4）；由于骨骼肌血管的扩张作用抵消或超过了皮肤黏膜及肾血管等的收缩作用，故舒张压不变或稍降，脉压增大。较大剂量静脉给药，则收缩压和舒张压均升高。若预先给予 α 受体拮抗药（如酚妥拉明等），再用等效剂量的肾上腺素，可因其取消了肾上腺素的 α 型缩血管作用，而 β 型舒血管作用则优势增强，导致肾上腺素的升压效应转变为降压作用，该现象称为肾上腺素升压作用的翻转（图 2-5）。故 α 受体拮抗药引起的低血压禁用肾上腺素解救，只可选择 α 受体激动药。

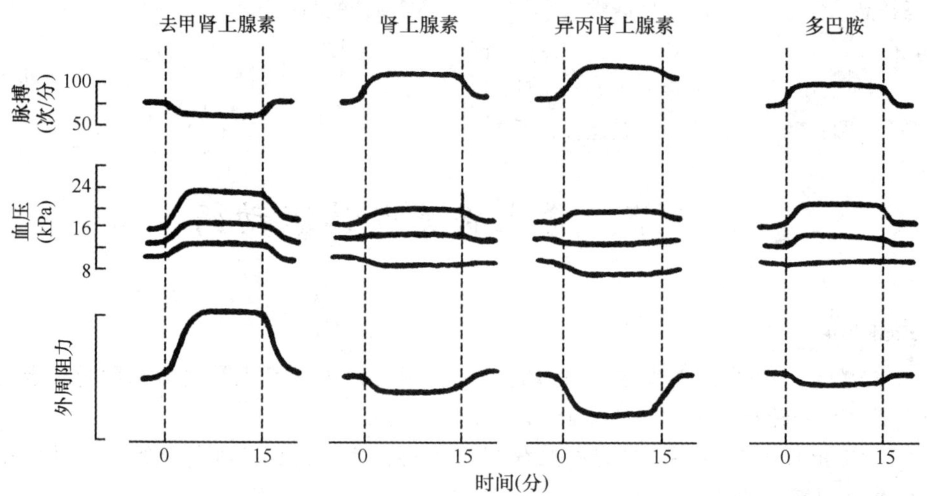

图 2-4 主要拟肾上腺素药的作用比较

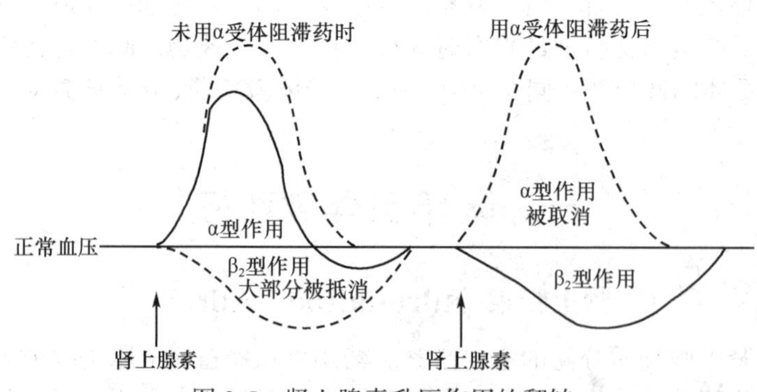

图 2-5 肾上腺素升压作用的翻转

4. 扩张支气管 激动支气管平滑肌 $β_2$ 受体，使支气管平滑肌舒张；激动 α 受体，使支气管黏膜下血管收缩，还能抑制肥大细胞释放致敏物质（如白三烯等），以减轻或消除支气管黏膜水肿。

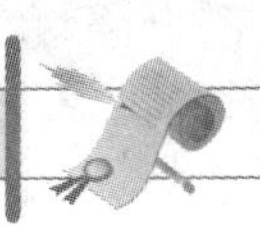

5. 促进代谢　肾上腺素可抑制胰岛素分泌；激动 β_2 受体，使胰高血糖素分泌增加。降低外周组织对葡萄糖的摄取，使肝糖原、肌糖原分解和糖原异生，故升高血糖；兴奋脂肪细胞 β 受体，激活三酰甘油酶，加速三酰甘油分解为游离脂肪酸和甘油。

【用途】

1. 抢救心搏骤停　由麻醉、手术意外、溺水、药物中毒、急性传染病及心脏传导阻滞等多种原因所致的心搏骤停，在进行心脏按压、人工呼吸和纠正酸中毒的同时，肾上腺素对改善心排血量和血压有重要的作用。对电击引起的心搏骤停，应配合电除颤等措施进行抢救。常用“心脏复苏新三联针”（肾上腺素和阿托品各 1mg、利多卡因 100mg）心内注射。阿托品能解除迷走神经对心脏的抑制，利多卡因可消除心室颤动，与肾上腺素合用优势作用互补、不利因素拮抗。

2. 抢救过敏性休克　过敏性休克时小血管扩张、毛细血管通透性升高，引起血压下降；支气管平滑肌痉挛，导致呼吸困难。肾上腺素可激动 α、β 受体，产生：①收缩血管、降低血管通透性；②兴奋心脏；③舒张支气管；④抑制过敏介质释放的作用，可升高血压、迅速缓解过敏性休克的各种症状，为抢救过敏性休克的首选药。常采用肌内或皮下注射，严重病例也可用 0.9% 氯化钠溶液稀释后缓慢静脉注射。

案例 2-5

患者，女性，18 岁。因急性化脓性扁桃体炎入院，既往无药物过敏史。青霉素皮试阴性，故给予青霉素静脉滴注，数分钟后发现其手足震颤，面色苍白、呼吸困难，脉搏不能扪及，神志不清。诊断：过敏性休克（青霉素所致）。

问题：应采取哪些措施抢救该患者？首选什么药？为什么？

3. 治疗支气管哮喘　能缓解支气管哮喘急性发作。作用强，维持时间短。可作为支气管哮喘急性发作的控制用药。

4. 与局麻药配伍　在局麻药液中加入少量肾上腺素（1 ∶ 200 000），可收缩血管，从而延缓局麻药的吸收，减少中毒并延长局麻作用时间。但手指、足趾、阴茎等处则不宜加肾上腺素，以免引起局部组织缺血坏死。

5. 局部止血　将浸有 0.1% 盐酸肾上腺素溶液的纱布或棉球填塞在出血处可减少鼻黏膜和牙龈出血。

【不良反应和应用注意】

治疗量可见心悸、烦躁不安、面色苍白、恐慌、搏动性头痛、血压升高等。休息静卧可缓解上述症状。剂量过大或静脉注射速度过快，可致心动过速、血压骤升，有发生脑出血、心律失常的危险。老年人慎用。高血压、器质性心脏病、糖尿病和甲状腺功能亢进患者禁用。

考点：肾上腺素的作用、用途、不良反应

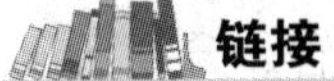

链接

肾上腺素记忆方法

一翻转，一首选，配合局麻记两点；救骤停，治哮喘，压高管裂最危险。

多巴胺（dopamine，DA）

多巴胺是去甲肾上腺素生物合成的前体，药用为人工合成品。口服无效，常采用静脉滴注给药，在体内迅速被 MAO 和 COMT 代谢失效，故作用时间短暂，不易透过血 - 脑屏障，

故无明显的中枢作用。

【药物作用】

多巴胺可直接激动 β_1 受体、多巴胺受体（D_1 受体）和 α 受体，并可促进神经末梢释放去甲肾上腺素。

1. 兴奋心脏 DA 激动心脏 β_1 受体，使心肌收缩力加强，心排血量增加，一般剂量对心率影响不明显，大剂量可使心率加快。但很少引起心律失常。

2. 舒缩血管 激动肾、肠系膜和冠状血管上的 D_1 受体，使肾、肠系膜和冠状血管舒张；激动 α 受体，使皮肤、黏膜、骨骼肌血管收缩。大剂量时激动 α 受体，使血管收缩，肾血流量和尿量减少。

3. 影响血压 治疗量多巴胺使收缩压升高，舒张压不变或略升，脉压加大。大剂量因 α 受体兴奋作用占优势而引起血管收缩，故收缩压、舒张压均增高。

4. 改善肾功能 治疗量 DA 能激动肾血管 D_1 受体，使肾血管扩张，增加肾血流量及肾小球滤过率；还能直接抑制肾小管对 Na^+ 重吸收，产生排钠利尿作用。大剂量多巴胺可激动肾血管 α 受体，使肾血管收缩，减少肾血流量。

【用途】

1. 治疗休克 主要用于感染性休克、心源性休克、低血容量性休克等，尤其对伴有心肌收缩力减弱、尿量减少而血容量已补足的休克。

2. 治疗急性肾衰竭 常与高效能利尿药合用。

【不良反应和应用注意】

考点：多巴胺的用途

一般剂量不良反应较轻，偶见恶心、呕吐。剂量过大或静脉滴注速度过快可引起心动过速、心律失常和肾血管收缩导致肾功能下降等。一旦发生，应减慢滴速或停药，症状可很快消失。心动过速者禁用，高血压及心脏有器质性病变者慎用。

案例 2-6

患者，女性，33 岁。1 个月前患支气管炎，近日出现心悸、胸闷、乏力、气急等，当日下午突发晕厥、口唇发绀、大汗淋漓就诊入院。诊断：急性弥漫性心肌炎并发心源性休克。

问题：主要选用什么药物治疗？护理时应注意什么？

麻黄碱（ephedrine）

麻黄碱口服易吸收，1 小时后可达峰浓度，也易透过血 - 脑屏障。一次给药可维持 3 ～ 6 小时，79% 以原形随尿排出。

【药物作用】

能直接激动 α 及 β 受体，又能促进去甲肾上腺素能神经末梢释放去甲肾上腺素。与肾上腺素相比，其特点是：①化学性质稳定，口服有效；②兴奋心脏、收缩血管、升高血压和舒张支气管的作用弱而持久；③中枢兴奋作用显著，可致失眠；④连续用药可产生快速耐受性。

【用途】

（1）主要用于防治硬膜外和蛛网膜下隙麻醉所引起的低血压。

（2）预防支气管哮喘和治疗轻症哮喘。

（3）常用 0.5% ～ 1% 溶液滴鼻，缓解鼻黏膜充血所致鼻塞症状等。

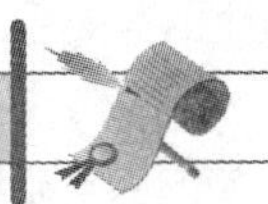

考点：麻黄碱的用途

【不良反应和应用注意】

有中枢兴奋作用，可引起不安、焦虑、失眠等，尽量避免晚间服药，如需晚间服用，宜加用镇静催眠药。老年人和前列腺增生者易引起急性尿潴留，用药前应注意排尿。禁忌证同肾上腺素。

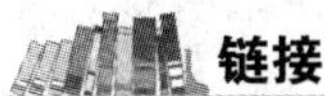

链接

麻黄碱特点口诀

双重作用麻黄碱，兴奋中枢是特点，作用弱久排泄慢，快速耐受药效减。感冒鼻塞它有用，麻醉低压用它缓。

二、α 受体激动药

去甲肾上腺素（noradrenaline，NA）

去甲肾上腺素是去甲肾上腺素能神经末梢释放的主要递质，也可由肾上腺髓质少量分泌。药用为人工合成品。化学性质不稳定，遇光易失效，应避光保存。在碱性溶液中迅速氧化变为粉红乃至棕色而失效，故禁与碱性药物混合使用。

本药口服无吸收。皮下注射和肌内注射因强烈收缩血管，易导致局部组织坏死，常采用静脉滴注给药，在体内迅速被去甲肾上腺素神经末梢摄取或被 COMT 和 MAO 破坏，作用短暂，仅维持 1 ～ 2 分钟。

【药物作用】

主要激动 α 受体，对 β_1 受体作用较弱，对 β_2 受体几无作用。

1. 收缩血管　激动血管 α_1 受体，使全身小动脉和小静脉收缩，以皮肤、黏膜血管收缩最为明显，其次为肾血管。此外脑、肝、肠系膜及骨骼肌血管也都呈收缩倾向。但因心脏兴奋，代谢产物（腺苷）增多，可致冠状动脉舒张；由于血压升高，提高了冠状动脉的灌注压，冠状动脉血流量增加。

2. 兴奋心脏　激动心脏 β_1 受体，使心肌收缩力增加，心率加快，传导加快，心排血量增加，较肾上腺素弱。在整体情况下，由于血压升高，心率可反射性减慢。剂量过大，也能引起心律失常，但较肾上腺素少见。

3. 升高血压　小剂量静脉滴注时因心脏兴奋，收缩压升高；外周血管收缩作用不明显，舒张压略升，脉压增大。较大剂量因血管强烈收缩，外周阻力明显增高，收缩压升高、以舒张压升高为著。

4. 其他　治疗量对代谢影响小，仅在大剂量时才会出现血糖升高。去甲肾上腺素可使孕妇子宫收缩频率增加。

【用途】

1. 休克和低血压　治疗休克应以改善微循环和补充血容量为主，故去甲肾上腺素类药物在休克治疗中已不占主要地位。仅限于嗜铬细胞瘤切除术、交感神经切除术、败血症、药物反应等所致的急性低血压状况。在抢救心搏骤停时，静脉给予 NA 可作为辅助用药，仅限于短期使用。

2. 上消化道出血　用 1 ～ 3mg 稀释后缓慢口服，可使食管或胃黏膜血管收缩而产生止血效果。

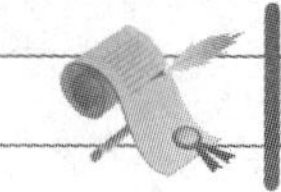

【不良反应和应用注意】

1. 局部组织缺血坏死 静脉滴注时间过长、药物浓度过高或药液外漏，可使局部血管强烈收缩，局部组织缺血坏死。若发现注射部位皮肤苍白或药液外漏时，应立即更换注射部位，进行局部热敷，并用普鲁卡因或α受体拮抗药酚妥拉明作局部浸润注射，以扩张血管。

2. 急性肾衰竭 静脉滴注时间过长或剂量过大，可使肾血管强烈收缩，产生少尿、无尿和肾实质损伤，引起急性肾衰竭。应密切观察尿量和局部反应，尿量至少保持在25ml/h以上。

3. 停药反应 长期静脉滴注去甲肾上腺素骤然停药，可出现血压突然下降，应逐渐减慢滴速后缓慢停药。

考点： 去甲肾上腺素的作用、应用和不良反应

4. 禁忌证 高血压、动脉粥样硬化、冠心病、器质性心脏病、少尿或无尿休克患者禁用。

链接

去甲肾上腺素记忆方法

去甲强烈缩血管，升压作用不翻转，只能静滴要缓慢，引起肾衰很常见，用药期间看尿量，休克早用间羟胺。

间羟胺（metaraminol，阿拉明）

间羟胺可直接激动α受体，对β_1受体作用较弱，还可促进去甲肾上腺素能神经末梢释放NA。短期连续用药，可因囊泡内递质减少，作用逐渐减弱而产生快速耐受性。

与去甲肾上腺素相比，主要特点是：①收缩血管、升高血压作用较弱而持久；②有兴奋心脏作用，但对心率影响不明显，不易引起心律失常，有时可因血压升高，反射性地使心率减慢；③很少引起急性肾衰竭；④给药方便，除静脉给药外，也可肌内注射；常作为去甲肾上腺素的良好代用品，用于各种休克早期或其他类型低血压。

去氧肾上腺素（phenylephrine，新福林，苯肾上腺素）

去氧肾上腺素主要激动α_1受体，使血管收缩、血压升高，反射性减慢心率。应用较方便，可用于麻醉药引起的低血压；治疗阵发性室上性心动过速。因对肾血管收缩作用比NA强，易引起肾衰竭，已少用于抗休克。局部滴眼时，扩瞳作用弱、起效快而维持时间短，且无升高眼内压和调节麻痹作用，临床用其2%～5%溶液滴眼扩瞳，做眼底检查。

羟甲唑啉（oxymetazoline）

羟甲唑啉为外周突触后膜α_1受体激动药，为鼻部黏膜血管的收缩药。可用于减轻感冒、鼻炎、花粉症或其他呼吸道过敏引起的鼻黏膜充血症状。由于本药可导致小儿中枢神经系统抑制症状，故禁用于2岁以下儿童。

三、β受体激动药

异丙肾上腺素（isoprenaline，喘息定）

异丙肾上腺素为人工合成品，口服无效，气雾吸入或舌下含服吸收较快，亦可静脉滴注。

【药物作用】

对β_1、β_2受体均有强大的激动作用，对α受体几无作用。

1. 兴奋心脏 异丙肾上腺素可激动心脏β_1受体，增强心肌收缩力、加快心率、加速传导、增加心排血量。与肾上腺素相比，作用较强，虽可引起心律失常，但较肾上腺素少见。

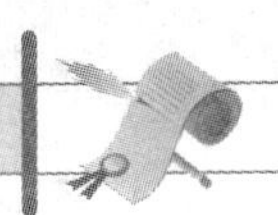

2. 舒张血管　激动 $β_2$ 受体，可舒张骨骼肌血管、冠状动脉；对肾血管和肠系膜血管有较弱的舒张作用。

3. 影响血压　由于心脏兴奋、心排血量增加，收缩压升高；通过兴奋 $β_2$ 受体，使骨骼肌血管扩张，外周阻力下降，故而舒张压下降，脉压增大，平均动脉压下降。

4. 扩张支气管　对各种平滑肌均有舒张作用，尤其当张力增高时，松弛作用更加明显。激动 $β_2$ 受体，松弛支气管平滑肌，还能抑制支气管黏膜的肥大细胞释放炎性介质。对支气管黏膜血管无收缩作用，故消除水肿效果不如肾上腺素。

5. 促进代谢　能促进糖原和脂肪分解，增加组织耗氧量。升高血糖作用较肾上腺素弱。

【用途】

1. 支气管哮喘　用于控制支气管哮喘急性发作，舌下含服或气雾剂吸入，作用快而强，但有快速耐受现象。

2. 房室传导阻滞　用于治疗Ⅱ、Ⅲ度房室传导阻滞，可采用舌下含化给药；对完全性房室传导阻滞，心电监护下缓慢静脉滴注。

3. 心搏骤停　可用于植入人工心脏起搏器后出现的心动过缓或心脏阻滞等紧急情况。常与去甲肾上腺素或间羟胺合用行心腔内注射。

4. 休克　适用于治疗心排血量较低、外周阻力较大的感染性休克。应在补足血容量的前提下使用。

【不良反应和用药注意】

常见心悸、头痛、头晕等不良反应。长期应用易产生耐受性。当支气管哮喘患者已明显缺氧时，剂量过大易引起心律失常，甚至心室颤动而引起猝死。冠心病、心肌炎和甲状腺功能亢进患者禁用。

考点： 异丙肾上腺素的作用和用途

链接

异丙肾上腺素记忆方法

异丙肾扩支气管，哮喘急发它能缓，扩张血管抗休克，需要扩容效才显。兴奋心脏复心跳，加速传导律不乱，哮喘耐受防猝死，甲亢冠心切莫选。

多巴酚丁胺（dobutamine）

多巴酚丁胺口服无效，仅供静脉注射。选择性激动 $β_1$ 受体，治疗量可增强心肌收缩力，增加心排血量，对心率影响不明显。较少引起心律失常。临床主要用于充血性心力衰竭、急性心肌梗死时伴有心脏失代偿。用于休克时，疗效较异丙肾上腺素更优。连续用药可产生快速耐受性。

小结

肾上腺素受体激动药，按其对血管作用的差别分为血管收缩药和血管扩张药，多数药物可用于抢救休克。

肾上腺素、去甲肾上腺素、间羟胺等，可使血管收缩，血压升高而抗休克，其中肾上腺素是治疗过敏性休克的首选药。血管收缩药如果用量过大或用药时间过久，会使休克恶化，因而要严格掌握适应证和用药剂量，切忌滥用。

多巴胺、异丙肾上腺素等，可扩张血管，改善微循环而抗休克。其中多巴胺的突出特点是能改善肾功能，对伴有少尿的休克患者尤为适用。使用血管扩张药必须注意补充血容量，以免因血容量相对不足而导致休克加重。

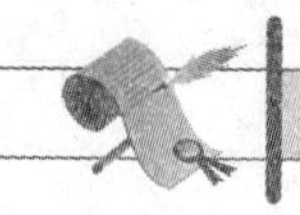

自测题

选择题

A_1 型题

1. 能够舒张肾血管，增加肾血流量，治疗急性肾衰竭的药物是
   A. 肾上腺素　B. 去甲肾上腺素　C. 异丙肾上腺素　D. 多巴胺　E. 间羟胺
2. 异丙肾上腺素不宜用于
   A. 房室传导阻滞　B. 心搏骤停　C. 冠心病　D. 支气管哮喘　E. 感染性休克
3. 麻黄碱的特点有
   A. 作用强而短暂　B. 可产生快速耐受性　C. 中枢抑制　D. 扩张皮肤黏膜血管　E. 性质不稳定，口服无效
4. 麻黄碱不宜用于治疗
   A. 鼻黏膜充血　B. 荨麻疹　C. 腰麻后低血压　D. 失眠　E. 支气管哮喘
5. 静脉滴注剂量过大或时间过长最易引起肾衰竭的药物是
   A. 多巴胺　B. 肾上腺素　C. 去甲肾上腺素　D. 麻黄碱　E. 异丙肾上腺素
6. 因可致局部组织缺血坏死而禁用作皮下和肌内注射的药物是
   A. 麻黄碱　B. 肾上腺素　C. 去甲肾上腺素　D. 间羟胺　E. 去氧肾上腺素
7. 口服用于上消化道出血的药物是
   A. 多巴胺　B. 肾上腺素　C. 去甲肾上腺素　D. 麻黄碱　E. 异丙肾上腺素
8. 治疗青霉素引起的过敏性休克的首选药是
   A. 肾上腺素　B. 异丙肾上腺素　C. 多巴胺　D. 去甲肾上腺素　E. 酚妥拉明
9. 肾上腺素的禁忌证不包括
   A. 高血压　B. 糖尿病　C. 器质性心脏病　D. 支气管哮喘　E. 甲亢
10. 少量肾上腺素与局麻药配伍的目的主要是
   A. 防止出现低血压　B. 防治过敏性休克　C. 中枢抑制作用　D. 促进止血　E. 延长局麻作用时间及防治吸收中毒

A_2 型题

11. 患者，男性，18岁。寒战，发热，咽痛2日入院。查体：T39℃，双侧扁桃体肿大Ⅱ度，诊断为急性扁桃体炎，拟用青霉素治疗。青霉素皮试（-）。注射青霉素后，患者突感头晕，恶心，呕吐，全身湿冷，面色苍白，血压已测不到，此时该用何药抢救
   A. 肾上腺素　B. 去甲肾上腺素　C. 间羟胺　D. 山莨菪碱　E. 多巴胺
12. 患者，男性，45岁。在硬膜外麻醉中出现血压下降，最好用哪种药物治疗
   A. 肾上腺素　B. 多巴胺　C. 间羟胺　D. 去甲肾上腺素　E. 麻黄碱
13. 患者，男性，3岁。高热一天，惊厥1次入院。查体：T 40℃，血压60/30mmHg，四肢冰凉，心音低钝，尿量减少，粪便检查有大量脓细胞，诊断为中毒性痢疾。在给予抗菌治疗的同时，应用何药抗休克治疗最合理
   A. 去甲肾上腺素　B. 肾上腺素　C. 多巴胺　D. 间羟胺　E. 麻黄碱
14. 患者，女性，6岁。因溺水而致呼吸、心脏停搏。此时，除立即进行人工呼吸、心脏按压外，还应选用下列何种措施抢救
   A. 肾上腺素心腔注射
   B. 异丙肾上腺素静脉滴注
   C. 去甲肾上腺素静脉滴注

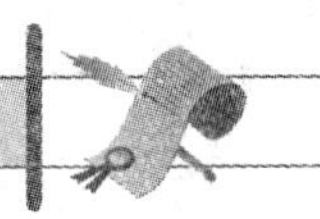

D. 间羟胺肌内注射

E. 麻黄碱肌内注射

15. 患者，男性，50 岁。确诊为精神分裂症，连续使用氯丙嗪治疗 3 天后，突然出现血压下降、头晕等症状，此时要用下列哪种药升压

A. 麻黄碱 B. 多巴胺

C. 肾上腺素 D. 去甲肾上腺素

E. 阿托品

（陈津禾）

第 6 节 肾上腺素受体拮抗药

肾上腺素受体拮抗药又称抗肾上腺素药，是一类能与肾上腺素受体结合，本身不产生或较少产生拟肾上腺素作用，从而拮抗去甲肾上腺素能神经递质或肾上腺素受体激动药的作用的药物。根据其对受体选择性不同，可分为 α 受体拮抗药、β 受体拮抗药和 α、β 受体拮抗药三类。

一、α 受体拮抗药

α 受体拮抗药能选择性地与 α 肾上腺素受体结合，阻断去甲肾上腺素能神经递质及受体激动药的作用。根据药物对受体的选择性又分为 α_1、α_2 受体拮抗药、α_1 受体拮抗药和 α_2 受体拮抗药。

（一）α_1、α_2 受体拮抗药

酚妥拉明（phentolamine，立其丁）

【体内过程】

口服吸收差，生物利用度低。常采用肌内注射或静脉给药，肌内注射作用维持 30 ～ 45 分钟，静脉注射 2 ～ 5 分钟起效，大部分以无活性产物经肾脏排泄。

【药物作用】

酚妥拉明与受体结合力弱而短，为短效 α 受体拮抗药。

1. 扩张血管 能阻断血管平滑肌 α_1 受体，并且直接松弛血管平滑肌，使血管舒张，血压下降，降低肺动脉压和外周阻力。

2. 兴奋心脏 因血管舒张，血压下降，可反射性地兴奋交感神经；又因阻断去甲肾上腺能神经末梢突触前膜 α_2 受体，促进递质释放，从而激动心脏 β 受体，使心肌收缩力增强，心率加快，心排血量增加。

3. 其他 酚妥拉明可以兴奋胃肠平滑肌；兼有组胺样作用而使胃酸分泌增加；也能阻断 5-HT 受体，促进肥大细胞释放组胺。

【用途】

1. 治疗外周血管痉挛性疾病 如雷诺病、血栓闭塞性脉管炎及对抗静脉滴注去甲肾上腺素外漏引起的局部血管痉挛，以防组织坏死。

2. 诊治嗜铬细胞瘤 用于嗜铬细胞瘤的鉴别诊断、嗜铬细胞瘤所致的高血压危象及手术前准备。但作鉴别诊断时，有严重低血压的危险，应特别慎重。

3. 治疗休克 适用于感染性、心源性和神经性等休克。本药可扩张血管，降低外周阻力，增加心排血量。在补足血容量的基础上，可明显改善重要脏器血液灌注和缓解微循环障碍，其中降低肺血管阻力较为明显，故适用于肺水肿。

4. 治疗顽固性充血性心力衰竭 酚妥拉明能扩张外周小血管，减轻心脏前、后负荷，使左心室舒张末期压和肺动脉压下降，心排血量增加，心力衰竭得以减轻。

链接

雷诺综合征（Raynaud syndrome）是指肢端动脉阵发性痉挛。本药常于寒冷刺激或情绪激动等因素影响下发病，表现为肢端皮肤颜色间歇性苍白、发绀和潮红。一般以上肢较重，偶见于下肢。由苍白转至正常需 15 ～ 30 分钟，该病的病因目前仍不明确，与寒冷刺激、交感神经异常兴奋、内分泌紊乱、遗传等因素有关。许多结缔组织疾病者常伴有雷诺综合征，因此认为其与机体免疫功能异常也有关。其结局为指端干性坏死。

【不良反应和应用注意】

考点：酚妥拉明的作用、用途、不良反应和应用注意

1. 心血管反应　常见低血压，静脉给药可引起心率加快、心律失常和心绞痛，故冠心病患者慎用。为防治直立性低血压，注射给药需注意：①用药前测血压、脉搏；②静脉给药需缓慢；③给药后应让患者静卧半小时，变换体位时动作要慢；④用药过程中定时测血压和脉搏，每天不少于 2 次；⑤一旦发生低血压反应，可使患者头低位仰卧，用去甲肾上腺素或间羟胺升压，禁用肾上腺素。

2. 胃肠反应　常见恶心、腹痛、腹泻、乏力、呕吐、鼻塞等不良反应，可诱发或加剧溃疡病，故胃、十二指肠溃疡病患者慎用。

妥拉唑啉（tolazoline）

妥拉唑啉的 α 受体阻断作用与酚妥拉明相似，但作用较弱，而拟胆碱作用和组胺样作用较强。主要用于治疗外周血管痉挛性疾病及对抗去甲肾上腺素静脉滴注药液外漏。不良反应与酚妥拉明相同，但发生率较高。

酚苄明（phenoxybenzamine）

酚苄明为长效 α 受体拮抗药，局部刺激性强，口服仅 20% ～ 30% 吸收，起效缓慢，需数小时才发挥作用。本药仅采用静脉给药，约 1 小时达峰值，经肝脏代谢，由肾脏和胆汁排泄。本药能阻断血管平滑肌上的 α 受体，使血管扩张，外周阻力降低，血压下降。本药反射性引起心率加快，心排血量增加。其特点是起效缓慢，作用强大而持久。其用途与酚妥拉明相似。本药也可用于良性前列腺增生，改善排尿困难。

（二）α_1受体拮抗药

哌唑嗪（prazosin）、特拉唑嗪（terazosin）（见抗高血压药）。

（三）α_2受体拮抗药

育亨宾（yohimbine）为科研工具药。

二、β 受体拮抗药

β 受体拮抗药能阻断 β 受体，拮抗去甲肾上腺素能神经递质或肾上腺素受体激动药的 β 型效应，产生 β 受体阻断效应。根据药物对受体选择性不同，可分为三类。β_1、β_2 受体拮抗药，如普萘洛尔（propranolol，心得安）、噻吗洛尔（timolol）、吲哚洛尔（pindolol）等；选择性 β_1 受体拮抗药，如美托洛尔（metoprolol）、阿替洛尔（atenolol）；α、β 受体拮抗药如拉贝洛尔（labetalol）等。

【药物作用】

β 受体拮抗药作用广泛，其共性如下：

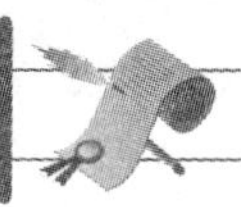

1. β 受体阻断作用

(1) 抑制心脏：阻断心脏 β_1 受体，使心率减慢，心肌收缩力减弱，传导减慢，心排血量减少，心肌耗氧量下降，血压降低。非选择性 β 受体拮抗药（如普萘洛尔）由于对血管 β_2 受体也有阻滞作用，加上其抑制心脏的作用，可反射性兴奋交感神经，使血管收缩，外周阻力增加，导致肝、肾、骨骼肌及冠状动脉血流量降低。

(2) 收缩支气管平滑肌：阻断支气管平滑肌 β_2 受体，使支气管平滑肌收缩而增加气道阻力。此作用对正常人肺功能影响较小，而对支气管哮喘或慢性阻塞性肺部疾病患者则可诱发或加重哮喘的发作。

(3) 影响代谢：可抑制交感神经兴奋所致的脂肪、糖原分解。

(4) 减少肾素分泌：阻断肾小球旁器细胞 β_1 受体，抑制肾素分泌，因而抑制肾素 - 血管紧张素 - 醛固酮系统对机体的调节作用，这可能是其抗高血压的主要原因之一。

2. 内在拟交感活性　有些 β 受体拮抗药（如吲哚洛尔）等在阻断 β 受体的同时，还具有微弱的 β 受体激动作用，称为内在拟交感活性。具内在拟交感活性的药物其 β 受体拮抗作用强度有所减弱。

3. 膜稳定作用　有些 β 受体拮抗药具有局麻样作用和奎尼丁样作用，这两种作用均与其影响细胞膜对离子的通透性有关，故称为膜稳定作用。在人体难以达到有效血药浓度，因而几无临床意义。

4. 其他　部分 β 受体拮抗药可减少儿茶酚胺引起的震颤，有抗血小板聚集作用，通过减少房水的形成具有降低眼内压作用等。

【用途】

1. 心律失常　主要用于多种原因引起的快速型心律失常。尤其是交感神经兴奋性过高、甲亢等引起的窦性心动过速疗效好，可减少肥厚型心肌病所致心律失常，还可用于运动或情绪激动所致的室性心律失常。

2. 心绞痛和心肌梗死　对心绞痛有良好的疗效，能使心绞痛的发作减少，运动耐量增加，长期应用可降低复发率和猝死率。

3. 高血压　本类药为一线抗高血压药物，能降低高血压患者的血压，并减慢心率。可单独使用，也可与其他抗高血压药合用。

4. 充血性心力衰竭　可改善心脏的舒张功能，缓解交感神经过度兴奋引起的心肌损害。

5. 甲状腺功能亢进症的辅助治疗　可降低基础代谢率，对甲状腺危象可迅速控制症状。还可用于预防偏头痛、心动过速、肌肉震颤；噻吗洛尔滴眼，用于治疗青光眼。

【不良反应和应用注意】

1. 一般不良反应　有恶心、呕吐、轻度腹泻等，偶见过敏反应如皮疹、血小板减少等。

2. 心血管系统反应　阻断心脏 β_1 受体，可引起心脏抑制，可加重窦性心动过缓、房室传导阻滞、心功能不全等患者的病情。用药过程中注意心率的变化，心率低于 50 次 / 分立即报告医生。

3. 诱发或加重支气管哮喘　阻断支气管平滑肌的 β_2 受体，导致支气管平滑肌收缩，可增加呼吸道阻力，诱发、加重哮喘。

4. 反跳现象　长期应用 β 受体拮抗药突然停药，可使疾病原有症状复发或加重，如血压上升、严重心律失常、心绞痛加重等。这种现象与 β 受体向上调节有关。因此，长期用药者应逐渐减量、缓慢停药。

考点： β 受体拮抗药的作用、用途、不良反应和应用注意

5. 其他　出现疲劳、失眠、精神抑郁等症状。

严重心功能不全、窦性心动过缓、重度房室传导阻滞和支气管哮喘患者禁用。心肌梗死及肝功能不全者慎用。

链接

β受体拮抗药助记歌诀

β受体拮抗药，普萘洛尔是代表，心律失常心绞痛，血压升高可治疗。哮喘、心衰、心动缓，三条禁忌莫忘掉。

三、α、β受体拮抗药

拉贝洛尔（labetalol）

拉贝洛尔可选择性拮抗 α_1 受体，同时拮抗 β_1 和 β_2 受体，口服给药用于中、重度高血压的治疗，高血压危象可采取静脉给药（见第10章）。

同类药物还有阿罗洛尔（arotinolol），主要用于高血压、心绞痛、室上性心动过速和原发性震颤，尤其对高血压合并冠心病者疗效较好。

小结

肾上腺素受体拮抗药分为α受体拮抗药和β受体拮抗药。α受体拮抗药包括酚妥拉明、妥拉唑啉、酚苄明；β受体拮抗药包括 β_1、β_2 受体拮抗药、选择性 β_1 受体拮抗药和α、β受体拮抗药三类，在临床用药时，根据不同需要选择应用相应药物。

自测题

选择题

A_1 型题

1. 下列哪一项疾病不是β肾上腺素受体拮抗药的适应证
   A. 高血压　B. 甲状腺功能亢进
   C. 心绞痛　D. 窦性心动过速
   E. 支气管哮喘
2. 肾上腺素升压作用可被哪类药物所翻转
   A. M受体拮抗药　B. N受体拮抗药
   C. α受体拮抗药　D. β受体拮抗药
   E. H_1 受体拮抗药
3. 酚妥拉明用药过程中应注意防止
   A. 肾衰竭　B. 高血压危象
   C. 直立性低血压　D. 窦性心动过缓
   E. 胃肠功能失调
4. 普萘洛尔没有下列哪个作用
   A. 减弱心肌收缩力　B. 松弛支气管平滑肌
   C. 收缩血管　D. 降低心肌耗氧量
   E. 减少肾素释放
5. 普萘洛尔不宜用于
   A. 高血压　B. 心绞痛
   C. 窦性心动过缓　D. 甲亢
   E. 充血性心力衰竭

A_2 型题

6. 患者，男性，50岁。右下肢跛行5年，诊断为雷诺综合征，首选的治疗药物为
   A. 间羟胺　B. 去甲肾上腺素
   C. 酚妥拉明　D. 普萘洛尔
   E. 多巴胺
7. 患者，女性，28岁，患雷诺病。除应采用防寒保暖措施外，还可用下列何药治疗
   A. 麻黄碱　B. 酚妥拉明
   C. 阿托品　D. 多巴胺
   E. 普萘洛尔
8. 患者，男性，60岁，因剧烈眼痛、头痛被诊断为青光眼，应用下列何药治疗
   A. 普萘洛尔　B. 吲哚洛尔
   C. 噻吗洛尔　D. 阿替洛尔
   E. 美托洛尔

（陈津禾）

第3章 麻醉药

麻醉药是指能够引起机体全身或局部痛、温、触、压等感觉逐渐减弱或消失，便于进行外科手术的药物。临床上分为局部麻醉药和全身麻醉药。

第1节　局部麻醉药

局部麻醉药，是一类作用于神经末梢或神经干周围，可逆性地阻断神经冲动的产生和传导，在意识清醒的条件下使局部痛觉、温觉等感觉暂时减弱或消失，以便于临床医生在无痛情况下进行手术的药物。

链接

局麻药小史

在18世纪中叶的南美，人们有咀嚼古柯树叶以消除饥饿及疲劳感觉的习惯。这种树叶含有能使人产生舒适感并增强耐力的生物碱，是当地人们生活和社交中备受欢迎的礼物。1860年Niemanl从其中分离出局麻药有效成分可卡因（Cocaine）；1884年Koller首度将其用于眼部局部手术，从此世界上产生了第一个局麻药——可卡因（古柯碱）。由于可卡因有严重毒性和成瘾性，科学家们一直致力于寻求其替代品。1905年人工合成了毒性较可卡因小的普鲁卡因，此后又陆续合成了一系列局麻药，成为临床手术局部麻醉中不可缺少的药物。

一、局麻药给药方法

1. 表面麻醉（黏膜麻醉）　是将穿透力强的局麻药溶液直接喷涂于黏膜表面，使黏膜下神经末梢麻醉，常用于眼、鼻、咽喉、气管、尿道黏膜手术和检查（图3-1）。

考点：局麻药给药方法及适应证

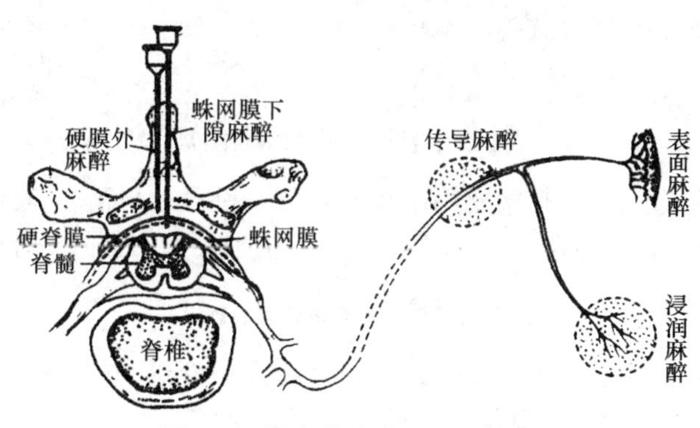

图3-1　局麻药给药方法示意图

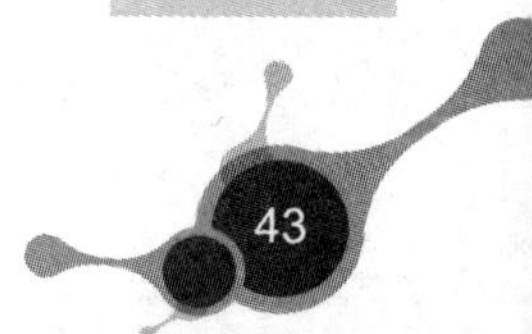

2. 浸润麻醉　是将局麻药液注入手术视野皮下或其附近组织，使局部神经末梢被药液浸润而麻醉，常用于浅表小手术（图 3-1）。

3. 传导麻醉（神经干阻滞麻醉）　是将药液注射到外周神经干附近，使该神经支配的区域产生麻醉，多用于口腔、面部、四肢手术（图 3-1）。

4. 蛛网膜下隙（腔）**麻醉**　简称腰麻，是将局麻药液经腰椎间隙注入蛛网膜下隙，麻醉该部位的脊神经根，常用于下腹部和下肢手术（图 3-1）。

5. 硬膜外麻醉（硬脊膜外隙麻醉）　是将局麻药液注入硬脊膜外隙，麻醉通过硬脊膜外隙穿出椎间孔的脊神经根，适用于颈部以下的多种手术（图 3-1）。

二、局麻药作用

1. 局麻作用　局麻药对各种神经都有阻断作用，可使神经细胞兴奋阈提高，延长动作电位的不应期，传导速度减慢，直至完全丧失兴奋性和传导性。局麻药对不同感觉神经纤维的麻醉作用也有一定顺序，故感觉功能也按一定顺序消失，首先痛觉消失，继之依次为冷觉、温觉、触觉、压觉消失。神经功能的恢复则按相反的顺序进行。

神经冲动的产生和传导是由于神经细胞受刺激时，发生了膜通透性的改变，大量的 Na^+ 内流，产生可扩布性的动作电位。局麻药能穿透神经细胞膜，阻滞 Na^+ 内流，抑制神经细胞动作电位的产生和传导，从而产生局麻作用。

2. 吸收作用　局麻药吸收后可引起全身作用，这种作用与局麻药的用药目的无关，可对机体带来不同程度的危害，主要损害的是中枢神经系统和心血管系统。

(1) 中枢神经系统：局麻药对中枢神经系统的作用是先兴奋后抑制，初期表现为不安、眩晕、震颤和焦虑。随后中枢过度兴奋可转为抑制，可导致患者昏迷，呼吸麻痹。

(2) 心血管系统：局麻药吸收后抑制心脏，降低心肌兴奋性，使心肌收缩力减弱，传导减慢。多数局麻药可通过抑制交感神经而致血管扩张，导致血压下降。因此在血药浓度过高时可引起血压下降，甚至休克等心血管反应。但心肌对局麻药耐受性较高，中毒后通常是呼吸先停止，故应及时采用人工呼吸抢救。

考点：局麻药的局麻及吸收作用（不良反应）

三、常用局麻药

普鲁卡因（procaine）

本药黏膜穿透力弱，一般不用作表面麻醉；常局部注射用于浸润麻醉、传导麻醉、蛛网膜下隙麻醉和硬膜外麻醉；亦可用于病灶或损伤部位的局部封闭。极少数人可发生过敏反应，故用药前应做皮肤过敏试验。本药代谢产物有对氨基苯甲酸（PABA），可对抗磺胺药的作用。

利多卡因（lidocaine）

本药有全能局麻药之称。其主要用于传导麻醉和硬膜外麻醉，其特点是扩散力强，不单用于腰麻，对普鲁卡因过敏者可使用本品，也可用于心律失常的治疗。

丁卡因（tetracaine）

本药麻醉强度比普鲁卡因强，毒性也强，其特点是穿透力强，一般不用于浸润麻醉。常用于表面麻醉；也可用于传导麻醉、腰麻和硬膜外麻醉。

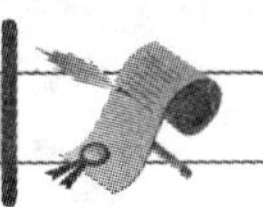

布比卡因（bupivacaine）

本品起效较快，作用时间长，应用日益增加，多用于神经阻滞麻醉、硬膜外阻滞麻醉。由于本品对运动神经阻滞差，尤适用于上胸段硬膜外阻滞麻醉，避免了呼吸肌肉阻滞引起的呼吸困难。胎儿／母亲血的浓度比率为0.3左右，所以产科应用较安全，对新生儿无明显抑制。

考点：各种局麻药的作用特点及应用

第2节　全身麻醉药

全身麻醉药（简称全麻药）是一类能广泛抑制中枢神经系统，暂时引起意识、感觉和反射消失，骨骼肌松弛，便于进行外科手术的药物。根据给药途径的不同，可将全麻药分为吸入麻醉药和静脉麻醉药。

麻醉过程可分为四期：第一期（镇痛期）适用于进行小手术。第二期（兴奋期）不宜做任何手术和外科检查。第一期和第二期合称为诱导期。第三期（外科麻醉期）适合手术。第四期（中毒期）。现在临床上大多采用综合用药，典型的麻醉分期已很难看到，但它可作为参考以衡量麻醉深度，警惕意外的发生。

常用的吸入麻醉药物包括麻醉乙醚、氟烷、恩氟烷、异氟烷、氧化亚氮等。

常用的静脉麻醉药包括硫喷妥钠、氯胺酮（能产生分离麻醉）等。

临床上常采用联合用药的方式以达到完善的术中和术后镇痛及满意的外科手术条件，称为复合麻醉，见表3-1。

考点：常用的吸入麻醉药物及静脉麻醉药物分别有什么

表3-1　复合麻醉用药

用药目的	常用药物
镇静、消除紧张情绪	苯巴比妥、地西泮
抑制迷走神经反射	阿托品类
镇痛	阿片类
基础麻醉	巴比妥类、水合氯醛
诱导麻醉	硫喷妥钠、氧化亚氮
骨骼肌松弛	琥珀胆碱、筒箭毒碱
低温麻醉	氯丙嗪
控制性降压	硝普钠、钙拮抗药
神经安定镇痛术	氟哌利多＋芬太尼

链接

区别麻醉药和麻醉药品

麻醉药是指作用于中枢神经系统，引起机体全身或局部痛觉、温觉等感觉逐渐减弱或消失的药物，用药目的是便于进行外科手术或其他医学操作。麻醉药分为局部麻醉药和全身麻醉药。麻醉药品是指连续使用产生欣快感，极易产生生理依赖性的药物。我国刑法中称其为毒品，属于国家特殊管理药品。

小结

麻醉药物是使痛、温、触、压等感觉逐渐减弱或消失的一类药物。根据对意识的影响分为两类：局部麻醉药和全身麻醉药。普鲁卡因黏膜穿透力差，不用于表面麻醉，局部封闭疗法常和糖皮质激素合用，首次用药需要皮试；利多卡因是全能局麻药，尚有抗心律失常作用。丁卡因毒性强不宜用于浸润麻醉。局麻药吸收中毒主要影响中枢神经系统和心血管系统，前者主要表现为先兴奋后抑制；后者表现为心脏抑制和血管扩张，引起低血压，可使用麻黄碱防治。为减少吸收中毒、延长麻醉时间常在局麻药中加入少量的肾上腺素。

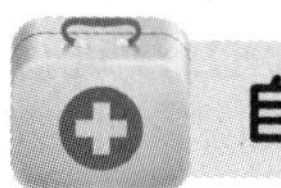

自测题

选择题

A_1 型题

1. 为了延长局麻药的作用时间，常在局麻药中加入适量的
   A. 肾上腺素　B. 去甲肾上腺素
   C. 异丙肾上腺素　D. 麻黄碱
   E. 多巴胺
2. 可用于抗心律失常的局麻药是
   A. 丁卡因　B. 普鲁卡因
   C. 利多卡因　D. 布比卡因
   E. 异氟烷
3. 普鲁卡因不宜用于
   A. 表面麻醉　B. 浸润麻醉
   C. 传导麻醉　D. 腰麻
   E. 硬膜外麻醉
4 . 应做皮试的局麻药是
   A. 丁卡因　B. 利多卡因
   C. 布比卡因　D. 普鲁卡因
   E. 氯胺酮

A_2 型题

5. 患儿，2 岁，在玩耍时将黄豆塞入鼻腔，次日家长发现鼻塞，来院就诊。诊断为鼻腔异物，医生在局麻下行鼻腔异物取出术，应选用的局麻药物是
   A. 利多卡因　B. 普鲁卡因
   C. 丁卡因　D. 布比卡因
   E. 罗哌卡因
6. 患者，男性，41 岁，手外伤，医生在局麻下行清创缝合，下面叙述错误的是
   A. 用普鲁卡因作浸润麻醉
   B. 局麻液中加少量肾上腺素
   C. 普鲁卡因皮试
   D. 缝合后应用抗菌药物防止感染
   E. 嘱患者抬高患肢
7. 患者，高某，因铁屑溅入眼中，医生在局麻下行角膜异物取出术，下面处理错误的是
   A. 用丁卡因作表面麻醉
   B. 用普鲁卡因作表面麻醉
   C. 取异物轻柔，防角膜穿孔
   D. 术后用抗菌眼药水
   E. 嘱患者不要揉搓眼睛

B 型题

（8 ～ 10 题共用选项）
   A. 普鲁卡因　B. 利多卡因
   C. 丁卡因　D. 布比卡因
   E. 乙醚

8. 常用于封闭疗法，以减少病灶对中枢神经系统产生刺激的药物是
9. 有全能麻醉药之称的是
10. 与普鲁卡因无交叉过敏反应，对普鲁卡因过敏者常选用

（宋晓娜）

4

第4章　中枢神经系统药物

第1节　中枢兴奋药

中枢兴奋药是一类能提高中枢神经系统功能活动的药物。根据其对中枢神经系统选择作用部位不同，可分为三类：①主要兴奋大脑皮质药：咖啡因等；②主要兴奋呼吸中枢药：尼可刹米、洛贝林等；③促脑功能恢复药：甲氯芬酯等（图4-1）。

案例4-1

患者，男性，46岁，肝癌晚期，服吗啡致面色苍白，神志恍惚入院就诊。查体：神志不清，呼吸表浅，发绀。血压67/20mmHg，呼吸8～10次/分，两侧瞳孔针尖样缩小，诊断为急性吗啡中毒。

考点：中枢兴奋药的分类

问题：1. 抢救应选何种药物效果较好？

2. 用药过程中应注意什么？

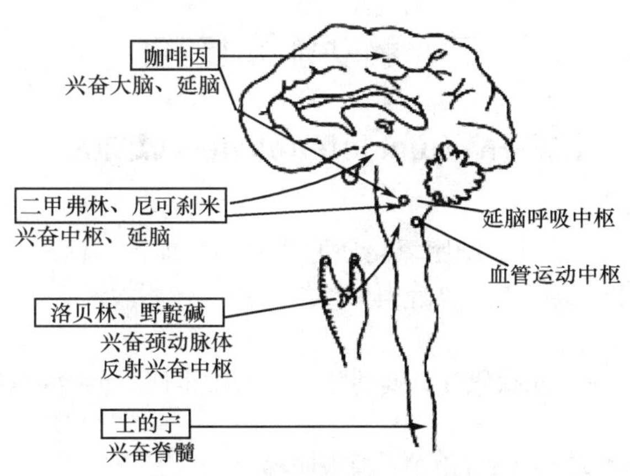

图4-1　中枢兴奋药作用部位示意图

一、大脑皮层兴奋药

咖啡因（caffeine）

咖啡因是从茶叶或咖啡豆中提取的生物碱，现已可人工合成。

【作用与用途】

1. 中枢神经系统　①小剂量（50～200mg）能兴奋大脑皮质，主要用于振奋精神，改善思维，提高工作效率；②大剂量（300～500mg）直接兴奋呼吸中枢及血管运动中枢，使呼吸加深加快，血压升高，临床用于酒精中毒、镇静催眠药等过量引起的中枢抑制。

2. 心血管系统 收缩脑动脉，降低其波动幅度，与解热镇痛药配伍而成的复方制剂；可治疗一般性头痛，与麦角胺合用治疗偏头痛。

【不良反应】

治疗量时不良反应少，大剂量可引起不安、激动、失眠、头痛、心悸等不良反应，过量可致惊厥。故婴幼儿高热时不宜使用含有咖啡因的复方制剂退热。

二、呼吸中枢兴奋药

常用呼吸兴奋药作用特点比较见表 4-1。

表 4-1 呼吸兴奋药作用特点比较

药名	作用部位	用途	不良反应
尼可刹米（nikethamide，可拉明）	兴奋延髓呼吸中枢，刺激颈动脉体和主动脉体化学感受器	各种原因导致的中枢性呼吸抑制，对吗啡中毒效果好，对巴比妥类中毒效果较差	安全范围大，大剂量致血压升高，呕吐、出汗、惊厥等
二甲弗林（dimefline，回苏灵）	兴奋延髓呼吸中枢	各种原因导致的中枢性呼吸衰竭，对肺性脑病有较好的促苏醒作用	安全范围小，易产生惊厥，孕妇、小儿禁用
洛贝林（lobeline，山梗菜碱）	刺激颈动脉体和主动脉体化学感受器	新生儿窒息、一氧化碳中毒、小儿感染性疾病导致的呼吸衰竭	大剂量致心动过缓，传导阻滞，过量兴奋植物神经节和肾上腺髓质致心动过速

三、脑功能恢复药

考点：咖啡因、尼可刹米、洛贝林、二甲弗林的作用特点

甲氯芬酯（meclofenoxate，氯酯醒）

【作用】

主要兴奋大脑皮质，促进脑细胞氧化还原代谢，增加葡萄糖利用，调节细胞代谢。对抑制状态的中枢神经有兴奋作用，改善中枢神经功能。作用缓慢，需反复用药。

【用途】

颅脑外伤后昏迷，新生儿缺氧症，脑动脉硬化及中毒所致的意识障碍，儿童精神迟钝，小儿遗尿等。

本类药物还有吡拉西坦（脑复康）、胞磷胆碱。

小结

中枢兴奋药主要用于抢救中枢性呼吸衰竭，常用药为咖啡因、尼可刹米、洛贝林。由于持时间短，需反复使用，极易中毒引起惊厥，甚至呼吸抑制死亡，故应严格掌握药物适应证，用药时一定缓慢注射，同时严密观察用药后的反应。若出现面部肌肉抽搐，烦躁不安等惊厥先兆，马上停药，同时立即静脉注射镇静催眠药。另外本类药对外周性呼吸衰竭无效。

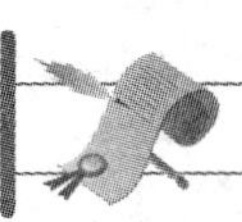

自测题

选择题

A_1 型题

1. 中枢兴奋药主要应用于
   A. 低血压状态
   B. 支气管哮喘所致的呼吸抑制
   C. 中枢性呼吸衰竭
   D. 惊厥后出现的呼吸抑制
   E. 循环衰竭
2. 作用时间短，不易引起惊厥的呼吸兴奋要是
   A. 咖啡因　B. 尼可刹米
   C. 甲氯芬酯　D. 二甲弗林
   E. 洛贝林
3. 吗啡急性中毒引起的呼吸抑制，最宜选用的中枢兴奋药是
   A. 咖啡因　B. 甲氯芬酯
   C. 二甲弗林　D. 洛贝林
   E. 尼可刹米
4. 新生儿窒息首选
   A. 尼可刹米　B. 咖啡因
   C. 洛贝林　D. 哌酯甲酯
   E. 二甲弗林

A_2 型题

5. 患者，男性，36 岁，因烧煤炉煮饭致呼吸困难，昏迷，入院后体查：皮肤呈樱桃红色，血液检查 HbCO 饱和度＞40%，诊断为 CO 中毒，除采用人工呼吸，吸氧外，还需用何种药物
   A. 洛贝林　B. 尼可刹米
   C. 咖啡因　D. 地西泮
   E. 阿司匹林

（何承宁）

第 2 节　镇静催眠药

镇静催眠药是一类对中枢神经系统有广泛抑制作用的药物。小剂量呈现镇静作用，较大剂量呈现催眠作用，大剂量产生抗惊厥作用。

按化学结构不同可分为三类：苯二氮䓬类、巴比妥类及其他类。

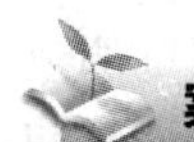

案例 4-2

患者，女性，18 岁。因与男朋友发生争吵后，一气之下服大量（700mg）地西泮。患者出现昏迷、发绀、呼吸抑制、血压下降、各种反射减弱，诊断为地西泮中毒。

问题：对患者应采取哪些急救措施？

一、苯二氮䓬类

本类药安全范围大，不良反应少，几乎无麻醉或致死作用。本类药产生良好的抗焦虑和镇静催眠作用，为目前镇静催眠药中最常用的药物。根据其半衰期的长短可分为三类：长效类（如地西泮）、中效类（如劳拉西泮）、短效类（如三唑仑）。

考点：苯二氮䓬类在镇静催眠应用中为什么可代替巴比妥类

地西泮（diazepam，安定）

【体内过程】

口服吸收快而完全，肌内注射吸收慢而不规则，故不主张肌内注射。静脉注射中枢抑

制快，持续时间短，临床急需发挥疗效时应静脉注射给药。可透过胎盘屏障及血 - 脑屏障，也可从乳汁分泌。在肝内转化为具有药物活性的去甲地西泮和去甲羟地西泮，经肾排泄。

【作用机制】

与中枢神经系统内的苯二氮䓬受体结合，增强 γ - 氨基丁酸（GABA）的功能，对中枢产生抑制作用。

链接

生理性睡眠的两个时相

当人入睡以后，在整晚的睡眠过程中是非快速动眼睡眠时相（慢相睡眠）与快速动眼睡眠时相（快相睡眠）的反复循环。先经过 80 ～ 120 分钟的慢相睡眠（此睡眠与疲劳的消除及精力的恢复有关），接着便进入快相睡眠（此睡眠与智力发育有关），以后再转入慢相而至快相。如此慢相→快相→慢相→快相的周期循环，整夜有 3 ～ 4 次。如果有睡眠障碍，久而久之会出现脑电图缓慢波形，导致思维能力和耐力下降，发生身心疾病，故对失眠的治疗具有重要意义。

【作用与用途】

1. 抗焦虑 小剂量能明显改善患者紧张、不安、忧虑、恐惧的症状。本药是各种原因导致的焦虑症的首选药。

2. 镇静催眠 中等剂量可呈现镇静催眠作用，且不引起全身麻醉，产生近似生理性睡眠，醒后无明显不良反应，且安全范围大，是各种原因、各种类型失眠的常规用药。也可麻醉前给药。

3. 中枢性肌肉松弛 抑制脊髓的多突触反射，引起肌肉松弛，缓解骨骼肌痉挛。用于脑血管意外或脊髓损伤引起的中枢性肌强直，局部病变所致的骨骼肌痉挛（如腰肌劳损等）。

4. 抗惊厥、抗癫痫 地西泮具有强大的抗惊厥作用，用于破伤风、子痫、小儿高热和某些药物中毒引起的惊厥，静脉注射是治疗癫痫持续状态的首选药，也可与苯妥英钠合用治疗癫痫大发作。

考点：地西泮的作用与用途

【不良反应及用药注意】

（1）治疗量连续用药可出现嗜睡、头昏、乏力、记忆力下降等不良反应；大剂量偶致共济失调、言语不清等；过量致急性中毒、运动功能失调、昏迷及呼吸抑制，可用特效拮抗药氟马西尼解救。

考点：地西泮中毒的解救药

（2）长期用可产生耐受性和依赖性，久用突停可出现戒断症状，表现为失眠、焦虑、噩梦、惊厥等。应严格掌握适应证，避免滥用及长期用，连续用药超过 2 ～ 3 周停药时应逐渐减量。

（3）静脉注射过快时可引起心血管和呼吸抑制，故静脉注射每分钟不得超过 5mg。

（4）老年人和小儿慎用，青光眼、重症肌无力、孕妇及乳母、驾驶员及机械操作者禁用。

苯二氮䓬类其他药物比较见表 4-2。

表 4-2 苯二氮䓬类其他药物比较

类别	药物	特点及用途
长效类（$t_{1/2}$ ＞ 30 小时）	氟西泮（flurazepam，氟安定）	具有较好的催眠的作用，用于各种失眠症，对睡眠困难及早醒者疗效较好

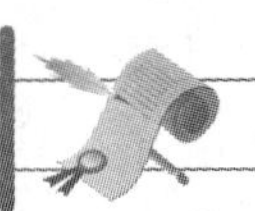

续表

类别	药物	特点及用途
中效药（$t_{1/2}$ ＞ 5 ～ 30 小时）	硝西泮（nitrazepam，硝基安定） 氯硝西泮（clonazepam，利福全） 奥沙西泮（oxazepam，去甲羟安定） 艾司唑仑（estazolam，舒乐安定）	催眠、抗癫痫作用强，用于各种失眠和癫痫 抗惊厥、抗癫痫作用强 与地西泮相似但较弱，用于焦虑失眠及癫痫 用于焦虑致暂时性心理紧张所引起的失眠
短效类（$t_{1/2}$ ＞ 5 小时）	三唑仑（triazolam） 阿普唑仑（alprazolam）	催眠作用强而短，用于入睡困难者 镇静、催眠和抗焦虑作用比地西泮强，用于焦虑、抑郁、恐惧、顽固性失眠

二、巴比妥类

本类药为巴比妥酸的衍生物。根据其半衰期的长短可分为四类（表 4-3）。

表 4-3　巴比妥药物分类及特点

类别	药物	主要用途	显效时间（小时）	作用维持时间（小时）
长效类（慢效类）	苯巴比妥（phenobarbital）	抗惊厥、抗癫痫、镇静、催眠	0.5 ～ 1	6 ～ 8
	巴比妥（barbital）		0.5 ～ 1	6 ～ 8
中效类	戊巴比妥（pentobarbital）	抗惊厥	0.25 ～ 0.5	3 ～ 6
	异戊巴比妥（amobarbital）	镇静、催眠	0.25 ～ 0.5	3 ～ 6
短效类（速效类）	司可巴比妥（secobarbital）	抗惊厥、镇静、催眠	0.25	2 ～ 3
超短效类（超速效类）	硫喷妥钠（thiopental）	静脉麻醉	立即	0.25

【作用与用途】

主要抑制中枢神经系统。其起效快慢与药物脂溶性有关，即脂溶性高者起效快。随剂量增加依次出现镇静、催眠、抗惊厥和麻醉作用；过量时麻痹延髓呼吸中枢及血管运动中枢，甚至死亡。

本类药物由于安全范围小，不良反应多且严重，又易产生依赖性，目前已少用。但苯巴比妥目前仍用于抗惊厥、癫痫大发作、麻醉前给药。

【不良反应及用药注意】

1. 耐受性和依赖性　短期用可产生耐受性，长期用产生依赖性，故避免长期使用或滥用。

2. 后遗效应　服用催眠剂量的巴比妥类药物，次晨可出现头晕、困倦、乏力、嗜睡、定向障碍等反应，故服药期间避免从事驾车、操作机器或高空作业等危险性工作。

3. 过敏反应　少数患者可引起荨麻疹、剥脱性皮炎、血管神经性水肿等，有过敏史患者禁用。

4. 急性中毒及解救　患者一次大剂量（10 倍催眠剂量）服用巴比妥类或静脉注射过快、过量，均可引起急性中毒，表现为昏迷、呼吸明显抑制、体温和血压下降等，多因呼吸循环衰竭死亡。急性中毒的抢救措施如下：

(1) 清除毒物：①洗胃（0.01% ～ 0.02% 高锰酸钾或温开水）；②导泻（硫酸钠或甘露醇，禁用硫酸镁）；③利尿（呋塞米）；④碳酸氢钠碱化血液、尿液，减少药物在肾小管的重吸收，促进其排泄；⑤有条件者做血液透析。

(2) 支持和对症治疗。

考点：巴比妥类不良反应及中毒的解救

5. 其他 苯巴比妥具有肝药酶诱导作用，可加速许多药物在肝脏代谢，影响药物疗效，如香豆素类、氢化可的松、洋地黄毒苷、氯霉素等。

三、其 他 类

佐匹克隆（zopiclone，依梦返）

佐匹克隆为新型快速催眠药，具有镇静、抗焦虑、肌肉松弛和抗惊厥作用，主要用于催眠。其特点是入睡快，延长睡眠时间，明显增加深睡眠，轻度减少快动眼睡眠时相（REMS），睡眠质量高，醒后舒适。

唑吡坦（zolpidem，思诺思，左吡登）

唑吡坦为新型非苯二氮䓬类催眠药，本品以不影响快动眼睡眠为特点，能明显缩短入睡时间，延长非快动眼睡眠，在基本上不改变睡眠结构的基础上，提高睡眠质量，且第二天头脑清醒。本药较少诱发药物依赖。口服吸收快，维持时间短，为短效催眠药，有取代苯二氮䓬类的趋势，目前是欧美治疗失眠的首选药。但其抗焦虑、中枢性肌松作用和抗惊厥作用很弱。

本品不宜与其他中枢抑制药合用。老人、肝及呼吸系统疾病患者宜减量；15 岁以下儿童、孕妇、哺乳期妇女禁用。疗程不宜超过 4 周。

水合氯醛（chloral hydrate）

口服易吸收，用于催眠，约 15 分钟起效，持续 6 ～ 8 小时，因其不缩短快动眼睡眠时相，故不良反应较小。亦可用于破伤风、子痫和小儿高热惊厥。

本品对胃有刺激性，消化性溃疡患者慎用，临床上常灌肠给药。久用也可成瘾。

小结

镇静催眠药包括苯二氮䓬类、巴比妥类和其他药物，目前最常用的是苯二氮䓬类，三类药均有镇静、催眠、抗惊厥作用。临床除用于镇静催眠、抗惊厥外，苯二氮䓬类和苯巴比妥还可以用于治疗癫痫。镇静催眠药长期使用均可产生不同程度的耐受性和成瘾性，其中以苯二氮䓬类最轻。除苯二氮䓬类外，大剂量使用均可引起麻醉，急性中毒时往往死于呼吸麻痹。

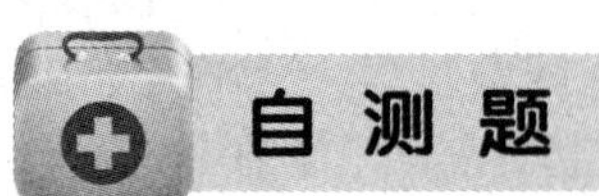

选择题

A_1 型题

1. 苯二氮䓬类不具有的不良反应
   A. 中枢抑制　B. 中枢麻醉
   C. 急性中毒　D. 依赖性、成瘾性
   E. 共济失调
2. 地西泮急性中毒可用下列哪种药物解救
   A. 三唑仑　B. 甲喹酮
   C. 氟马西尼　D. 甲丙氨酯
   E. 扑米酮
3. 巴比妥类药物随剂量由小到大依次表现为
   A. 镇静 催眠 抗惊厥 麻醉

B. 催眠 镇静 麻醉 抗惊厥
C. 镇静 催眠 麻醉 抗惊厥
D. 镇静 抗惊厥 麻醉 催眠
E. 镇静 麻醉 抗惊厥 催眠

4. 焦虑紧张引起的失眠应用
A. 巴比妥　B. 苯妥英钠
C. 水合氯醛　D. 地西泮
E. 氯丙嗪

5. 癫痫持续状态首选药是
A. 异戊巴比妥　B. 苯巴比妥
C. 苯妥英钠　D. 静脉注射地西泮
E. 劳拉西泮

6. 巴比妥类起效快慢取决于
A. 药物分子大小　B. 药物脂溶性高低
C. 给药途径　D. 用药剂量
E. 药物剂型

7. 以下不是地西泮的作用的是
A. 镇静催眠　B. 麻醉前给药
C. 抗焦虑　D. 抗惊厥
E. 抗抑郁症

8. 解救巴比妥类药物中毒用碳酸氢钠的目的是
A. 中和毒物　B. 加速代谢
C. 加速排泄　D. 直接对抗
E. 对症治疗

A_2 型题

（9 ～ 11 题共用题干）

某药物中毒患者入院急诊，体征发绀，呼吸慢弱，各种反射减弱，瞳孔略扩大，体温较低。

9. 应考虑以下何种药物中毒
A. 吗啡中毒　B. 巴比妥类中毒
C. 有机磷酸酯类中毒　D. 洛贝林中毒
E. 阿司匹林中毒

10. 选用以下哪些洗胃剂和导泻剂
A. 碳酸氢钠、硫酸镁　B. 氯化钠、硫酸镁
C. 碳酸氢钠、甘露醇　D. 生理盐水、硫酸钠
E. 高锰酸钾、甘露醇

11. 患者，男性，8 岁，因出生时颅脑产伤发生多次癫痫大发作，近 3 天因发作频繁，发作间隙持续昏迷而入院，诊断为癫痫持续状态。首选的治疗药物是
A. 地西泮静脉注射　B. 硫喷妥钠
C. 卡马西平　D. 苯妥英钠
E. 苯巴比妥

（何承宁）

第 3 节　抗 癫 痫 药

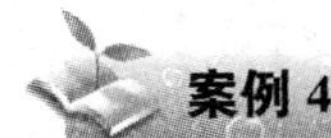
案例 4-3

患者，男性，36 岁，行走中突然意识丧失，全身强直 - 阵挛性抽搐，口吐白沫，随后进入沉睡状态。

问题： 1. 试分析可能为哪种类型癫痫？
2. 可选用何种药治疗？

一、癫痫的临床类型

癫痫是一类由于多种病因引起脑局部病灶神经元突发性的异常高频率放电，并向周围扩散引起的大脑功能短暂失调综合征（图 4-2），表现为突然发作、短暂运动、感觉功能或精神异常，俗称羊痫风或羊癫风。

癫痫的分类很复杂，临床常见以下几种类型：

1. 局限性发作　大脑局部异常放电且只扩散至局部者，只表现大脑局部功能紊乱的症状。

(1) 单纯局限性发作：主要特征是不影响意识。根据发作时被激活的皮质部位不同，而表现出多种临床症状，包括运动性发作、感觉性发作、自主神经性发作、精神性发作。

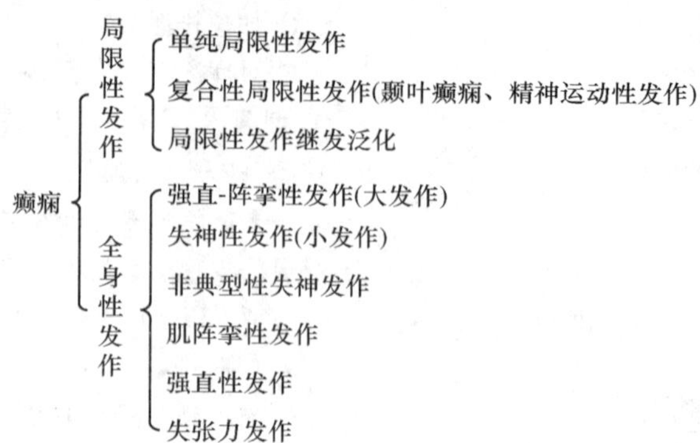

(2) 复合性局限性发作：又称颞叶癫痫或精神运动性发作。主要特征是发作时有意识障碍，常伴有无意识的活动，如唇抽搐、摇头等。

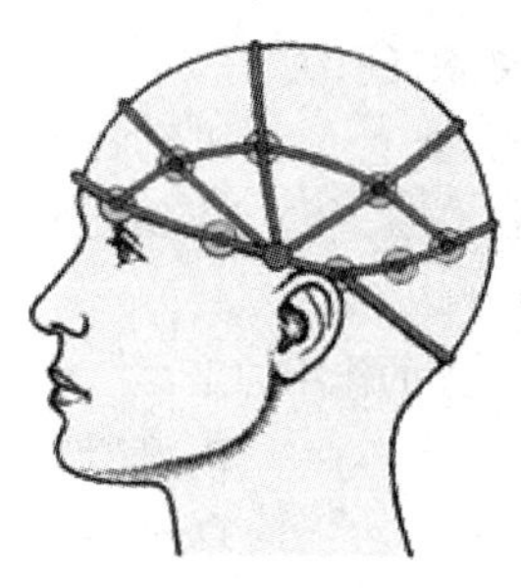

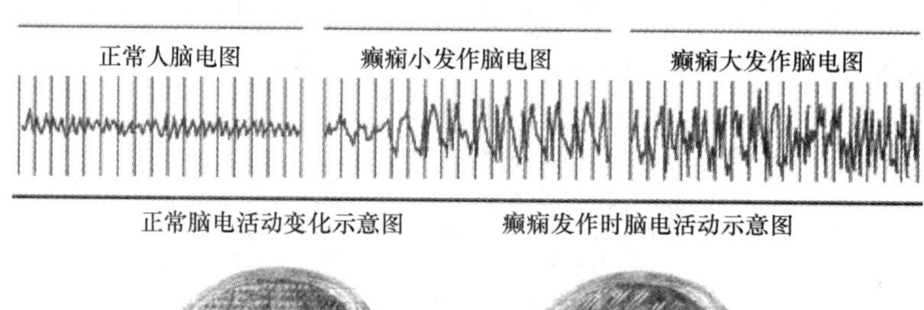

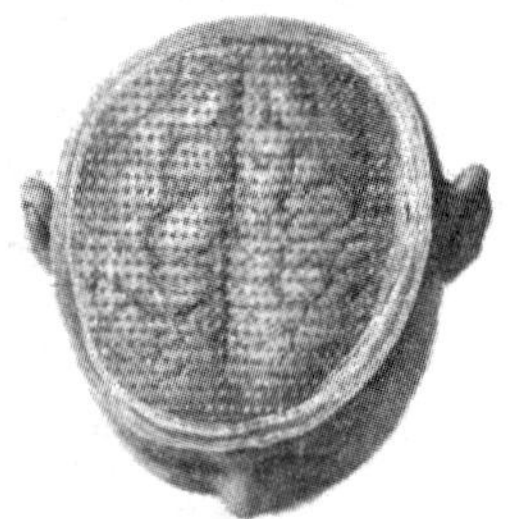

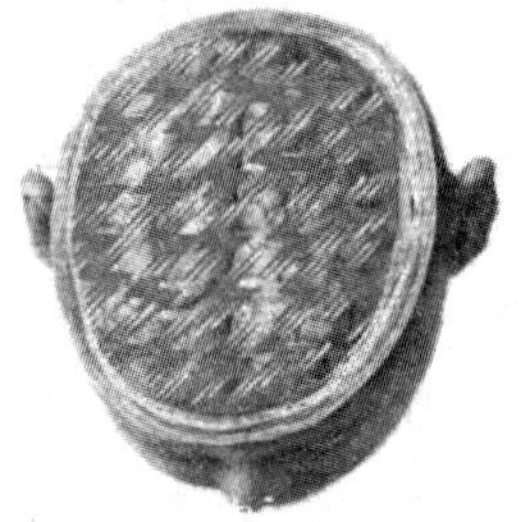

图 4-2　正常脑电图与癫痫发作时脑电图比较

(3) 局限性发作继发泛化：即局限性发作继发全身强直 - 阵挛性发作，上述两种局限性发作可发展为伴有意识丧失的强直 - 阵挛性发作，即全身肌肉处于强直收缩状态，而后进入收缩 - 松弛（阵挛性）状态。

2. 全身性发作　异常放电涉及全脑，导致意识丧失。

(1) 强直 - 阵挛性发作：又称大发作，表现为突然意识丧失，全身骨骼肌呈持续性强直性痉挛，而后转为阵挛性抽搐，继之较长时间的中枢抑制，而后恢复。

若大发作连续发生，患者持续昏迷，则称为癫痫持续状态，为危重急症。

(2) 失神性发作：又称小发作，表现为短暂的意识突然丧失，常有对称的阵挛性活动。

(3) 非典型性失神发作：与典型的失神性发作相比，意识障碍的发生和终止过程较慢，脑电图呈多样化，肌张力改变较明显。

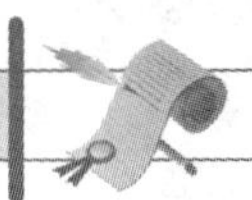

(4) 肌阵挛性发作：单侧肢体部分肌群或全身部分肌群发生短暂的休克样抽动，脑电图伴有短暂暴发的多棘波。

(5) 强直性发作：突然发生的意识丧失，全身肌肉强直收缩，固定于某种姿势 5 ～ 20 秒，小儿常见到角弓反张姿势。

(6) 失张力发作：发作时意识丧失，肌肉张力不能维持，如在站立或坐位时发作则可引起摔倒，往往是缓缓摔倒，摔倒后意识及肌张力迅速恢复，立即站起，有时未等摔倒在地时，意识已恢复，可立即站起。

二、常用抗癫痫药

癫痫是一种以反复发作为特征的慢性疾病，以药物治疗为主要治疗手段。但目前药物只能控制癫痫的发作，但不能有效地预防和根治，患者需长期甚至终生用药。常用的抗癫痫药有苯妥英钠、卡马西平、丙戊酸钠、乙琥胺、苯二氮䓬类、巴比妥类等。

苯妥英钠（phenytoinum natricum，大仑丁）

苯妥英钠是临床最常用的抗癫痫药。

【药物作用】

抗癫痫作用机制较为复杂，包括以下几个方面。

1. 细胞膜稳定作用　苯妥英钠可减少 Na^+ 内流，对高频率异常放电的神经元的 Na^+ 通道阻滞作用明显，而对正常神经元的低频放电无明显影响。较高浓度的苯妥英钠还能抑制 K^+ 外流，使动作电位时程延长。

2. 对 GABA 的影响　苯妥英钠能抑制神经末梢对 GABA 的摄取，使 GABA 受体上调，而间接增强 GABA 的作用，使 Cl^- 内流增加，使神经细胞膜超极化。

苯妥英钠不能抑制癫痫病灶异常高频放电，但通过上述作用和机制抑制异常高频放电的扩散，使癫痫发作停止。治疗浓度的苯妥英钠无明显镇静作用是其特点之一。

【用途】

1. 抗癫痫　苯妥英钠是治疗强直 - 阵挛性发作（大发作）、单纯局限性发作的首选药；对复合性局限性发作（精神运动性发作）疗效次之；对失神性发作（小发作）、肌阵挛性发作无效，有时甚至使病情恶化。静脉注射时可控制癫痫持续状态。由于起效慢，故常先用苯巴比妥等作用较快的药物控制发作，在改用本药前，应逐步撤除前用的药物，不宜长期合用。

2. 治疗中枢性痛症及外周性神经痛　治疗三叉神经痛、舌咽神经痛和坐骨神经痛等中枢性痛症及外周性神经痛，与其细胞膜稳定作用有关。

3. 抗心律失常　见第 10 章。

考点：苯妥英钠的作用、用途

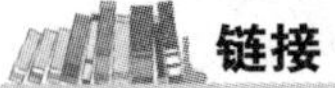

链接

三叉神经痛

三叉神经痛是最常见的脑神经疾病之一，被喻为“天下第一痛”，以一侧面部三叉神经分布区内反复发作的阵发性剧烈痛为主要表现。本病多发生于中老年人，头面部右侧多于左侧。

发病特点：在头面部三叉神经分布区域内，发病骤发，骤停，呈闪电样、刀割样、烧灼样、顽固性、难以忍受的剧烈性疼痛。说话、洗脸、刷牙或微风拂面，甚至走路时都会导致阵发性的剧烈疼痛。疼痛历时数秒或数分钟，疼痛呈周期性发作，发作间歇期同正常人一样。

三叉神经痛的治疗药物：卡马西平、苯妥英钠、布洛芬、布桂嗪、谷维素、维生素 B_1。

【不良反应及用药注意】

1. 局部刺激 苯妥英钠碱性较强，对胃肠道有刺激性，口服易引起食欲减退、恶心、呕吐、腹痛等症状，宜饭后服用。静脉注射可发生静脉炎，应选用较粗大静脉，稀释注射，并控制剂量与静脉注射速度，不宜肌内注射。长期应用可引起齿龈增生，多见于儿童及青少年，与部分药物从唾液排出刺激胶原组织增生有关。轻者不影响继续用药；注意口腔卫生，防止牙龈炎，经常按摩牙龈可以减轻。

2. 神经系统反应 可见眩晕、精神紧张、头痛等症状。药量过大引起急性中毒，可致共济失调、眼球震颤、复视等。严重者可出现精神错乱、昏睡甚至昏迷。

3. 造血系统反应 长期应用可导致叶酸缺乏，发生巨幼红细胞性贫血，可能与本药抑制叶酸吸收和代谢有关，用甲酰四氢叶酸治疗有效。

4. 心血管系统反应 静脉注射过快可致心律失常、心脏抑制和血压下降，宜在心电图监护下进行。

5. 过敏反应 偶可引起皮疹、粒细胞缺乏、血小板减少、再生障碍性贫血和肝脏损害。应定期做血常规和肝功能检查。

考点：苯妥英钠的不良反应

6. 其他 偶见男性乳房增大、女性多毛症、淋巴结肿大等。妊娠早期用药偶致畸胎，故孕妇禁用。久服骤停可使癫痫发作加剧，甚至诱发癫痫持续状态。苯妥英钠为肝药酶诱导剂，可加速维生素D、皮质类固醇、避孕药的代谢，降低药物疗效，长期应用可致低血钙症，儿童患者可发生佝偻病样改变，少数成年患者可出现骨软化症，必要时应用维生素D预防。

卡马西平（carbamazepine，酰胺咪嗪）

卡马西平为安全、有效、广谱、无认知功能不良反应的抗癫痫药，临床应用广泛。

【药物作用】

1. 抗癫痫 卡马西平对于各种类型癫痫均有不同程度的疗效。其作用机制为：阻滞Na^+通道，降低神经元的兴奋性和延长不应期；也可能与增强GABA能神经元的突触传递功能有关；与苯妥英钠不同，卡马西平能增大蓝斑核去甲肾上腺素能神经的电活动，被认为与其抗惊厥作用有关。

2. 其他 抗抑郁作用，对躁狂抑郁症有效，并有抗利尿作用。

【用途】

1. 抗癫痫 卡马西平对精神运动性发作（复合性局限性发作）效果最好，常作为首选药；能减轻精神异常，适用于伴有精神症状的癫痫；对大发作和混合型癫痫也有效，对小发作的效果差。因其对儿童的认知功能和行为影响较小，尤其适用于儿童患者。

2. 治疗中枢性痛症 可用于治疗三叉神经和舌咽神经等中枢性痛症，疗效优于苯妥英钠。

3. 治疗躁狂抑郁症 用于锂盐无效的躁狂症患者，其副作用比锂盐小而疗效好。

4. 神经源性尿崩症 可能通过促进抗利尿激素的分泌发挥作用。

5. 心律失常 能对抗地高辛中毒所导致的心律失常，使其完全或基本恢复正常心律。

【不良反应及用药注意】

与其他抗癫痫药物相比，不良反应较少。

1. 中枢神经系统的反应 较常见，表现为视物模糊、复视、眼球震颤、眩晕、恶心、呕吐等。大剂量可见中枢神经系统中毒（语言困难、精神不安、耳鸣、幻视、共济失调）。

2. 心血管反应 大剂量可导致心律失常或房室传导阻滞（老年人尤其注意）。

3. 对内分泌的影响 因促进抗利尿激素分泌引起水的潴留和低钠血症（或水中毒），亦可致甲状腺功能减退。

4. 较少见的不良反应 有变态反应，如皮疹、荨麻疹、瘙痒；儿童行为障碍，严重腹泻，

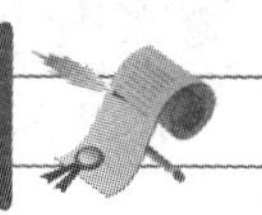

红斑狼疮样综合征。

5. 罕见的不良反应　有骨髓抑制，再生障碍性贫血和粒细胞减少，低钙血症，过敏性肝炎，肾脏毒性，周围神经炎等。

6. 其他　卡马西平是肝药酶诱导剂，可增加其他药物的代谢速率，如苯妥英钠、乙琥胺、丙戊酸钠和氯硝西泮等。心、肝、肾功能不全及孕妇、青光眼和心血管严重疾病患者慎用。

丙戊酸钠（sodium valproate）

【药物作用】

本品为广谱抗癫痫药。抗癫痫作用与 GABA 含量增加有关，它不抑制癫痫病灶放电，但能阻止病灶异常放电的扩散。

【用途】

丙戊酸钠对各种类型的癫痫发作均有一定疗效。特别是对小发作效果好，疗效优于乙琥胺，但由于其肝毒性，临床仍常选用乙琥胺。在小发作合并大发作时作为首选药使用。对大发作的疗效不如苯妥英钠和苯巴比妥，但是当这两种药无效时，丙戊酸钠仍有效。对精神运动性发作的疗效与卡马西平相似。对其他药物不能控制的顽固性癫痫也有效。

【不良反应及用药注意】

丙戊酸钠的不良反应较轻，有恶心、呕吐、食欲减退等胃肠反应，饭后服用或逐渐加量可以减轻。偶见嗜睡、共济失调、精神不集中、不安和震颤等中枢神经系统方面的反应；严重毒性为肝功能损害，在用药期间应定期检查肝功能，孕妇慎用。

乙琥胺（ethosuximide）

【药物作用】

T 型 Ca^{2+} 电流是丘脑神经元的起搏电流，也是小发作（失神性发作）的启动电流。乙琥胺对丘脑神经元 T 型 Ca^{2+} 通道具有选择性阻断作用，是其治疗失神性发作的主要机制。

【用途】

乙琥胺对失神性发作（小发作）有效，其疗效虽不及氯硝西泮，但是副作用及耐受性的产生较后者少，故为防治小发作的首选药。对其他类型癫痫无效。

【不良反应及用药注意】

1. 消化道反应　有恶心、呕吐、胃部不适，初始用低剂量，逐渐增加至治疗量可减轻或避免。

2. 中枢神经系统　眩晕、嗜睡、视物模糊等。有精神病史者可引起精神行为异常。

3. 其他　偶见嗜酸粒细胞增多症和粒细胞减少症、再生障碍性贫血等，应定期检查血常规和肝功能。此外，乙琥胺可能使部分失神性发作的患者转为大发作，一旦发生，应与抗大发作药物合用治疗。

苯二氮䓬类（benzodiazepine，BDZ）

【作用与用途】

苯二氮䓬类药物具有抗惊厥及抗癫痫作用。临床常用于癫痫治疗的药物有地西泮、硝西泮和氯硝西泮。地西泮是治疗癫痫持续状态的首选药，静脉注射显效快，且较其他药物安全。硝西泮主要用于癫痫小发作，特别是肌阵挛性发作及婴儿痉挛等。氯硝西泮的抗癫痫谱较广，抗惊厥作用强，而镇静催眠作用弱，对癫痫小发作疗效较地西泮强，可减少发作或完全终止发作；静脉注射也可以治疗癫痫持续状态；对肌阵挛性发作、婴儿痉挛也有良效。

【不良反应及用药注意】

具体内容见本章第 2 节 镇静催眠药

苯巴比妥（phenobarbital；鲁米那，luminal）

【作用与用途】

苯巴比妥是巴比妥类中最有效的抗癫痫药物。苯巴比妥用于防治癫痫大发作及治疗癫痫持续状态，具有起效快、疗效好、毒性低和价格低廉等优点，对单纯性局限发作及精神运动性发作也有效，但因对中枢有较明显的抑制作用，故不作为首选药。

【不良反应及用药注意】

具体内容见本章第 2 节 镇静催眠药

氟桂利嗪（flunarizine，氟桂嗪）

氟桂利嗪具有较强的抗惊厥作用，对各型癫痫均有效，尤其对局限性发作、大发作效果好；同时，用于治疗偏头痛和眩晕症。本药安全有效，毒性小，严重不良反应少见，常见不良反应为困倦，其次为镇静和体重增加。

奥卡西平（oxcarbazepine）

奥卡西平口服后在体内大部分被代谢成有抗惊厥活性的羟基衍生物，可单独应用或与其他抗癫痫药联合用于治疗局限性或全身性癫痫发作。用药开始时可出现头痛、头晕、乏力等轻度不良反应，继续用药后这些症状可消失。本药偶见胃肠功能障碍、皮肤潮红等不良反应。

伊来西胺（ilepcimide；抗痫灵，antiepilepsirine）

伊来西胺我国合成的桂皮酰胺类广谱抗癫痫药。大剂量不引起麻醉。临床对各型癫痫均有不同程度的疗效，尤对大发作效果好。不良反应少见，有厌食、恶心、头晕和嗜睡等，长期应用未见对肝、肾和造血系统毒性作用。

扑米酮（primidone）

化学结构与苯巴比妥类似，有抗癫痫作用，且消除较慢，长期服用可在体内蓄积。

扑米酮对大发作及局限性发作疗效好，可作为精神运动性发作的辅助药。本品与苯妥英钠和卡马西平合用有协同作用。扑米酮与苯巴比妥相比并无特殊优点，且价格较贵，故只能用于其他药物不能控制的患者。本品不宜与苯巴比妥合用。扑米酮可引起镇静、嗜睡、眩晕、共济失调、复视、眼震颤，偶见粒细胞减少、巨幼红细胞性贫血、血小板减少，因此，用药期间应定期检查血常规。严重肝、肾功能不全者禁用。

美芬妥英（mephenytoin）

美芬妥英主要用于癫痫大发作，对精神运动性发作及小发作无效。由于不良反应较严重，仅用于其他药物不能控制的患者。其优点为有效剂量与中毒剂量相距较大。长期应用可出现多形性红斑；其次为高热、出血、黄疸、淋巴结肿大、中毒性肝炎和精神症状；也可引起再生障碍性贫血、粒细胞和血小板减少，但少见。用药期间应定期检查造血和肝功能。

拉莫三嗪（lamotrigine，利必通）

拉莫三嗪为新型抗癫痫药，作用机制类似苯妥英钠和卡马西平，用于对 12 岁以上儿童及成人的单药治疗、2 岁以上儿童及成人的添加疗法，也可用于帕金森病、运动神经元疾病、遗传性慢性舞蹈症及神经性疼痛的治疗。

托吡酯（topiramate，妥泰）

托吡酯为广谱抗癫痫新药，对各类癫痫发作均有效。其中原发性比继发性全身强直 -

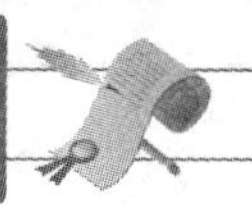

阵挛发作及单纯或复杂部分发作效果尤其明显。对肌阵挛、婴儿痉挛也有效。作为心境稳定剂用于治疗双相障碍。

左乙拉西坦（levetiracetam，开浦兰）

左乙拉西坦可用于成人及4岁以上儿童癫痫患者部分性发作的加用治疗。

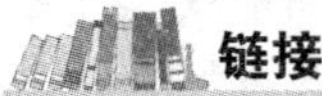
链接

规范药物治疗，减少癫痫诱发因素

对于癫痫病患者而言，在接受规范药物治疗的过程中，同样需要做好自我预后。癫痫诱发因素有：①过重的体力劳动，过度紧张的脑力劳动，剧烈的体育运动。②精神紧张，悲伤，忧愁，生气，过度兴奋，睡眠不足。③过饥或过饱，一次大量饮水等。④饮酒，喝浓茶，食用含大量咖啡因的食品（如巧克力）等。⑤感冒、发热等都可诱发癫痫。

因此癫痫患者在日常生活中应注意建立起良好的作息和生活习惯，从多方面做好癫痫的防治，提高癫痫治愈率。

三、抗癫痫药的应用原则

1. 尽早用药，小剂量开始　诊断明确后，尽早治疗，按照癫痫及癫痫综合征的发作类型选用治疗药物；症状性癫痫应消除病因，如治疗脑寄生虫、切除肿瘤；遵循小剂量使用的原则，从最小的药物剂量开始施药，逐渐地增加药物的剂量至能控制癫痫发作症状为止；切忌出现一次性的大量用药。

(1) 强直阵挛性发作（大发作）：首选苯妥英钠或苯巴比妥，如不能控制，加用扑米酮。

(2) 失神性发作（小发作）：首选丙戊酸钠或乙琥胺，也可用硝西泮或氯硝西泮。

(3) 复杂性局限性发作：首选卡马西平，也可选用苯妥英钠或苯巴比妥。

(4) 单纯性局限性发作：可选用苯妥英钠或卡马西平。

(5) 肌阵挛性发作：氯硝西泮或硝西泮。

(6) 癫痫持续状态：首选地西泮静脉注射，也可用苯巴比妥肌内注射或苯妥英钠缓慢静脉注射。

2. 单一用药　单一药物能控制癫痫病发作的，应尽量避免多药联合使用，联合用药种类一般不超过3种。

3. 规律服药　根据患者发病情况及治疗药物的代谢动力学、剂量范围及毒副作用制订治疗用药方案；指导患者定时定量地用药，尽量避免药物的少服、漏服和多服，强调不规范用药可能导致癫痫的复发。

4. 谨慎换药　当原治疗药物出现疗效不好或中毒表现，监测血药浓度进行治疗药物调换，应在逐渐减少原用药物的剂量同时，逐渐增加新用药的剂量，防止诱发发作。

5. 减量停药　坚持长期治疗，指导患者在癫痫临床治愈之后坚持用药，规范地进行药物减量，不可擅自减药、停药，距最后一次癫痫发作2～4年需持续用药、减量至停药，期间定期复查。

6. 注意不良反应　用药期间注意各种不良反应的出现，如嗜睡、头晕、皮疹、皮炎、贫血等，定期查血常规、尿及肝功能；若出现嗜睡症状，应加服咖啡因或麻黄碱；注意孕妇服药的潜在致畸可能。

7. 生活规律化　患者生活应规律化，忌烟酒，低盐少水饮食，饮食不可过饱，避免过度紧张，忌激烈运动，避免高空、水边及机械电机旁工作，以免发病时发生危险。

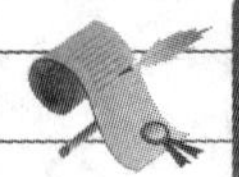

小结

1. 苯妥英钠的应用小结：

苯妥英钠有三抗，癫痫疼痛（外周神经痛）心失常（心律失常）；大发（大发作）首选莫惊慌，诱导小发（小发作）须谨防；牙龈增生心抑制（心脏抑制），头晕贫血致过敏。

2. 治疗各类型癫痫首选药物小结：

大苯（大发作：首选苯妥英钠）小乙（小发作：首选乙琥胺），丙戊全能（大发作合并小发作：首选丙戊酸钠，三精上马（精神症状：首选卡马西平，三叉神经痛：选用卡马西平），持续安定（癫痫持续状态：首选地西泮）。

3. 遵循用药原则，指导患者进行规范用药。

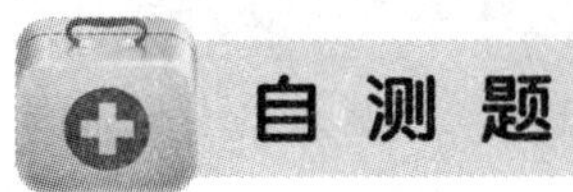

自测题

选择题

A_1 型题

1. 癫痫持续状态的首选药是
   A. 三唑仑　B. 苯巴比妥
   C. 水合氯醛　D. 地西泮
   E. 乙琥胺
2. 癫痫精神运动性发作的首选药是
   A. 卡马西平　B. 丙戊酸钠
   C. 苯巴比妥钠　D. 乙琥胺
   E. 地西泮
3. 对各型癫痫都有效的广谱抗癫痫药是
   A. 苯妥英钠　B. 乙琥胺
   C. 地西泮　D. 扑米酮
   E. 丙戊酸钠
4. 苯妥英钠的不良反应不包括
   A. 胃肠道反应　B. 齿龈增生
   C. 神经系统反应　D. 巨幼红细胞性贫血
   E. 耐受性、成瘾性
5. 具有抗心律失常作用的抗癫痫药是
   A. 苯巴比妥钠　B. 地西泮
   C. 丙戊酸钠　D. 苯妥英钠
   E. 卡马西平

A_2 型题

6. 某患儿癫痫大发作，用苯妥英钠片治疗 1 年后出现软骨病，发病的原因是
   A. 维生素 D 缺乏　B. 叶酸代谢障碍
   C. 过敏反应　D. 胃肠反应
   E. 神经系统反应
7. 患者，男性，32 岁，诊断为癫痫大发作，用苯妥英钠合用苯巴比妥钠治疗后，抗癫痫效率降低，可能由下列哪种原因造成
   A. 苯巴比妥钠、苯妥英钠均是药酶抑制剂
   B. 苯巴比妥钠、苯妥英钠均是药酶诱导剂
   C. 苯巴比妥钠有抗惊厥作用
   D. 苯妥英钠有抗心律失常作用
   E. 以上均不对

（涂丽华）

第 4 节　抗精神失常药

链接

获得成功的召唤

奥斯卡获奖影片《美丽心灵》是根据 1994 年诺贝尔经济学奖纳什的真实故事改编的。数学家纳什年轻的时候就显示杰出的数学天赋，但由于患有精神分裂症使他在学术上向高层次进军遭受到巨大的阻碍。纳什在爱妻的帮助及医生的治疗下，毫不畏惧，顽强抗争，最终战胜了疾病，并于 1994 年获得诺贝尔经济学奖。

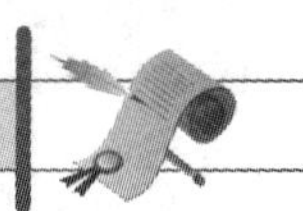

精神失常是多种病理因素导致的在认识、情感、行为等精神活动障碍的一类疾病。精神失常包括精神分裂症、躁狂症、忧郁症和焦虑症，治疗这类疾病的药物统称为抗精神失常药。

一、药物分类

1. 抗精神病药

(1) 典型抗精神病药：①吩噻嗪类：氯丙嗪等；②丁酰苯类：氟哌啶醇等；③硫杂蒽类：氯普噻吨等；④其他类：五氟利多等。

(2) 非典型抗精神病药：①第一代：氯氮平等；②第二代：利培酮、奥氮平、齐拉西酮等。

2. 抗躁狂症药　碳酸锂等。

3. 抗抑郁症药　丙咪嗪、阿米替林、多塞平、氟西汀、舍曲林等。

4. 抗焦虑药　丁螺环酮、地西泮等。

二、常用药物

（一）抗精神病药

氯丙嗪（chlorpromazine，冬眠灵）

氯丙嗪是治疗精神病的代表药。口服吸收不规则，不同个体口服相同剂量，血药浓度可相差 10 倍以上，故临床用药应个体化。

【作用机制】

氯丙嗪的具体作用机制见图 4-3。

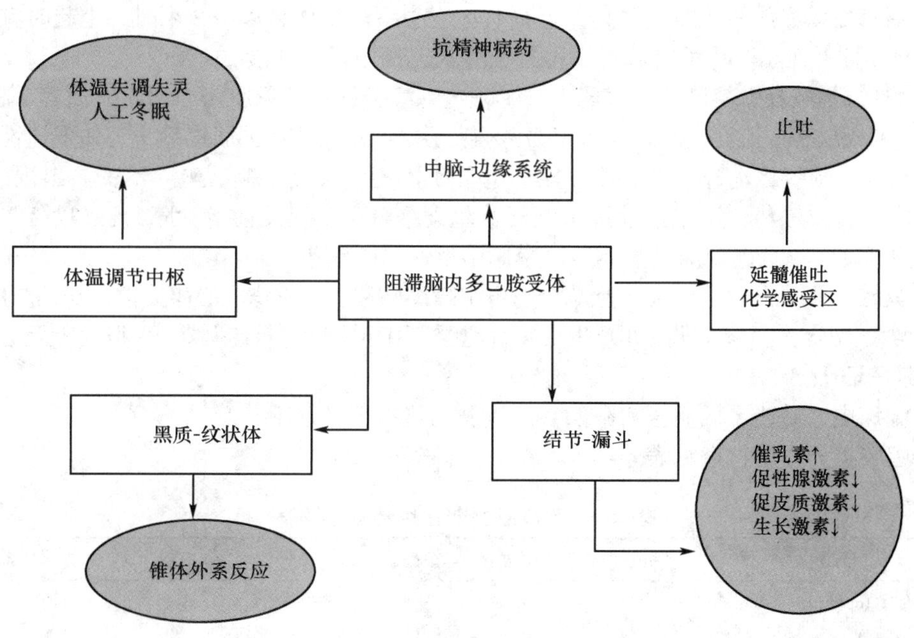

图 4-3　氯丙嗪作用机制示意图

【作用与用途】

1. 对中枢神经系统的作用

(1) 镇静安定和抗精神病：正常人服用治疗量可出现安静、反应迟钝、情感淡漠、活动减少、易入睡；精神病患者服药后，由于其阻滞中脑 - 边缘系统和中脑 - 皮质通路的多巴

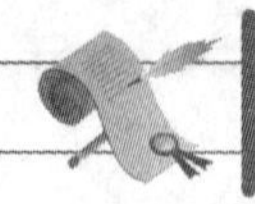

胺受体，故能迅速控制兴奋、躁狂症状，消除患者幻觉、妄想，使情绪安定，恢复理智，生活自理，但无法根治，需要长期服用，氯丙嗪抗幻觉及抗妄想作用一般需连续用药6周至6个月方充分显效，疗程2～3年。临床主要用于各种精神分裂症，对精神分裂中的幻觉妄想型、妄想型、紧张型疗效好。

考点：氯丙嗪作用与用途

(2) 镇吐：阻滞化学催吐感受区的多巴胺受体，对药物（吗啡、洋地黄等）和疾病（尿毒症等）原因引起的呕吐，镇吐疗效显著。对顽固性呃逆也有缓解，但对晕动症等前庭刺激所致的呕吐无效。

(3) 对体温调节中枢的影响：抑制体温调节中枢，使体温调节功能降低，体温随环境的变化而升降（如配合物理降温，可使体温降至34℃或更低），与异丙嗪、哌替啶组成“冬眠合剂”，此时患者体温、代谢、组织耗氧量均降低，机体对各种病理刺激的反应下降。有助于机体渡过危险期，为危重病症的抢救争取时间，采取其他救治措施，此称为“人工冬眠”，可用于甲状腺危象、严重创伤或感染、大面积烧伤、妊娠高血压综合征等。

(4) 增强中枢抑制药的作用：可加强镇痛药、麻醉药、镇静催眠药和抗惊厥药的作用，合用时应适当减量，以免造成中枢过度抑制。

2. 对自主神经系统的影响 阻断外周血管的α受体和M受体，致血压下降、口干、尿潴留等，无临床治疗意义，与不良反应有关。

3. 对内分泌系统的影响 阻断结节-漏斗通路的多巴胺受体，促进催乳素的释放，出现乳房肿大、溢乳，抑制促性腺激素、生长素和促皮质激素的分泌。

【不良反应】

1. 一般反应 口干、嗜睡、无力、心动过速、便秘、视物模糊等。

2. 局部注射刺激性大 要深部肌内注射，且常更换注射部位，静脉给药宜稀释缓慢注射。

3. 直立性低血压 大剂量注射给药后，应嘱患者静卧休息1～2小时，坐起时宜缓慢，若发生直立性低血压时可静脉滴注去甲肾上腺素，禁用肾上腺素。

4. 锥体外系反应 最常见表现为：①帕金森综合征：多见肌张力增高，面容呆板、动作迟缓、肌肉震颤、流涎；②急性肌张力障碍：舌、面、颈及背部肌肉痉挛，如强迫性张口、伸舌、斜颈、呼吸运动障碍及吞咽困难；③静坐不能、反复徘徊、坐立不安。出现以上三种症状应减量或停药，用中枢性抗胆碱药苯海索缓解；④迟发性运动障碍：口、舌、面部不由自主运动，一旦出现应马上停药，禁用中枢性抗胆碱药。

5. 其他 偶见肝损害、粒细胞减少、再生障碍性贫血、皮疹、心律失常，长期应用可出现乳腺增大、泌乳、月经失调、儿童生长发育迟缓，用药期间定期查血常规、肝功能及心电图。

考点：氯丙嗪的主要不良反应及处理措施

【禁忌证】

有癫痫史、昏迷、低血压、孕妇、严重肝动能损害者禁用。

吩噻嗪类药作用特点见表4-4。

表4-4 吩噻嗪类药作用特点比较表

药物	抗精神病作用强度	镇静	降压	镇吐	锥体外系反应
氯丙嗪（chlorpromazine）	1	+++	+++	++	++
奋乃静（perphenazine）	10	++	+	+++	+++
三氟拉嗪（trifluoperazine）	10～20	+	+	+++	+++
氟奋乃静（fluphenazine）	20～30	+	+	+++	+++
硫利达嗪（thioridazine，甲硫哒嗪）	1/2～1	+++	++	+	+

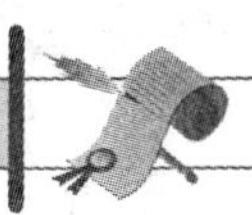

其他抗精神病药药物比较见表 4-5。

表 4-5　其他抗精神病药药物比较表

药物	作用特点	用途	不良反应
氯普噻吨（chlorprothixene）	抗精神病作用较弱，但有抗抑郁症作用	伴有抑郁、焦虑症状的精神分裂症、更年期抑郁症及焦虑性神经官能症等	锥体外系反应弱
氟哌啶醇（haloperidol）	抗精神病作用及镇吐作用较强；镇静及抗胆碱作用较弱	以躁狂、幻觉、妄想为主的精神分裂症及躁狂症	锥体外系反应强，且发生率高
五氟利多（penfluridol）	是长效抗精神病药，一次用药疗效可维持 1 周	慢性精神分裂症患者的维持和巩固	锥体外系反应常见
氯氮平（clozapine）	抗精神病作用强	对精神分裂症阳性和阴性症状均有效	几乎无锥体外系反应，严重的不良反应是粒细胞减少
奥氮平（olanzapine，奥兰扎平）	5-HT/D_2 受体拮抗剂	适用于以幻觉、妄想和退缩症状为主的精神分裂症的维持与巩固治疗	无粒细胞缺乏的严重不良反应
利培酮（risperidone，维思通）	新型强效抗精神病药，对精神分裂症有显著疗效	对急性、慢性、初发和复发病例，阴性和阳性症状及难治性病例均有效。对认知症状、情感症状有良好疗效	锥体外系反应轻

经典与非经典抗精神病药比较见表 4-6。

表 4-6　经典与非经典抗精神病药比较表

类别	典型抗精神病药	非典型抗精神病药	
		第一代非典型抗精神病药	新型非典型抗精神病药
代表药	氯丙嗪	氯氮平	利培酮
作用机制	阻滞多巴胺受体（D_2 受体）	阻滞多巴胺受体（D_2 受体）	阻滞 5- 羟色胺（5-HT）受体和阻滞多巴胺受体（D_2 受体）
作用特点	对精神分裂症的阳性症状有效，而对阴性症状疗效较差	对精神分裂症的阳性和阴性症状均有效	对精神分裂症的阳性和阴性症状皆有效，目前为临床治疗精神病一线药
不良反应	多有锥体外系反应及较强的镇静作用，催乳素升高较多见	锥体外系反应小，粒细胞减少严重，升高血糖	锥体外系反应轻，无粒细胞减少，无泌乳素升高

注：新型非典型抗精神病药利培酮、喹硫平、齐拉西酮、阿立哌唑等，已成为目前治疗精神分裂症的主要药物。

（二）抗躁狂症药及抗抑郁症药

躁狂症和抑郁症是一组以情绪的高涨或低落为基础的精神障碍。情绪高涨时，伴有联想加速、活动过多、话多和夸大等，称为躁狂发作或躁狂症。情绪低落时，伴有悲观、缺乏乐趣、缺乏精力以致动作和思维迟钝等，称为抑郁发作或抑郁症。患其他精神病或躯体疾病时发生的抑郁或躁狂发作称为继发性情感性精神病。以情感症状为原发者称为原发性情感性精神病。情感性精神病患病率远低于精神分裂症，有反复发作倾向，间歇期精神正常，一般不遗留人格缺陷。

躁狂症主要应用碳酸锂、抗精神病药等治疗；抑郁症主要应用抗抑郁药治疗；躁狂和抑郁频繁交替出现者，应用碳酸锂治疗和预防。

1. 抗躁狂症药

碳酸锂（lithium carbonate）

治疗量锂盐对正常人的精神活动无明显影响，但可使躁狂症患者的言行恢复正常，长期用药还可防止继发抑郁症。临床主要用于躁狂症。碳酸锂充分显效需 1 ～ 2 周，故急性躁狂症常须并用氯丙嗪或氟哌啶醇，以迅速控制症状。

不良反应和血中锂盐浓度有关。浓度小不良反应少，反之可能有恶心、呕吐、腹泻、腹痛、无力、口渴、水肿、传导阻滞、反射亢进等症状，急性中毒时出现意识障碍、惊厥、昏迷，一旦出现应马上停药，补充生理盐水，促进锂盐排泄。严重肾病、心血管疾病、癫痫患者、老年体弱、哺乳期妇女、孕妇及 12 岁以下儿童禁用。

2. 抗抑郁症药

丙咪嗪（Imipramine）

正常人服用本药后出现安静、嗜睡等，但抑郁症患者用药后表现为精神振奋、情绪挺高、思维改善、活动增加，食欲及睡眠好转。

本药可用于各类抑郁症、强迫症，2 ～ 3 周才显效，对精神分裂症伴发的抑郁症无效。

常见不良反应有口干、视物模糊、尿潴留、心动过速等，M 受体阻断效应，乏力、失眠、直立性低血压等，长期应用可出现皮疹、粒细胞减少及黄疸等，应定期查血常规及肝功能。前列腺增生、青光眼、癫痫、肝炎等患者及孕妇禁用。

考点：碳酸锂与丙咪嗪的作用特点及不良反应

常用三环类抗抑郁药的比较见表 4-7。

表 4-7　三环类抗抑郁症药比较表

药名	镇静作用	抗胆碱作用	抑制递质再摄取		用途	不良反应
			5- 羟色胺	NE		
氯米帕明（clomipramine、hydrochloride）	+	++	+++	+++	各种抑郁症和抑郁状态，对强迫性神经症，仍为当前首选药物	++
阿米替林（amitriptyline）	+++	+++	+++	+	抑郁症	++++
多塞平（doxepin）	+++	+++	+	+	抑郁症、焦虑症、神经官能症	+++

注：“+++”明显作用；“++”中等作用；“±”作用弱。

小结

氯丙嗪对 DA、α、M 受体具有阻断作用，进而对中枢神经系统、自主神经系统及内分泌系统的功能产生影响，临床上主要用于治疗精神病，也可用于镇吐及降温。抗躁狂症药主要是碳酸锂。抗抑郁症药主要是三环类。

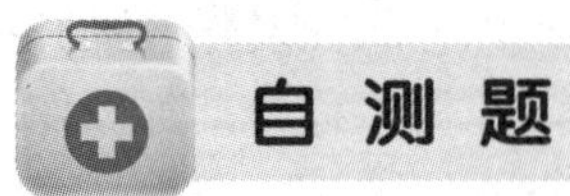

自测题

选择题

A_1 型题

1. 氯丙嗪不可用于

A. 精神分裂症　B. 人工冬眠

C. 晕动性呕吐　D. 躁狂症状

E. 顽固呃逆

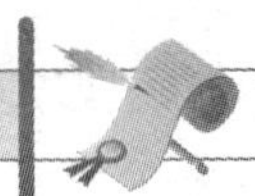

2. 治疗氯丙嗪过量引起的低血压应选用
   A. 肾上腺素　　B. 去甲肾上腺素
   C. 麻黄碱　　D. 异丙肾上腺素
   E. 多巴胺
3. 长期应用氯丙嗪时最常见的不良反应是
   A. 过敏反应　　B. 直立性低血压
   C. 内分泌失调　　D. 嗜睡
   E. 锥体外系反应
4. 下列对丙咪嗪的描述错误的是
   A. 属于三环类抗抑郁药
   B. 能引起阿托品样作用
   C. 能引起直立性低血压
   D. 用于各型抑郁症治疗
   E. 用于抑郁症急性发作的治疗
5. 对伴有抑郁或焦虑的精神分裂症应选用
   A. 氯普噻吨　　B. 氟哌啶醇
   C. 氯丙嗪　　D. 丙咪嗪
   E. 碳酸锂
6. 氯丙嗪抗精神病的作用机制是
   A. 阻断中脑 - 边缘皮质通路中的多巴胺受体
   B. 阻断结节 - 漏斗部通路中的多巴胺受体
   C. 阻断黑质 - 纹状体通路中的多巴胺受体
   D. 阻断 α 受体
   E. 直接抑制中枢作用
7. 丙咪嗪可用于何种疾病治疗
   A. 精神分裂症的抑郁状态
   B. 精神分裂症的焦虑状态
   C. 躁狂症
   D. 内源性抑郁
   E. 神经官能症
8. 碳酸锂主要用于
   A. 躁狂症　　B. 精神分裂症
   C. 抑郁症　　D. 焦虑症
   E. 神经官能症

A_2 型题

9. 患者，男性，34 岁，诊断为 I 型精神分裂症，现给予氯丙嗪治疗，充分显效需要
   A. 1 周　　B. 3 周
   C. 1 年　　D. 5 天
   E. 8 周
10. 患者，女性，62 岁，自述脑子反应快，思维敏捷，灵活，说话主题极易随环境而改变。诊断为躁狂症，用何种药物治疗
   A. 硫酸锂　　B. 地西泮
   C. 丙咪嗪　　D. 多塞平
   E. 苯巴比妥
11. 患者，男性，18 岁。因高热惊厥入院，医生诊断为流行性脑脊髓膜炎，在给予抗菌治疗、抗惊厥治疗的同时，又给用氯丙嗪、异丙嗪和哌替啶静脉滴注，配合冷敷，使体温维持在 33 ～ 34℃。请问，该案例中氯丙嗪的用途为
   A. 治疗精神分裂症
   B. 用于除晕动病以外的呕吐
   C. 人工冬眠
   D. 锥体外系反应
   E. 加强中枢抑制药作用

A_3 型题

（12、13 题共用题干）

患者，女性，20 岁，一年前因母亲病故和失恋开始失眠、呆滞、闷闷不乐，听见火车鸣笛或鸡鸣狗跳便害怕、恐慌，时而恐惧激动，时而自言自笑，认为自己被监视。被诊断为 I 型精神分裂症。

12. 应选用何种药治疗
   A. 丙咪嗪　　B. 碳酸锂
   C. 地西泮　　D. 氯丙嗪
   E. 苯妥英钠
13. 长期用此药，主要的不良反应是
   A. 直立性低血压　　B. 过敏反应
   C. 锥体外系反应　　D. 胃肠反应
   E. 继发反应

（何承宁）

第 5 节　镇　痛　药

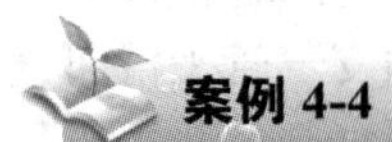

案例 4-4

患者，男性，72 岁。有高血压病史 15 年，感冒 3 天后，出现呼吸困难、咳嗽、发绀、

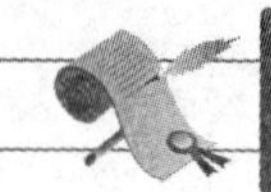

下肢水肿等现象，紧急入院治疗，诊断为心源性哮喘。医嘱给予强心苷、氨茶碱静脉滴注，吗啡皮下注射 8mg 后，病情缓解。

问题：1. 为什么给该患者选用吗啡？

2. 吗啡为什么能治疗心源性哮喘，而禁用于支气管哮喘？

镇痛药是一类作用于中枢神经系统，选择性地消除或缓解疼痛及其伴随的不愉快情绪的药物。本类药物可分为阿片受体激动药、部分阿片受体激动药和非阿片受体激动药。其中大部分具有成瘾性，又称为“麻醉性镇痛药”或“成瘾性镇痛药”，应按照国家颁布的《麻醉药品管理条例》严格控制使用。

一、阿片受体激动药

吗啡（morphine）

【药物作用】

通过激动中枢阿片受体不同亚型而发挥作用，主要作用于中枢神经系统及胃肠道平滑肌。

1. 中枢神经系统

（1）镇痛作用：吗啡有强大的镇痛作用，对绝大多数急性疼痛和慢性疼痛均有效，其中对持续性慢性钝痛的效力大于间断性锐痛。一次给药，镇痛作用可持续 4 ～ 6 小时。

（2）镇静、产生欣快感：吗啡能改善由疼痛引起的焦虑、紧张、恐惧等情绪反应，产生镇静作用，提高对疼痛的耐受力，同时可出现欣快感，欣快感是导致成瘾的基础。

（3）镇咳：直接抑制咳嗽中枢，有镇咳作用。

（4）抑制呼吸：治疗量的吗啡可降低呼吸中枢对二氧化碳的敏感性，使呼吸抑制，表现为呼吸频率减慢、潮气量降低；剂量增大，则抑制增强。急性中毒时呼吸频率可减慢至 3 ～ 4 次 / 分钟。呼吸麻痹是吗啡中毒致死的主要原因。

考点：吗啡中毒致死的原因

（5）其他：吗啡可引起瞳孔括约肌兴奋收缩，使瞳孔缩小，中毒时瞳孔缩小成针尖样，为其中毒特征。吗啡还可兴奋催吐化学感受区引起恶心、呕吐。

考点：吗啡对中枢神经系统的作用

链接

阿片受体的类型及效应

阿片受体可分为 μ、δ、κ 及 σ 型，激动不同类型受体所产生的效应不同。药物对不同类型受体的亲和力及内在活性都不完全相同，因此有些药物是阿片受体激动药（吗啡），有些药物是阿片受体拮抗药（纳洛酮），还有些药物是阿片受体部分激动药（喷他佐辛）。

2. 平滑肌

（1）胃肠道平滑肌：吗啡增加胃肠道平滑肌的张力、减弱蠕动，兴奋胃肠道平滑肌和括约肌，可止泻或导致便秘。

（2）胆道平滑肌：治疗量吗啡引起胆道括约肌痉挛性收缩，胆道排空受阻，胆内压明显提高，可导致上腹不适，严重者出现胆绞痛。使用阿托品可部分缓解。

（3）其他：能增强膀胱括约肌张力，引起排尿困难、尿潴留。吗啡能对抗缩宫素对子宫平滑肌的兴奋作用，延长产程，故不宜用于分娩止痛。较大剂量吗啡可收缩支气管平滑肌，诱发或加重哮喘。

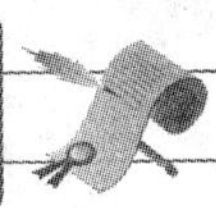

护考链接

急性胰腺炎患者解痉镇痛时，不能使用的药品是

A. 山莨菪碱　　B. 吗啡　　C. 溴丙胺太林

D. 哌替啶　　E. 阿托品

解析：选 B。山莨菪碱、阿托品、溴丙胺太林均可以缓解平滑肌的痉挛，有利于胰液的排出；吗啡引起胆道括约肌痉挛性收缩，胰液排出受阻，加重胰腺炎；哌替啶对平滑肌的作用比吗啡弱，可用于胰腺炎时的镇痛，但宜与阿托品联用。

3. 心血管系统　扩张血管，降低外周阻力，引起直立性低血压。由于吗啡抑制呼吸，导致体内二氧化碳蓄积，脑血管扩张，颅内压增高。

> **考点**：吗啡的作用为三镇（镇痛、镇咳、镇静）、二抑（抑制呼吸、血管）、三兴奋（兴奋缩瞳核、催吐化学感受区、胃肠平滑肌）

【用途】

1. 镇痛　一般仅短期用于其他镇痛药无效的急性锐痛，如严重创伤、烧伤、晚期癌症等所致剧痛。对于心肌梗死引起的剧痛，如果血压正常，可用吗啡缓解；对于胆绞痛、肾绞痛要合用解痉药，如阿托品。

2. 心源性哮喘　是指左心衰竭的患者突然发生急性肺水肿而引起的呼吸困难。需综合治疗，除应用强心苷、氨茶碱及吸氧、利尿外，配合使用吗啡静脉注射，效果良好。但对于伴有休克、昏迷及严重肺功能不全者禁用。

> **考点**：吗啡可用于心源性哮喘的治疗，但不能用于支气管哮喘治疗的原因

其作用机制是：①扩张外周血管，降低心脏的前后负荷，有利于消除肺水肿；②抑制呼吸，降低呼吸中枢对二氧化碳的敏感性，从而减慢呼吸频率。③镇静作用，缓解患者的焦虑、恐惧等不安情绪。

3. 止泻　适用于急、慢性消耗性腹泻的治疗，可选用阿片酊或复方樟脑酊。如为细菌感染，应同时服用抗菌药。

【不良反应】

1. 副作用　治疗量时可引起恶心、呕吐、便秘、排尿困难、嗜睡、呼吸困难、低血压、胆内压升高甚至胆绞痛等现象。

2. 耐受性及成瘾性　连续用药可产生耐受性及成瘾性。前者表现为镇痛效果下降，后者表现为停药后，即出现戒断症状，表现为兴奋、失眠、流泪、流涕、出汗、呕吐、腹泻、震颤，甚至虚脱、意识丧失及“强迫性觅药行为”，因此镇痛药使用应严格控制。

3. 急性中毒　剂量过大可导致急性中毒，表现为昏迷、呼吸深度抑制、瞳孔极度缩小呈针尖样，常伴有血压下降、尿潴留、体温下降、皮肤湿冷、严重缺氧等。抢救措施主要是人工呼吸、吸氧、静脉注射阿片受体拮抗药纳洛酮，也可给予呼吸中枢兴奋药尼可刹米缓解呼吸抑制。

> **考点**：吗啡中毒的主要表现及解救药物

【用药注意】

1. 用药途径　口服易吸收，首关消除明显，故多采用皮下注射给药，一般 1 次 10mg，极量 1 次 20mg，1 日 60mg。也有可口服的缓释和控释剂型，多用于癌痛的维持治疗。由于静脉注射易产生欣快感和导致呼吸抑制，一般较少采用。

2. 用药禁忌　①禁用于分娩止痛及哺乳妇女止痛。原因是吗啡能通过胎盘屏障或乳汁，抑制胎儿或新生儿呼吸，同时能对抗缩宫素对子宫的兴奋性而延长产程。②禁用于支气管哮喘及肺源性心脏病患者，原因是抑制呼吸及释放组胺，引起支气管兴奋收缩。③颅脑损

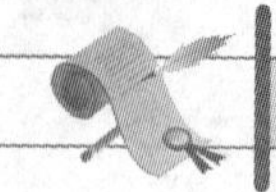

伤所致颅内压增高的患者、肝功能严重减退、休克尚未纠正控制前、炎性肠梗阻等患者禁用。

3. 严格管理 本药品归为国家麻醉药品特殊管理，应严格掌握适应证，控制剂量和疗程，避免药物滥用。诊断未明的疼痛，避免使用本品，以免掩盖病情，延误治疗。

链接

癌症患者三级止痛阶梯疗法：①轻度疼痛，应选用解热镇痛药，如阿司匹林、对乙酰氨基酚、布洛芬等；②中度疼痛，应选用弱效镇痛药，如可待因、曲马多、罗通定等；③重度疼痛应选用强效阿片类镇痛药，如吗啡、哌替啶、芬太尼、美沙酮等。

可待因（Codeine，甲基吗啡）

可待因的镇痛作用仅为吗啡的 1/12，镇咳作用为其 1/4，作用持续时间则与吗啡相似。对呼吸中枢抑制轻微，镇静作用不明显，欣快感及成瘾性弱于吗啡，无明显便秘、尿潴留及直立性低血压的副作用。临床上，可待因用于中等程度疼痛止痛，与解热镇痛药合用有协同作用。可待因也是典型的中枢性镇咳药（见第 7 章呼吸系统药）。

哌替啶（Pethidine，度冷丁）

哌替啶是临床常用的人工合成阿片受体激动药。口服生物利用度较低，临床上常采用皮下或肌内注射。本药主要经肝脏代谢，肾排泄。

【药物作用】

哌替啶也是通过激动脑内阿片受体产生作用,其作用与吗啡相似而较弱,作用时间较短。

1. 中枢神经系统 镇痛作用约为吗啡的 1/10，持续时间 2 ～ 4 小时，比吗啡短。其镇静、欣快作用比吗啡弱，成瘾性发生较慢。哌替啶与吗啡在等效镇痛剂量时，抑制呼吸的程度相等，但持续时间短。本药无明显镇咳、缩瞳作用。

2. 平滑肌 能兴奋胃肠道平滑肌及提高括约肌张力，但作用较弱，不引起便秘，也无止泻作用。大剂量引起支气管平滑肌兴奋收缩。本药对妊娠末期子宫平滑肌无明显影响，故不延缓产程。

3. 心血管系统 治疗量可扩张外周血管和脑血管，引起直立性低血压及颅内压升高。

【用途】

1. 镇痛 与吗啡相比作用弱、成瘾性较轻，故广泛用于各种剧痛，如创伤、手术后疼痛、内脏绞痛、晚期癌痛等。治疗内脏绞痛（胆绞痛、肾绞痛）宜与阿托品合用。也可用于分娩止痛，但新生儿对哌替啶抑制呼吸作用极为敏感，故产前 4 小时以内不宜使用。

2. 麻醉前给药 可消除患者手术前紧张、恐惧情绪，减少麻醉药用量。

> 考点：哌替啶与吗啡比较，其作用特点和用途有哪些不同

3. 人工冬眠 常与氯丙嗪、异丙嗪合用组成“冬眠合剂”用于人工冬眠。

4. 心源性哮喘 机制与吗啡同。

【不良反应及用药注意】

1. 副作用 可致眩晕、口干、恶心、呕吐、直立性低血压等。

2. 耐受性和成瘾性 连续用药可出现，但较吗啡轻。

3. 急性中毒 可出现昏迷、呼吸抑制、瞳孔散大、震颤、肌肉痉挛、反射亢进甚至惊厥。用药期间定期检测血压、呼吸，注意瞳孔变化。中毒解救可使用纳洛酮对抗呼吸抑制，配合抗惊厥药缓解惊厥。

其他镇痛药的作用、用途、不良反应及注意事项见表 4-8。

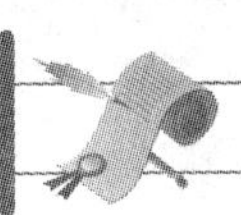

表 4-8　其他镇痛药的作用、用途、不良反应及注意事项

分类	药物	作用及用途	不良反应及注意事项
阿片受体激动药	芬太尼（fentanyl）	作用与吗啡相似，镇痛效力为吗啡的 100 倍。显效快，维持时间短，仅 1 ～ 2 小时，为短效镇痛药。可用于各种剧痛。与全身麻醉药或局部麻醉药合用，可减少麻醉药用量	本药成瘾性小，但反复用药仍可产生依赖性
	美沙酮（methadone）	镇痛作用强度与持续时间与吗啡相当。主要用于创伤、手术及晚期癌症等所致剧痛。也可用于治疗阿片类镇痛药成瘾脱毒时的替代治疗	耐受性与成瘾性发生较慢，停药后的戒断症状略轻
	二氢埃托啡（dihydroetorphine）	我国生产的强镇痛药，镇痛作用强、用量小、持续时间短暂。常用于镇痛，如晚期癌症、外伤、手术后的各种剧痛及吗啡镇痛无效者	大剂量持续用药则易出现耐受性，也可引起成瘾性，但较吗啡轻
	曲马多（tramadol）	镇痛作用强度为吗啡的 1/10 ～ 1/8。镇咳强度为可待因的 1/2。临床用于手术、创伤及晚期肿瘤等中度及重度急慢性疼痛	偶有多汗、头晕、恶心、呕吐、口干、疲劳等。成瘾性小，但长期应用也可能产生依赖性
阿片受体部分激动药	喷他佐辛（pentazocine，镇痛新）	镇痛作用为吗啡的 1/3，呼吸抑制作用为吗啡的 1/2。适用于各种慢性剧痛	成瘾性很小，列入非麻醉药品。常见嗜睡、眩晕、恶心、呕吐、出汗。有时致焦虑、噩梦、幻觉等。大量可致呼吸抑制、血压升高、心率增快
非阿片受体激动药	罗通定（rotundine）	镇痛作用较哌替啶弱，有安定、镇静和催眠作用。对慢性持续性钝痛效果较好，对创伤、术后或晚期癌症止痛效果较差。可用于一般性头痛、脑外伤后头痛及内脏钝痛，也可用于痛经及分娩止痛	久用不成瘾。安全性较大，偶见眩晕、乏力、恶心

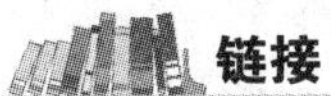
链接

镇痛药助记歌诀

吗啡哌替啶，很强成瘾性；呼吸抑制重，选用要谨慎；镇痛作用灵，心源哮喘停；过量会中毒，抢救纳洛酮。

二、阿片受体阻断药

纳洛酮（naloxone）和纳曲酮（naltrexone）

纳洛酮与吗啡对阿片受体有竞争性拮抗作用。因首关消除明显，常注射给药。对吗啡中毒者，小剂量（0.4 ～ 0.8mg）肌内或静脉注射能迅速翻转吗啡的作用，1 ～ 2 分钟就可消除呼吸抑制现象，增加呼吸频率。对吗啡成瘾者可迅诱发戒断症状。临床适用于阿片类镇痛药急性中毒，解救呼吸抑制及其他中枢抑制症状，可使昏迷者迅速复苏。还用于急性酒精中毒、镇静催眠药中毒、急性脑血管病等。纳曲酮作用、应用与纳洛酮相同，但口服生物利用度较高，作用维持时间较长。

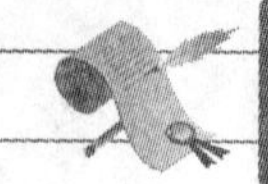

小结

吗啡激动阿片受体，产生镇痛的同时不影响意识和其他感觉。吗啡可抑制呼吸、兴奋平滑肌，主要用于急性锐痛、癌症晚期疼痛及心源性哮喘的治疗。其成瘾性大，常见眩晕、恶心、呕吐、便秘等不良反应，中毒可用纳洛酮对抗。哌替啶与吗啡比较镇痛作用弱，但成瘾性比吗啡轻，临床常用于手术后、创伤等引起的剧痛。喷他佐辛成瘾性很小，不属于麻醉药品管理范畴，主要用于各种慢性剧痛。罗通定作用与阿片受体无关，无成瘾性，常用于一般性头痛、脑外伤后头痛及内脏钝痛等。

自测题

选择题

A_1 型题

1. 治疗胆绞痛最好选用
   A. 吗啡　B. 阿托品
   C. 阿司匹林　D. 阿托品 + 哌替啶
   E. 氯丙嗪 + 哌替啶
2. 吗啡的镇痛作用最适于
   A. 诊断未明的急腹症　B. 分娩止痛
   C. 颅脑外伤的疼痛　D. 哺乳期妇女止痛
   E. 其他药物无效的急性锐痛
3. 肝癌晚期患者的剧烈疼痛，可以选用的镇痛药物是
   A. 可待因　B. 阿司匹林
   C. 哌替啶　D. 曲马多
   E. 吲哚美辛
4. 阿片受体的拮抗剂是
   A. 纳洛酮　B. 喷他佐辛
   C. 可待因　D. 芬太尼
   E. 罗通定
5. 吗啡中毒死亡的主要原因是
   A. 昏迷　B. 血压下降
   C. 呼吸麻痹　D. 肾衰竭
   E. 心力衰竭

A_2 型题

6. 患者，女性，53 岁，曾患高血压、心肌梗死。近日患者与丈夫吵架后，情绪激动，突发剧烈咳嗽，并伴有呼吸困难、粉红色泡沫痰等症状，急诊入院诊断为急性左心衰竭、肺水肿、心源性哮喘。为缓解心源性哮喘可以选用何药
   A. 氯丙嗪　B. 利多卡因
   C. 吗啡　D. 地西泮
   E. 肾上腺素
7. 患者，女性，46 岁，因上腹剧烈绞痛并放射至右肩及腹部，伴有恶心、呕吐、腹泻等症状前来就诊。入院后诊断为急性胆囊炎。医生用药物进行治疗，患者疼痛缓解，呼吸变慢，腹泻得到控制，而呕吐却更剧烈。上述现象与应用哪种药物有关
   A. 阿托品　B. 吗啡
   C. 阿莫西林　D. 地西泮
   E. 氯化钾
8. 患者，女性，38 岁，因上腹绞痛，间歇发作 3 年左右，近日发作后有持续钝痛，有时放射到右肩，伴有恶心、呕吐等症状。入院诊断为慢性胆囊炎，胆石症。医生给予抗生素抗感染外，还应采用下列哪组药物治疗
   A. 阿托品 + 阿司匹林　B. 吗啡 + 阿托品
   C. 哌替啶 + 阿托品　D. 哌替啶 + 阿司匹林
   E. 对乙酰氨基酚 + 阿托品

（姜晓瑞）

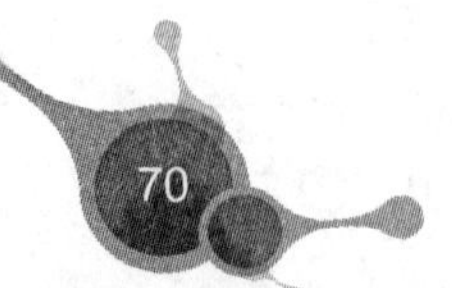

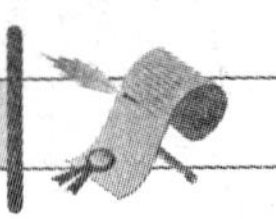

第 6 节　解热镇痛抗炎药

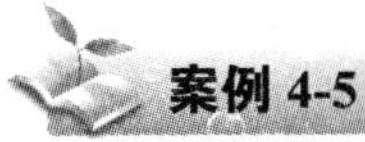

案例 4-5

患者，男性，63 岁，患膝关节炎 2 年，每次关节疼痛，服用阿司匹林后好转，今年入冬后，天气转凉，膝关节疼痛，运动受限，该患者自行在药店购买阿司匹林，连续服药 10 天后，关节疼痛缓解，前日朋友聚会喝白酒半斤，突然感觉胃痛难受，呕血，入院诊断为消化性溃疡所致的胃出血。

问题： 1. 分析该患者出现胃出血的原因？

2. 使用阿司匹林的注意事项是什么？

解热镇痛抗炎药是一类具有解热、镇痛作用，大多数还有抗炎、抗风湿作用的药物。其主要通过抑制环氧化酶（COX，前列腺素合成酶），抑制前列腺素（PG）的合成而发挥作用。由于其化学结构和抗炎机制与甾体抗炎药糖皮质激素不同，故又称为非甾体抗炎药。

一、解热镇痛抗炎药的基本作用

1. 解热作用　解热镇痛抗炎药能降低发热者的体温，而对正常人的体温几乎无影响。这与氯丙嗪对体温的影响不同。

发热是机体的一种防御反应，而且不同的热型也是诊断疾病的重要依据。因此，应先明确诊断后用药。本类药主要用于感冒发热、癌症发热，热度过高或持久发热消耗体力，引起头痛、失眠、谵妄、昏迷者，小儿高热易发生惊厥者。注意解热镇痛抗炎药只是对症治疗，须结合病因治疗。

2. 镇痛作用　解热镇痛抗炎药抑制外周 PG 合成和释放，表现为中等程度镇痛作用，无药物依赖性，也不抑制呼吸。临床广泛用于慢性钝痛，如头痛、牙痛、神经痛、肌肉痛、关节痛、月经痛等。但对各种严重创伤性剧痛及内脏平滑肌绞痛无效。

3. 抗炎抗风湿作用　PG 是参与炎症反应的主要活性物质，可使血管扩张、通透性增加，引起局部充血、水肿和疼痛，还能增强缓激肽等活性物质的致炎作用。本类药物通过抑制 PG 的合成和释放，发挥抗炎抗风湿作用（图 4-4）。本类药物除对乙酰氨基酚外，都具有较强的抗炎作用。

> **考点：** 解热镇痛药与氯丙嗪对体温影响的不同点

> **考点：** 解热镇痛药与镇痛药镇痛作用的区别

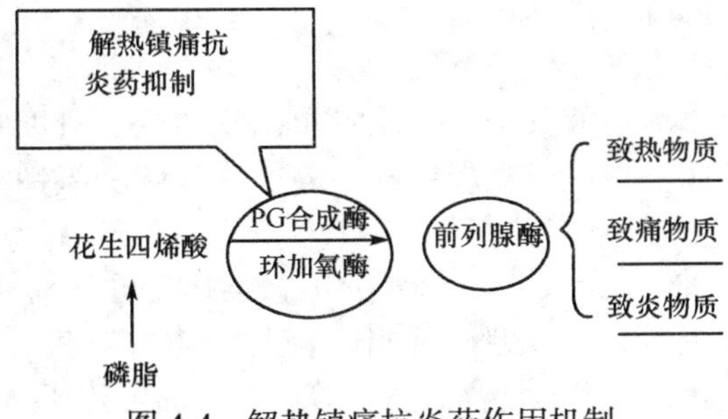

图 4-4　解热镇痛抗炎药作用机制

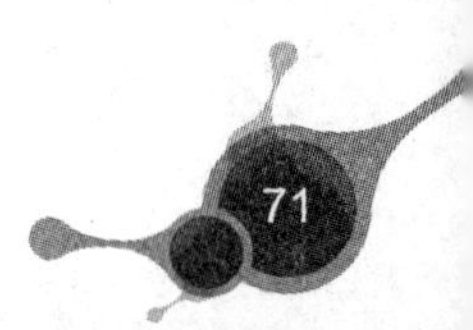

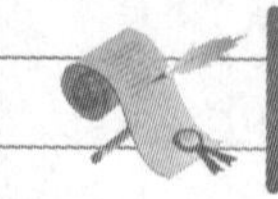

二、常用药物

阿司匹林（aspirin，乙酰水杨酸）

【药物作用】

1. 解热、镇痛、抗炎抗风湿作用 阿司匹林有较强的解热、镇痛作用，常与其他解热镇痛药制成复方制剂；抗炎抗风湿作用较强，可使急性风湿热患者于 24 ～ 48 小时内退热，缓解关节红肿、疼痛等症状，对类风湿关节炎也可迅速镇痛、消除关节炎症，减轻关节损伤等。

2. 抑制血栓形成 小剂量阿司匹林（75 ～ 150mg/d）能抑制血小板上的 COX，减少血栓素 A_2(TXA_2) 合成，抑制血小板聚集，防止血栓形成。大剂量阿司匹林抑制血管壁中的 COX，减少前列环素（PGI_2）合成，而 PGI_2 是 TXA_2 的生理拮抗剂，PGI_2 合成减少反而会促进凝血和血栓形成。因此，临床常采用小剂量阿司匹林长期使用预防心肌梗死及血栓形成。

【用途】

1. 解热、镇痛、抗炎抗风湿 一般剂量（1g/d）用于感冒引起的发热及头痛、牙痛、肌肉痛、神经痛、痛经等慢性钝痛；较大剂量（4 ～ 6g/d）临床作为急性风湿性关节炎及类风湿关节炎的首选药。

2. 预防心肌梗死及血栓形成 小剂量阿司匹林长期使用预防心肌梗死及血栓形成。

【不良反应及用药注意】

短期一般剂量应用不良反应少，长期大量应用不良反应多而重。

1. 消化道反应 刺激胃黏膜，引起上腹部不适、恶心、呕吐等。大剂量诱发、加重消化性溃疡，甚至出现不易察觉的胃出血。必要时服用维生素 K 和抗溃疡药等。一般采取饭后服药、使用肠溶片或同服抗酸药、胃黏膜保护药可减轻上述症状，戒酒以避免加重胃肠道反应。消化性溃疡禁用。

2. 凝血障碍 小剂量阿司匹林抑制血小板聚集，延长凝血时间。大剂量（5g/d 以上）或长期服用，可抑制凝血酶原形成，引起凝血障碍，可使用维生素 K 预防。严重肝损害、低凝血酶原血症、维生素 K 缺乏、血友病等应避免服用阿司匹林，术前一周应停用阿司匹林。长期大剂量应用阿司匹林者应密切观察有无瘀斑或黏膜出血症状，以防发生凝血障碍。

考点：阿司匹林引起凝血障碍的预防药物

3. 过敏反应 偶见药热、荨麻疹、血管神经性水肿等。少数患者使用后会诱发急性哮喘，称为“阿司匹林哮喘”。此反应不是以抗原 - 抗体反应为基础的过敏反应，而与阿司匹林抑制 PG 生物合成有关。因此使用拟肾上腺素药治疗“阿司匹林哮喘”无效，必须使用糖皮质激素，并配合吸氧等支持措施加以缓解。

4. 水杨酸反应 大剂量（5g/d）时可出现头痛、眩晕、恶心、呕吐、耳鸣，视力、听力减退等中毒症状，称为水杨酸反应。严重者可出现谵妄、过度呼吸、酸碱平衡失调，甚至精神错乱。一旦出现中毒，应立即停药，静脉滴入碳酸氢钠溶液以碱化尿液，加速药物的排泄。

5. 瑞夷（Reye）综合征 少数儿童和青少年感染病毒性疾病伴发热的，如流感、水痘、麻疹、流行性腮腺炎等，可出现严重肝功能异常合并脑病，称为“瑞夷综合征”，表现为发热、惊厥、呕吐、颅内压增高、昏迷等，严重的可致死。因此，病毒感染的患儿不宜使用阿司匹林。

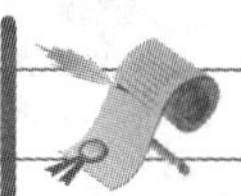

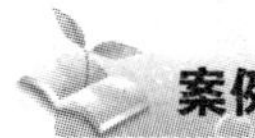

链接

阿司匹林助记口诀

解热镇痛阿司匹林，小剂量防血栓形成，风湿疾病可作首选，最常出现胃肠反应，过敏、出血、水杨酸反应，儿童瑞夷综合特征。

案例 4-6

患者，男性，23 岁。因天气变化受凉，咽痛，并伴有畏寒、发热、头痛、乏力、全身关节疼痛等症状入院。经检查该患儿扁桃体肿大明显，咽部黏膜弥漫性充血，体温 39℃，血常规检查白细胞总数升高，中性白细胞比例增多。确诊为急性化脓性扁桃体炎。医嘱如下：①青霉素钠注射剂 400 万 U，2 次 / 日，皮试阴性后溶于 500ml 0.9% 氯化钠注射液中静脉滴注；②对乙酰氨基酚片 0.5g，3 次 / 日，口服。

考点：阿司匹林的不良反应及用药护理

问题：请问此方案中使用对乙酰氨基酚的目的是什么，是否可以选择其他解热镇痛药，使用时应注意什么？

考点：对乙酰氨基酚的作用特点

对乙酰氨基酚（paracetamol，扑热息痛）

解热镇痛作用强度与阿司匹林类似，无抗炎、抗风湿作用。本药主要用于感冒发热、关节痛、头痛、神经肌肉痛等，成人一次 0.3 ～ 0.6g，每日不超过 2g，疗程不超过 10 日。该药对胃肠刺激性小，不引起凝血障碍。不良反应少，偶见皮疹、药热等过敏反应。过量（成人 10 ～ 15g）引起急性中毒，可致肝坏死。长期应用还能导致肾损害。

布洛芬（ibuprofen，异丁苯丙酸）

布洛芬具有较强的抗炎、解热及镇痛作用，与阿司匹林作用强度相当。临床广泛用于治疗风湿性及类风湿关节炎，也可用于一般解热镇痛。不良反应轻，主要有消化不良、皮疹；长期应用会出现凝血障碍等。

吲哚美辛（indomethacin，消炎痛）

吲哚美辛是强效的前列腺素合成酶（COX）抑制药之一，有显著抗炎及解热作用，对炎性疼痛有明显镇痛效果。由于其不良反应多且严重，仅用于其他药物不能耐受或疗效不显著的急性风湿性及类风湿关节炎、强直性脊柱炎、关节炎等，也用于癌性发热及其他不易控制的发热。

不良反应主要有恶心、呕吐、腹痛、腹泻等胃肠道反应，长期应用可诱发溃疡，严重的可致胃出血、胃穿孔等；25%～50%的患者会出现头痛、眩晕等中枢神经系统症状；偶见，如粒细胞减少、血小板减少、再生障碍性贫血等造血系统反应；少数人可引起皮疹、哮喘等过敏反应。

本药禁用于精神失常、溃疡病、癫痫、帕金森病及肾功能不全者及孕妇、哺乳期妇女、儿童。

吡罗昔康（piroxicam，炎痛喜康）

吡罗昔康对风湿性及类风湿关节炎的疗效与阿司匹林、吲哚美辛相同，主要用于风湿

性及类风湿关节炎的治疗。其不良反应少，主要是胃肠道有刺激反应，剂量过大或长期服用可致溃疡、消化道出血，应予注意。

双氯芬酸（diclofenac）

双氯芬酸有抗炎、解热、镇痛作用。其抗炎作用强大，是阿司匹林的 26 ～ 50 倍。本药主要用于风湿及类风湿性关节炎的治疗。常见胃肠道反应，偶可使肝功能异常。

常用解热镇铜抗炎药的复方制剂见表 4-9。

表 4-9　常用解热镇痛抗炎药的复方制剂（mg）

药物	复方阿司匹林片	扑尔感冒片	白加黑（白片）	白加黑（黑片）	氨咖黄敏胶囊
阿司匹林	226	226			
非那西丁	160	160			
对乙酰氨基酚			325	325	250
右美沙芬			15	15	
咖啡因	35	32			15
氯苯那敏		2			
苯海拉明				25	
伪麻黄碱			30	30	
人工牛黄					10

小结

阿司匹林具有解热、镇痛、抗炎抗风湿作用，小剂量长期应用还可预防血栓栓塞性疾病。其他解热镇痛抗炎药作用与强度有所不同，对乙酰氨基酚有解热镇痛作用，无抗炎作用。吲哚美辛、双氯芬酸主要用于抗炎和炎性疼痛，布洛芬、吡罗昔康多用于风湿性及类风湿关节炎的治疗等。本类药物长期使用可诱发溃疡、凝血障碍及神经系统反应，使用时应予以注意。

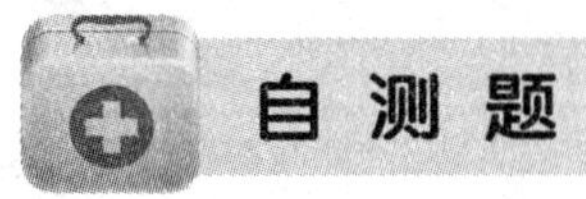

选择题

A_1 型题

1. 阿司匹林用于急性风湿热治疗时常用

A. 大剂量　　B. 中剂量

C. 极量　　D. 小剂量

E. 任何剂量

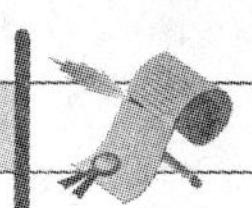

2. 儿童感冒发热，可首选的解热镇痛药是
   A. 阿司匹林　　B. 吲哚美辛
   C. 双氯芬酸　　D. 吡罗昔康
   E. 对乙酰氨基酚
3. 解热镇痛抗炎药中最常见的不良反应是
   A. 过敏反应　　B. 消化道反应
   C. 瑞夷综合征　　D. 毒性反应
   E. 血液系统反应
4. 几乎无抗炎、抗风湿作用的药物是
   A. 双氯芬酸　　B. 阿司匹林
   C. 对乙酰氨基酚　　D. 布洛芬
   E. 吲哚美辛
5. 类风湿关节炎首选
   A. 哌替啶　　B. 布桂嗪
   C. 对乙酰氨基酚　　D. 阿司匹林
   E. 吲哚美辛
6. 阿司匹林预防脑血管栓塞应采用
   A. 大剂量短疗程　　B. 大剂量长疗程
   C. 小剂量长疗程　　D. 中剂量长疗程
   E. 中剂量短疗程
7. 胃溃疡患者因感冒，引起头痛、发热，在下述药物中选一合适药物
   A. 吲哚美辛　　B. 对乙酰氨基酚
   C. 阿司匹林　　D. 吲哚美辛
   E. 双氯芬酸

A_2 型题

8. 患者，男性，40 岁，因畏寒、发热、全身酸痛自行到药店购买含对乙酰氨基酚的复方制剂按说明书的剂量于空腹口服后，感到上腹部疼痛。该患者常有胃痛发生。下面的描述错误的是
   A. 可改用阿司匹林解热镇痛
   B. 头痛和发热症状可能减轻
   C. 患者应多喝水
   D. 为减轻胃肠道反应，可与抗酸药同服
   E. 不宜空腹服用，宜饭后半小时服用
9. 患者，男性，70 岁。因高血压、脑血栓就诊，医生用降压药物进行治疗外，还需要给予以下何药治疗
   A. 布洛芬　　B. 双氯芬酸
   C. 吲哚美辛　　D. 阿司匹林
   E. 对乙酰氨基酚

（姜晓瑞）

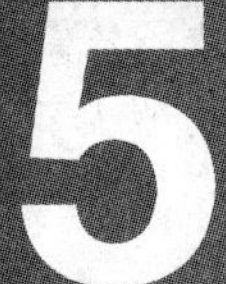

第5章 抗变态反应药

生活中，我们发现有的人接触花粉、油漆等就会出现哮喘、鼻炎等；有的人吃了海鲜会发生腹泻、腹痛、皮肤丘疹；还有的人注射青霉素后会发生过敏性休克……为什么会出现这些症状呢？如何选用药物治疗？通过学习抗变态反应的有关药物，这些问题将迎刃解决。

第1节 抗组胺药

案例 5-1

患者，男性，38岁，汽车司机。因皮肤过敏，瘙痒难耐，自行购买氯苯那敏服用。在驾驶车辆过程中出现困倦、乏力，导致车祸。

问题：该患者为何会出现以上问题，如何才能避免？

一、变态反应与组胺

变态反应，也称为超敏反应，是一种病理性免疫反应，常导致生理功能紊乱或组织损伤。参与过敏的介质主要有：组胺、缓激肽、白三烯等。组胺主要存在于肥大细胞及嗜碱粒细胞中，肥大细胞受刺激，脱颗粒释放入血，与组胺受体结合，产生广泛的生物效应（图5-1），如H_1受体激动引起血管扩张，毛细血管通透性增加，支气管、胃肠平滑肌收缩，心率加快，房室传导减慢等，进而出现皮肤瘙痒、哮喘、腹痛等症状（图5-2）；而激动H_2受体则使胃酸分泌增加。

来源　储存（结合型）　释放（游离型）　组胺受体类型、分布及效应

组胺酸 →（脱羧）→ 组胺 → 肥大细胞、嗜碱粒细胞 →（脱颗粒）→ 组胺与受体结合

H_1受体兴奋
- 皮肤、黏膜血管扩张、通透性增加
  - 局部：渗出、水肿
  - 全身：休克
- 支气管平滑肌：收缩→呼吸困难→诱发哮喘
- 胃肠平滑肌：收缩→腹痛、腹泻
- 子宫平滑肌：收缩
- 心房肌：收缩力增强
- 房室结：传导减慢

H_2受体兴奋
- 血管：扩张
- 胃壁细胞：胃酸分泌增加
- 心室肌：收缩力增强

H_3受体兴奋　中枢与外周神经末梢：负反馈调节组胺的合成与释放

图5-1　组胺及其受体分布与效应

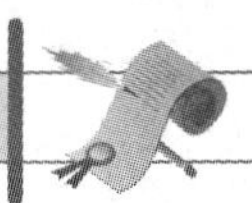

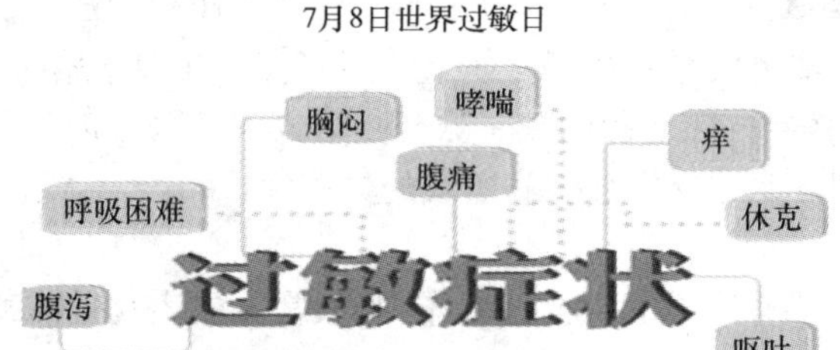

图 5-2　过敏症状

过敏性疾病是世界上最常见的疾病，被世界卫生组织列为 21 世纪重点防治的三大疾病之一

组胺在临床上无治疗价值，仅限用于胃酸分泌检查和麻风病诊断等，但组胺受体阻断药在临床上应用广泛，尤以 H_1 受体阻断药为代表，本章将重点介绍，习惯上也称之为抗过敏药。H_2 受体阻断药主要用于抑制胃酸分泌（详见第 6 章）。

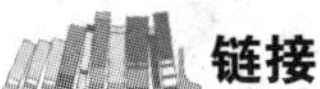
链接

世界过敏性疾病日

2005 年 6 月 28 日，世界变态反应组织（WAO）联合各国变态反应机构共同发起了对抗过敏性疾病的全球倡议，将每年的 7 月 8 日定为世界过敏性疾病日，旨在通过增强全民对过敏性疾病的认识，共同来预防过敏反应及过敏性哮喘。2005 年 7 月 8 日是世界第一个过敏性疾病日，其主题是：重视和预防过敏性疾病，这也是 WAO 和世界卫生组织的主要计划。世界过敏性疾病日将向公众介绍如何预防和控制过敏性疾病的知识。

二、抗 组 胺 药

（一）H_1受体阻断药

第一代包括苯海拉明（diphenhydramine，苯那君）、异丙嗪（promethazine，非那根）、氯苯那敏（chlorphenamine，扑尔敏）、赛庚啶（cyproheptadine）等；因中枢作用强，选择性差，易引起明显的中枢抑制和抗胆碱作用。为了克服这些缺点，现已经开发出第二代药物：西替利嗪（cetirizine，仙特敏）、特非那定（terfenadine，敏迪）、氯雷他定（loratadine，百为乐）等，因不易透过血 - 脑屏障，故无中枢抑制作用。

【药物作用】

1. 抗组胺作用　能竞争性阻断 H_1 受体，对抗组胺引起的胃肠、支气管平滑肌兴奋、血管扩张和毛细血管通透性增加等效应。在各类变态反应中，H_1 受体阻断药对抗外组胺作用比对抗内组胺的作用强，故对于各种过敏性皮肤疾患都有效。

2. 抑制中枢作用　在治疗量时可通过血 - 脑屏障，呈现出不同程度的中枢抑制作用，表现为镇静与嗜睡，以苯海拉明和异丙嗪最强。

3. 抗晕止吐作用　与中枢抑制作用、抗胆碱作用及对前庭神经的抑制有关，可减轻前庭功能紊乱所致的眩晕、呕吐。

【用途】

1. 治疗变态反应性疾病　主要用于治疗荨麻疹、神经过敏性水肿及湿疹等皮肤过敏反应；当上呼吸道发生过敏性病变时，可防止鼻溢、喷嚏等轻微症状，为抗感冒药配方中常用组分的原因。但其对过敏性哮喘疗效较差。

2. 防治晕动病及呕吐 以第一代苯海拉明、异丙嗪作用最强，临床上用于晕动病、妊娠呕吐及放射病呕吐，常选用复方制剂，如茶苯海明等。在乘车船前 15 ～ 30 分钟服用。

3. 其他 临床上将异丙嗪与氯丙嗪、哌替啶组成“冬眠合剂”，用于人工冬眠；还可用于治疗失眠症，特别是变态反应性疾病所致的失眠症。

考点：抗过敏作用是由于阻断组胺 H_1 受体而实现的

【不良反应】

1. 中枢反应 第一代有明显的中枢抑制作用，最常见的表现是嗜睡和乏力，故从事开车、操作精密仪器高空作业等工作期间应禁用，可选用第二代药物。第二代抗组胺药，不良反应少，几乎无明显的中枢抑制和抗胆碱作用。

2. 消化道反应 可引起恶心、呕吐、口干等，可与食物和牛奶同服减少对胃的刺激。

3. 其他 偶见粒细胞减少和溶血性贫血。特非那定可能导致少见的、严重的心脏毒性，会引起致命性心律失常，应予注意。

（二）H_2受体阻断药

目前常用的 H_2 受体阻断药有：西咪替丁（cimetidine，甲氰咪胍）、雷尼替丁（ranitidine，呋喃硝铵）、法莫替丁（famotidine，高舒达）和尼扎替丁（AXID）。近年新的 H_2 受体阻断药有罗沙替丁（roxatidine）、乙溴替丁（ebrotidine），其中罗沙替丁为长效制剂，具有强大而持久的抗胃酸分泌作用。

考点：H_1 受体阻断药常见的不良反应

第2节 钙 剂

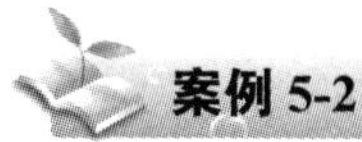

兰兰，15 岁，经常性出现小腿抽筋，妈妈遵医嘱，给予钙剂服用。生活中人们习惯性地服用钙剂来促进骨骼生长发育，除了促进骨骼生长作用外，钙剂还有着其他重要的作用。

临床常用的钙剂有葡萄糖酸钙（calcium gluconate）、氯化钙（calcium chloride）、乳酸钙（calcium lactate）等。葡萄糖酸钙含钙量较氯化钙低，但对组织的刺激性较小，安全性好。

【药物作用及用途】

1. 抗过敏 钙剂可增加毛细血管壁的致密性，降低其通透性，减少渗出，有消炎、消肿及抗过敏作用。临床可用于荨麻疹、湿疹、接触性皮炎、血清病和血管神经性水肿等变态反应性疾病，常采用静脉给药。

2. 促进骨骼、牙齿的发育 骨骼和牙组织的主要成分是钙，体内缺钙易导致佝偻病或骨质疏松及牙齿钙化不良，补充钙剂可防治。维生素 D 可促进钙的吸收，故口服钙剂常配伍维生素 D。

3. 维持神经肌肉组织的正常兴奋性 钙对传递神经冲动能起关键作用，正常人血清钙含量为 2.25 ～ 2.75mmol/L，当血钙含量降低时可引起神经肌肉的兴奋性升高，出现手足搐搦症，幼儿出现痉挛或惊厥。静脉注射钙剂可迅速缓解症状。

4. 拮抗镁离子 钙与镁化学性质相似，两者有竞争性拮抗作用，镁离子中毒时（如硫酸镁中毒）可静脉注射钙剂解救。

5. 其他 钙离子尚有促进心肌兴奋 - 收缩偶联的形成，参与凝血过程，对抗高钾血症等作用。

【不良反应及用药注意】

（1）口服有胃肠道刺激性，宜饭后服用。不宜做肌内注射或皮下注射，静脉注射应稀释后缓慢给药，药液外漏可致组织坏死，用 0.5% 普鲁卡因注射液局部封闭；注射过快可引起全身发热、血压下降、心律失常，甚至心搏骤停。

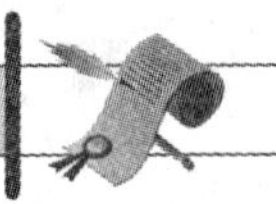

(2) 因钙剂能增加强心苷的心脏毒性，故强心苷治疗期间禁静脉注射钙剂。

(3) 与四环素类药及高草酸类食物（如茶、咖啡、可乐、花生等）同服影响吸收；可协同应用维生素 D，促进吸收。

案例 5-2 分析

兰兰，15 岁，生长发育期，经常性出现小腿抽筋是由于血钙含量降低引起神经肌肉兴奋性升高所致，通过服用钙剂来降低兴奋性，缓解抽搐症状，同时通过补充钙剂来促进骨骼生长发育。

考点：强心苷治疗期间禁用钙剂

小结

H_1 受体阻断药通过竞争性地拮抗组胺 H_1 受体，产生抗过敏作用，主要用于治疗皮肤黏膜过敏症。此外，多数 H_1 受体阻断药可抑制中枢，产生镇静催眠作用，出现嗜睡，但同时有较强的中枢抗胆碱作用，可抗晕动病及止吐，如苯海拉明与异丙嗪。

钙剂可对抗某些过敏症状。但静脉注射过速可致心律失常，甚至心搏骤停。应注意用强心苷期间忌静脉注射钙盐，因两者合用会增强心脏毒性。

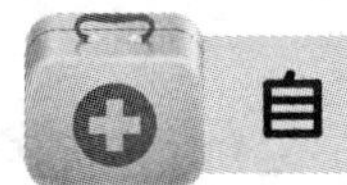

自测题

选择题

A_1 型题

1. H_1 受体阻断药最常见的不良反应是
   A. 烦躁、失眠　B. 镇静、嗜睡
   C. 消化道反应　D. 致畸
   E. 耳毒性
2. H_1 受体阻断药对下列哪一疾病疗效最好
   A. 支气管哮喘　B. 皮肤黏膜过敏症状
   C. 血清病高热　D. 过敏性休克
   E. 过敏性紫癜
3. 中枢抑制作用最强的药物是
   A. 苯海拉明　B. 特非那定
   C. 氯雷他定　D. 氯苯那敏
   E. 西替利嗪
4. 苯海拉明不具有的作用是
   A. 镇静　B. 催眠
   C. 抗过敏　D. 抑制胃酸分泌
   E. 抗晕
5. 下列哪种药物无止吐作用
   A. 苯海拉明　B. 异丙嗪
   C. 氯丙嗪　D. 氯雷他定
   E. 氯苯那敏
6. 下列哪种药不属于 H_1 受体阻断药
   A. 苯海拉明　B. 异丙嗪
   C. 雷尼替丁　D. 氯雷他定
   E. 氯苯那敏

A_2 型题

7. 患者，女性，30 岁。因回家需乘轮船，但患晕动病，准备购买晕车药口服。请问选用何种药物可对抗晕船
   A. 苯海拉明　B. 氯苯那敏
   C. 雷尼替丁　D. 西替利嗪
   E. 特非那定
8. 患者，男性，42 岁。吃海鲜后出现手脸、胸部等多处皮肤出现红斑，伴有瘙痒、失眠等，宜选用
   A. 氯苯那敏　B. 氯化钙
   C. 氯丙嗪　D. 雷尼替丁
   E. 西替利嗪

（覃　琳）

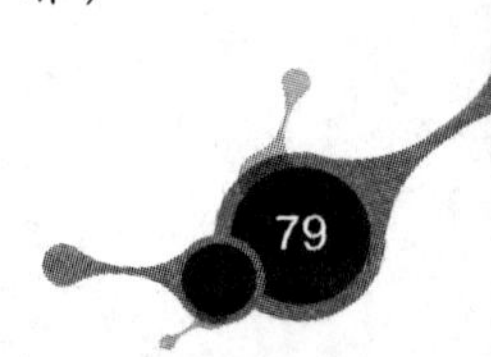

6

第 6 章　作用于消化系统药

消化系统疾病是常见病、多发病。其中消化性溃疡的发病率较高，大约有 10% 的人一生中会患有此病，可以治愈但容易复发，而消化不良、腹泻、便秘、呕吐等消化道症状更为常见。

第 1 节　抗消化性溃疡药

案例 6-1

患者，男性，41 岁。上腹部烧灼痛反复发作，常发生于空腹或夜间，伴反酸、嗳气半年余。胃液分析示：胃酸分泌增高；细菌学检查：幽门螺杆菌阳性。临床诊断：十二指肠溃疡。

问题：1. 十二指肠溃疡的主要病因有哪些？

2. 根据消化性溃疡的病因，治疗消化性溃疡病的药物应该具备什么样的作用？

消化性溃疡病理学认为是攻击性因子（胃酸、胃蛋白酶的分泌、幽门螺杆菌感染）与防御或细胞保护性因子（黏液分泌、重碳酸盐分泌、前列腺素的产生）失衡所致。药物治疗的策略是平衡两者关系，以达到止痛、促进愈合和防止复发的目的。消化性溃疡的发生与抗溃疡药物的作用环节见图 6-1。

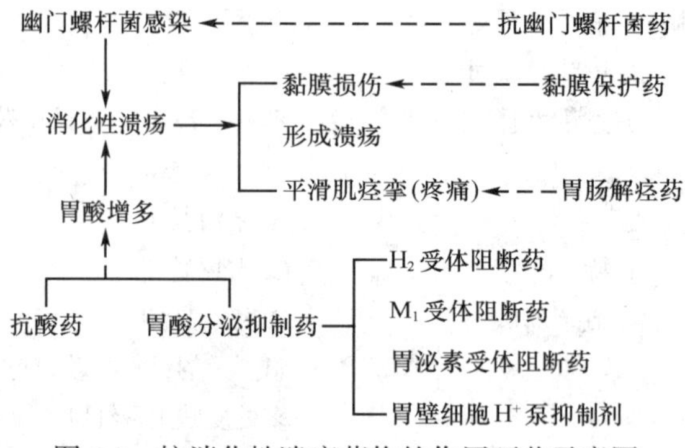

图 6-1　抗消化性溃疡药物的作用环节示意图

考点：抗溃疡药物的分类

一、抗　酸　药

抗酸药也称中和胃酸药，均为弱碱性药物。口服后能中和胃酸而降低胃液酸度和胃蛋白酶活性，从而解除胃酸对胃、十二指肠黏膜的侵蚀以及对溃疡面的刺激；但抗酸剂不能

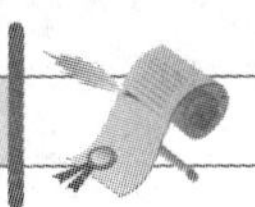

直接抑制胃酸分泌，通常用于对症治疗；能够有效缓解溃疡性消化不良和胃食管反流病患者的反酸、胃痛等不适症状；有时也用于功能性消化不良。由于抗酸剂仅中和已经分泌的胃酸，而不能抑制胃酸分泌，有些药物甚至可能造成反跳性胃酸分泌增加，其疗效不及抑酸剂，所以不作为治疗消化性溃疡的首选药。理想的抗酸药应该作用迅速，持久，不吸收、不产气，不引起腹泻或便秘，对黏膜有保护作用。单一药物很难达到这一要求，故常用复方制剂。常用抗酸药的作用特点见表 6-1。

表 6-1　常用抗酸药的特点

药物	抗酸强度	起效时间	持续时间	收敛作用	保护作用	产生 CO_2	排便影响
碳酸氢钠（sodium bicarbonate）	弱	最快	短暂	无	无	有	无
碳酸钙（calcium carbonate）	较强	较快	较久	有	无	有	便秘
氢氧化镁（magnesium hydroxide）	强	快	久	无	无	无	轻泻
氢氧化铝（aluminum hydroxide）	中	慢	久	有	有	无	便秘
三硅酸镁（magnesium trisilicate）	弱	慢	久	无	有	无	轻泻

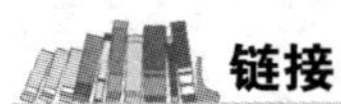

链接

抗酸药记忆小窍门

根据抗酸药是否产生二氧化碳和是否引起腹泻、便秘，可把抗酸药归纳为：两泻、两秘和两气。两泻指氢氧化镁和三硅酸镁；两秘指氢氧化铝和碳酸钙；两气指碳酸钙和碳酸氢钠。

二、胃酸分泌抑制药

胃酸分泌抑制药是治疗胃及十二指肠溃疡的主要药物，主要包括 H_2 受体阻断药、胃壁细胞 H^+ 泵抑制药、M_1 受体阻断药和胃泌素受体阻断药。

（一）H_2 受体阻断药

常用药物有：西咪替丁（cimetidine）、雷尼替丁（ranitidine）、法莫替丁（famotidine）、尼扎替丁（nizatidine）等。

【药物作用】

通过阻断 H_2 受体，抑制胃酸分泌，减少胃蛋白酶的分泌。其抑制胃酸分泌的强度为法莫替丁 > 雷尼替丁 > 尼扎替丁 > 罗沙替丁 > 西咪替丁。

【用途】

(1) 胃及十二指肠溃疡。

(2) 卓 - 艾综合征、反流性食管炎、胃酸分泌过多、急性胃炎引起的出血。

链接

什么叫卓 - 艾综合征

卓 - 艾综合征又称 Zollinger-Ellison 综合征，1995 年由 Zollinger 和 Ellison 两人发现，以严重的消化性溃疡、高胃酸分泌及非β胰岛细胞瘤为临床特征。此征可由分泌胃泌素的肿瘤（胃泌素瘤）或胃窦G细胞增生所致，由前者引起的则称之为 Zollinger-Ellison 综合征Ⅱ型，而由后者引起的则称为Ⅰ型。约 20% 的胃泌素瘤患者可表现为多发性内分泌肿瘤Ⅰ型的症候群。对本病的根本治疗是切除产生胃泌素的肿瘤。对不能发现肿瘤及肿瘤不能完全切除者可用药物治疗。

【不良反应】

偶有头痛、头昏、幻觉、定向障碍、便秘、腹胀、腹泻、皮疹、瘙痒等。长期应用西咪替丁可引起男性乳房发育及性功能障碍。西咪替丁为肝药酶抑制剂，使药物代谢减慢，合用时应调整剂量。

【用药指导】

(1) 药物应在餐后即刻服用，疗程一般为 4 ～ 8 周，也可把一日剂量在睡前服用。

(2) H_2 受体拮抗药的耐药发生很快，而且发生率高，其机制不明。而停药引起的夜间基础胃酸反跳性增多持续时间一般很短，往往在停药 9 日后即可消失。

(3) 西咪替丁抑制肝药酶可增加抗凝剂、普萘洛尔、苯妥英钠的作用，亦可降低酮康唑、四环素的吸收，应分开用药。

(4) 此类药物有弱抗雄性激素作用，可能导致性功能紊乱，亦可出现头痛、头晕、疲倦、腹泻、皮肤潮红或皮疹等反应。如出现这些反应应及时告知医生。

考点：H_2 受体阻断药的作用及用途

(5) 药物可从母乳排出，哺乳期用药应停止喂奶。

（二）胃壁细胞 H^+泵抑制药（PPI）

本类药物抑制胃酸分泌作用强，时间久，对消化性溃疡疗效较高，对溃疡愈合的时间比 H_2 受体阻断药快。常用的药物有奥美拉唑、兰索拉唑、泮托拉唑、雷贝拉唑、埃索拉唑等。

奥美拉唑（omeprazole，洛赛克）

【药物作用】

在酸性环境下转化为有活性的次磺酸和亚磺酸胺，后者与 H^+-K^+-ATP 酶的巯基以共价键结合，使酶失活，从而不可逆地抑制质子泵，抑制各种刺激引起的胃酸分泌。特点：①作用强，可使胃内 pH 升至 7；②一次用药 24 小时后，胃酸分泌仍受抑制，作用持久，直至新的 H^+-K^+-ATP 酶合成。对餐后胃酸分泌抑制作用强，应在餐后立即服用；③对正常人及溃疡病患者的胃酸分泌均有作用；④动物实验证明奥美拉唑对阿司匹林、乙醇、应激所致的胃黏膜损伤有保护作用；⑤奥美拉唑有抗幽门螺杆菌作用。

【用途】

本药适用于胃及十二指肠溃疡、反流性食管炎、上消化道出血、卓 - 艾综合征、消化性溃疡急性出血、急性胃黏膜病变出血、与抗菌药物联合用于幽门螺杆菌（HP）根除治疗。

【不良反应】

主要有头昏、恶心、呕吐、腹胀、腹痛、腹泻、口干、便秘。偶有皮疹、外周神经炎、白细胞减少、血清转氨酶升高。长期用药可致胃内细菌滋生。肝肾功能不全者慎用，妊娠

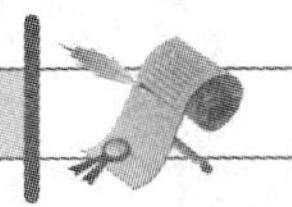

及哺乳期妇女、儿童尽可能不用。

考点：胃壁细胞 H^+ 泵抑制药的药物作用

（三）M_1 受体阻断药

哌仑西平（pirenzepine）

哌仑西平能选择性阻断胃壁细胞的 M_1 受体，可减少胃酸及胃蛋白酶原的分泌。本品主要用于胃及十二指肠溃疡。其疗效与西咪替丁相当，与西咪替丁合用可增强疗效。早、晚餐前 1.5 小时服用。其不良反应较轻，以消化道症状多见，主要是口干。

（四）胃泌素受体阻断药

丙谷胺（proglumide）

丙谷胺结构与胃泌素相似，能竞争性阻断胃泌素受体，减少胃酸分泌，抑制胃酸及胃蛋白酶的分泌；同时也促进胃黏膜黏液合成，增强胃黏膜的黏液-HCO_3^- 盐屏障，从而发挥抗溃疡病作用。餐前 15 分钟给药。

考点：胃酸分泌抑制药的种类及各类代表药

三、黏膜保护药

具有保护和增强胃黏膜防御功能的一类药物统称为胃黏膜保护剂。胃黏膜保护剂的作用不仅在于保护胃肠道黏膜屏障，还具有细胞保护作用，并能促进黏液分泌，增强黏液屏障作用。本类药物进入胃肠道后可迅速与黏膜结合，尤其是与受损黏膜相结合后形成薄膜，覆盖在黏膜表面，使之不再受到各种有害物质（消化液、药物等）的侵袭，起隔离作用。黏膜保护剂还可促使消化道黏膜细胞分泌黏液等保护性物质，有促进黏膜修复的作用。常用药物有前列腺素类似药（米索前列醇、恩索前列素等）、铋剂（枸橼酸铋钾、胶体果胶铋、碱式碳酸铋等）、硫糖铝、替普瑞酮、瑞巴派特和吉法酯等。

米索前列醇（misoprostol）

【药物作用】

1. 细胞保护作用　促进胃黏膜分泌黏液和HCO_3^-，改善胃黏膜血流供应，增强黏膜的屏障作用。

2. 抑制胃酸分泌　直接作用于胃壁细胞，抑制基础胃酸分泌。

【用途】

消化性溃疡、应激性溃疡及急性胃黏膜损伤出血。尤其对非甾体类抗炎药所致的消化性溃疡有特效。

【不良反应】

腹泻、恶心、头痛、眩晕等。因能兴奋子宫使其收缩，故孕妇禁用。

硫糖铝（sucralfate）

硫糖铝嚼碎吞服后在胃酸中解离为氢氧化铝和硫酸蔗糖复合物。前者有抗酸作用，后者为黏稠多聚体，与病灶表面带正电荷的蛋白质结合形成保护膜，牢固地黏附于黏膜及溃疡基底部，抵御刺激物的侵蚀；并能直接与胃酸和胆汁酸结合，有利于黏膜上皮再生和溃疡愈合；吸附胃蛋白酶和胆汁酸，使其活性降低；抑制幽门螺杆菌的繁殖。用于胃及十二指肠溃疡、慢性浅表性胃炎及反流性食管炎。本药应在空腹或餐前 0.5 ～ 1 小时服用，不宜与牛奶、抗酸药及胃酸分泌抑制药合用。如果必须与抗酸药合用，抗酸药应在硫糖铝服后1小时给予。连续应用不宜超过8周。其不良反应轻，主要有便秘，偶有口干、恶心、头晕、皮疹等。

枸橼酸铋钾（bismuth potassium citrate）

【药物作用】

1. 增强黏膜防御功能

（1）增强渗透屏障：在胃内酸性条件下，变成氧化铋胶体沉着于黏膜上，与蛋白质紧密结合，可防止 H^+ 回渗，并促进HCO_3^- 的分泌，及时清除过多的 H^+。

（2）增强黏液屏障：促进黏液分泌，并增加黏蛋白含量，从而阻止胃酸、胃蛋白酶及酸性食物对黏膜的侵蚀。

（3）与胃蛋白酶结合而降低其活性。

（4）刺激胃黏膜合成和释放前列腺素。

2. 抗幽门螺杆菌 能抑制幽门螺杆菌的致病作用，并延缓幽门螺杆菌对抗菌药产生耐药性。

【用途】

胃及十二指肠溃疡、慢性胃炎等，特别适用于幽门螺杆菌感染者。

【不良反应】

偶有恶心、便秘、腹泻等，服药期间可见舌及大便黑染，口中可有氨味。应向患者说明服药期间舌和粪便可呈黑色。因其在酸性环境中方起作用，用药时不要与抗酸药或牛奶同用，以免影响疗效。肾功能不良者及孕妇禁用。

雷尼替丁枸橼酸铋（ranitidine bismuth citrate，RBC）

雷尼替丁枸橼酸铋为雷尼替丁与枸橼酸铋化合所形成的盐，是一种新的化合物，具有独特的理化特性及抑制胃酸分泌、保护胃黏膜、抑制胃蛋白酶活性及抑制幽门螺杆菌生长等卓越的抗溃疡机制。本药主要用于治疗消化性溃疡、联合应用抗生素根治幽门螺杆菌感染、治疗消化不良伴幽门螺杆菌感染。饭前或饭后服用，疗程不宜超过6周。不良反应是乏力、便秘、腹泻、恶心、呕吐等，其发生率约1%。本药也可使粪便呈黑色及舌苔变色。

四、抗幽门螺杆菌药

目前认为幽门螺杆菌（HP）为革兰阴性厌氧菌，在胃上皮表面生长，产生多种酶及细胞毒素，使黏膜损伤，是消化性溃疡病的主要致病因子。常用的抗幽门螺旋杆菌药分为两类：一类为抗溃疡病药；第二类为抗菌药。

链接

幽门螺杆菌与胃部疾病

幽门螺杆菌是一种螺旋形、微厌氧的细菌，1983年才由澳大利亚学者发现，并因此荣获“诺贝尔奖”，是目前被发现的能在人胃中生存的唯一细菌。幽门螺杆菌寄生在胃黏膜组织中，67%～80%的胃溃疡和95%的十二指肠溃疡是由幽门螺杆菌引起的。慢性胃炎和消化道溃疡患者的普遍症状为：食后上腹部饱胀、不适或疼痛，常伴有其他不良症状，如嗳气、腹胀、反酸和食欲减退等。有些患者还可出现反复发作性剧烈腹痛、上消化道少量出血等。幽门螺杆菌感染的临床过程是：幽门螺杆菌经口到达胃黏膜后定居感染，经数周或数月引发慢性、浅表性胃炎，数年或数十年后发展成为十二指肠溃疡、胃溃疡、淋巴

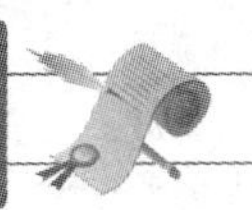

增生性胃淋巴瘤、慢性萎缩性胃炎等。而后者是导致胃癌最危险的因素。专家们认为，幽门螺杆菌感染使患胃癌的危险增加了2.7～12倍，如果没有幽门螺杆菌感染，至少有35%～89%的胃癌不会发生。

（一）抗生素类

阿莫西林，属于青霉素类抗生素，在酸性环境中不被降解；克拉霉素，属于大环内酯类抗生素，具有稳定性好、低pH条件下易溶解、杀菌作用强等优点，是目前最有效的抗幽门螺杆菌药。

（二）人工合成抗菌药

呋喃唑酮，属于硝基呋喃类抗菌药，幽门螺杆菌对本品敏感；甲硝唑，属于抗厌氧菌药，对幽门螺杆菌感染有效。

（三）铋制剂和质子泵抑制剂

本类药也有抗幽门螺杆菌作用，如枸橼酸铋钾和奥美拉唑等。

第2节　消化功能调节药

一、助消化药

助消化药多是消化液中的成分，常见的助消化药见表6-2。

表6-2　常用的助消化药

药物	成分	作用与用途	不良反应及用药注意
稀盐酸（hydrochloric acid）	10%盐酸溶液	增加胃液酸度，提高胃蛋白酶活性，用于胃酸缺乏症、发酵性消化不良	对胃黏膜有刺激性，饭前服
胃蛋白酶（pepsin）	常取自动物胃黏膜	能分解蛋白质变为蛋白胨，用于胃蛋白酶缺乏症、消化功能减退和其他胃肠疾病。常与稀盐酸配成胃蛋白酶合剂应用	本品不宜与抗酸药合用，因胃内pH升高可使其活性降低
胰酶（pancreatin）	含胰蛋白酶、胰淀粉酶、胰脂肪酶	能消化蛋白质、脂肪和淀粉，用于消化不良及肝胆、胰疾病所致消化不良	遇酸易破坏，不宜与酸性药物配伍，忌嚼碎服
乳酶生（biofermin）	干燥的活的乳酸杆菌制剂	分解乳糖产生乳酸，抑制肠道腐败菌的繁殖，防止发酵和产气，用于小儿消化不良和腹泻	不宜与抗菌药、吸附药合用
干酵母（dried yeast）	啤酒酵母的干燥菌体，含有B族维生素、叶酸、生物素、肌醇等	帮助消化和补充维生素，用于防治营养不良、消化不良、食欲不振等	无明显不良反应。饭后嚼碎服用

二、止吐药及胃肠动力药

考点：各类助消化药的用药注意

恶心、呕吐是多种疾病引起的消化系统症状，除对因治疗外，还要及时止吐。促进胃肠动力的药物能缓解胃肠胀气，起到止吐作用。已学过的止吐药物有东莨菪碱、氯丙嗪等。

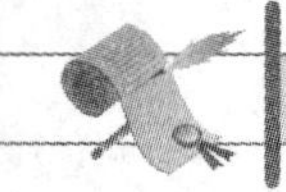

本节主要介绍多巴胺受体阻断药、5-羟色胺受体阻断药，见表6-3。

表6-3 常用止吐药及胃肠动力药

常用药物	作用和用途	不良反应和用药注意
甲氧氯普胺（metoclopramide，胃复安，灭吐灵）	阻断中枢和外周多巴胺受体。对于胃胀气性消化不良、食欲不振、嗳气、恶心、呕吐有较好的疗效，可用于术后呕吐，也可用于海空作业引起的呕吐及晕车	餐前服。常见不良反应为倦怠、嗜睡、头晕。偶见月经紊乱、溢乳和男性乳房发育。长期用药可致锥体外系反应。忌与吩噻嗪类、M受体阻断药合用。孕妇禁用
多潘立酮（domperi，吗叮啉，motilium）	外周多巴胺受体阻滞药，直接作用于胃肠壁，可增加食管下部括约肌张力，防止胃食管反流，促进胃肠协调活动。用于胃胀气、胃滞留、呕吐	餐前服。偶见瞬时性、轻度腹部痉挛。无锥体外系反应
西沙必利（cisapride）	激动外周5-羟色胺受体，促进胃肠全程（食管至肛门括约肌）运动，但不影响胃分泌。其是治疗胃肠动力障碍性疾病的首选药	餐前服。有轻度腹痛腹泻、嗜睡等不良反应。可致小儿锥体外系反应，婴幼儿和儿童不推荐使用，孕妇、胃肠出血者禁用
昂丹司琼（ondansetron，枢复宁，Zofran）格拉司琼（granisetron）	阻断5-羟色胺受体，止吐作用快且强。用于抗肿瘤药及放疗引起的恶心、呕吐，疗效明显优于甲氧氯普胺。但对晕动病及多巴胺受体激动剂、去水吗啡引起的呕吐无效	头痛、腹泻、便秘等。无锥体外系反应，妊娠及哺乳期妇女慎用

三、导泻药

考点：昂丹司琼的作用及用途

导泻药是增加肠的蠕动或使肠内容物软化、变稀，或使肠道润滑而利于大便排出的药物。常用的导泻药主要有容积性泻药、接触性泻药、润滑性泻药。

（一）容积性泻药（渗透性泻药）

这类泻药能阻止肠道吸收水分，使肠内容积增大。同时它们口服后很难吸收，能在肠内形成很高的渗透压，使水分和食糜容量增大。由于容量大，肠道被扩张，机械性地刺激肠道，引起肠蠕动增强而排便。这类泻药有硫酸镁、硫酸钠（芒硝）、聚乙二醇、乳果糖等。

硫酸镁（magnesium sulfate，泻盐）

【药物作用】

此药不同的给药途径可产生不同的药物作用。例如，口服给药，可发挥导泻和利胆的作用；注射给药，则具有抗惊厥及降压等全身作用；外敷可增加血液循环，促进渗出物吸收，有消炎去肿的功效。

1. 导泻 导泻作用强而快。大剂量硫酸镁口服后，在水溶液中解离出肠道难吸收的镁离子和硫酸根离子，因而迅速升高肠内渗透压，阻止肠内水分吸收，并使肠壁内水分向肠腔转移，增大肠腔容积，肠管被动扩张，反射性地增强肠蠕动而导泻。此外，镁盐通过刺激十二指肠，使之分泌胆囊收缩素而促进小肠和结肠的分泌和蠕动。用药1～3小时后排出水样便。

2. 利胆 能直接刺激十二指肠黏膜并使之分泌胆囊收缩素，引起胆总管括约肌和胆囊收缩，促进胆囊排空，产生利胆作用。

3. 抗惊厥 静脉注射较大剂量硫酸镁尚可阻断外周神经肌肉的传导，使骨骼肌松弛。

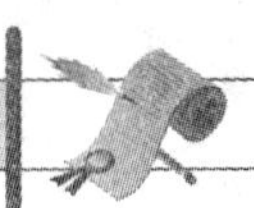

其原因是由于减少运动神经末梢 Ach 的释放。

4. 降低血压　大量的镁离子静脉注射能直接作用于血管平滑肌和引起交感神经冲动传递障碍，使周围血管舒张而降压。

5. 外敷　可增加血液循环，促进渗出物吸收，有消炎去肿的功效。

【用途】

(1) 口服可用于便秘、排除肠内毒物、清洁肠道；配合驱虫药使用；还可用于慢性胆囊炎、胆石症及阻塞性黄疸等。

(2) 注射主要用于高血压危象及高血压脑病。抗惊厥由于安全性差，仅在子痫或破伤风时应用。

(3) 50% 硫酸镁热敷患处，可改善局部血液循环，有消除局部水肿的功效。

【不良反应和用药注意】

考点：硫酸镁不同给药途径的作用及用途

(1) 本药导泻同时，因局部刺激可致盆腔充血，月经期妇女、孕妇禁用。强烈的导泻可致脱水，有脱水症状者禁用。年老体弱者、儿童易因失水过多造成脱水，尽量避免使用。

(2) 肾功能不全、用药剂量大，可发生血镁积聚，血镁浓度达 5mmol/L 时，可出现肌肉兴奋性受抑制，感觉反应迟钝，膝腱反射减弱或消失，呼吸开始受抑制；血镁浓度达 6mmol/L 时可发生呼吸停止和心律失常，心脏传导阻滞。因此，肾功能不全者禁用。

(3) 每次用药前和用药过程中，应定时做膝腱反射检查，测定呼吸次数，观察排尿量，抽血查血镁浓度。如出现膝腱反射明显减弱或消失，或呼吸次数每分钟少于 14 ～ 16 次，每小时尿量少于 25 ～ 30ml，应及时停药。

(4) 如出现急性镁中毒现象，可用钙剂静脉注射解救，常用 10% 葡萄糖酸钙注射液 10ml 缓慢注射。

(5) 中枢抑制药中毒导泻时，不宜用硫酸镁，以免吸收的少量镁离子加重中枢抑制作用。

考点：硫酸镁的不良反应及应用注意

链接

硫酸镁歌诀

注射降血压，大量抗惊厥，外敷消炎肿，口服利胆泻，中毒抑呼吸，钙剂不可缺，盆腔易充血，腹痛诊明确。

（二）其他泻药

其他常用导泻药见表 6-4。

表 6-4　其他常用导泻药

常用药物及类别	药物作用和用途	不良反应和用药注意
硫酸钠（容积性泻药）(sodium sulfate)	无松弛胆道、抑制中枢、消炎去肿作用。导泻作用较硫酸镁弱，用于中枢抑制药中毒的导泻及肾功能不全者	导泻时其他不良反应和硫酸镁相似
聚乙二醇 4000（容积性泻药）(macrogol 4000 powder)	服药 24 ～ 48 小时内恢复正常的排便频率。导泻时不改变肠道的生理环境，不影响营养成分的吸收及肠道正常菌群，不产气，因此可用于特殊、高危人群伴有便秘的患者	不良反应少，不影响心、肝、肾功能
乳果糖（容积性泻药）(lactulose，杜秘克)	无肠道刺激性。①可用于治疗慢性功能性便秘；②在肠内被细菌分解成乳酸和乙酸，降低肠道 pH，阻断氨的吸收，用于治疗氨性肝性昏迷、高血氨症	可引起恶心，糖尿病患者慎用

续表

常用药物及类别	药物作用和用途	不良反应和用药注意
酚酞（接触性泻药）(phenolphthalein，果导)	在肠道碱性环境中形成可溶性钠盐，刺激结肠黏膜，增强肠蠕动，产生缓泻作用。适用于习惯性便秘。服药后 6 ～ 8 小时排出软便，以睡前服为宜	在碱性尿液中呈红色，婴儿禁用，幼儿、孕妇慎用
比沙可啶（接触性泻药）(bisacody，便塞停)	在肠道被细菌酶迅速转化为去乙酰基代谢物而发挥导泻作用。①用于便秘；②腹部 X 线、内镜检查及腹腔手术术前需排空肠内容物者	多次应用可引起腹痛，孕妇禁用
液体石蜡（润滑性泻药）(liquid paraffin)	为矿物油，口服不吸收，且能阻止水吸收，有润滑肠壁、软化粪便作用。适用于儿童及年老、体弱者便秘，也可用于腹部及肛门术后、痔、疝、高血压等患者便秘	久用可妨碍脂溶性维生素及钙、磷的吸收
开塞露（润滑性泻药）(enema glycerine)	由甘油、山梨醇或硫酸镁组成的高渗溶液，使用时药液经肛门直接注入直肠，导泻迅速、安全、方便。适用于轻度便秘	少见，注意肛门损伤

四、止　泻　药

腹泻是消化道系统疾病常见的症状，其发病基础是胃肠道的分泌、消化、吸收、运动等功能障碍，使消化液分泌量增加，食物不能完全分解，吸收量减少和胃肠蠕动加速等，最终导致粪便性状稀薄和排便次数增加。止泻药物只能缓解症状，不能长期应用。腹泻应根据病因选择不同的药物治疗方案：感染性腹泻以用抗感染药物为主；肠道菌群失调的可以使用微生态制剂；激惹性腹泻可用八面蒙脱石或硝苯地平；消化性腹泻可以使用消化酶。

（一）肠蠕动抑制药

地芬诺酯（diphenoxylate，比沙可啶）

地芬诺酯属哌替啶的同类药，止泻作用类似于吗啡，但无镇痛作用。本药适用于急、慢性功能性腹泻。大量久用有成瘾性，偶有恶心、呕吐、嗜睡等不良反应。

洛哌丁胺（loperamide）

洛哌丁胺与地芬诺酯相似，止泻作用强、快、持久。本药适用于急、慢性腹泻。不良反应少，但幼儿禁用。

（二）收敛、吸附药

鞣酸蛋白（tannalbin）

鞣酸蛋白口服在肠道分解释放鞣酸，后者能使肠黏膜表面蛋白凝固、沉淀，从而减少刺激及炎性渗出，发挥收敛、止泻作用。适用于各种腹泻。

次碳酸铋（bismuth subcarbonate）

次碳酸铋口服后对肠黏膜具有收敛和保护作用，发挥止泻效果。临床用于各种腹泻的治疗。

药用炭（medicinal charcoal）

药用炭为不溶性粉末，颗粒小、表面积大、吸附力强，口服后能吸附肠内大量气体、

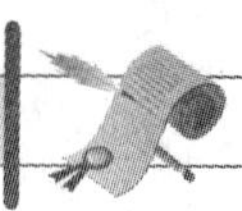

毒物及细菌毒素等，可减少刺激性肠蠕动及毒物吸收。临床用于腹泻、胃肠胀气及食物中毒等。

双八面体蒙脱石（dioctahedral smectite，思密达）

本药是从天然蒙脱石中提取出的白色粉末，颗粒细小，表面积巨大，能覆盖消化道黏膜，与黏液蛋白结合，加强和修复消化道黏膜屏障。还可以促进损伤的消化道黏膜上皮再生。吸附并清除病原体和毒素，使之失去致病作用，平衡正常菌群，提高肠免疫力。用于幼儿消化不良性腹泻、成人腹泻、胃炎、肠炎和肠道菌群失调等。

小结

抗消化性溃疡药按作用机制主要分为四类：抗酸药、胃酸分泌抑制药、黏膜保护药和抗幽门螺杆菌药。胃酸分泌抑制剂包括四类，最常用的是质子泵抑制剂和 H_2 受体阻断药；黏膜保护药目前常用铋制剂。消化性溃疡根治采用的四联疗法包括铋制剂、质子泵抑制剂和两种抗菌药物。消化功能调节药主要包括助消化药、止吐药、胃肠动力药和导泻药及止泻药。

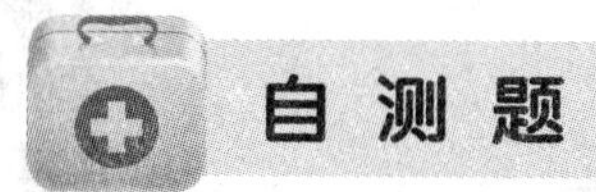

自 测 题

一、选择题

A_1 型题

1. 下列药物配伍不恰当的是
   A. 胃蛋白酶 + 稀盐酸
   B. 乳酶生 + 呋喃唑酮
   C. 氢氧化铝 + 三硅酸镁
   D. 氯化铵 + 喷托维林
   E. 普萘洛尔 + 硝酸甘油
2. 抢救硫酸镁注射过量引起的中毒可使用
   A. 氯化钾　B. 氯化钠
   C. 氯化钙　D. 氯化铵
   E. 碘化钠
3. 长期使用可引起阳痿的抗消化性溃疡药是
   A. 氢氧化铝　B. 西咪替丁
   C. 哌仑西平　D. 米索前列醇
   E. 硫糖铝
4. 阻断胃壁细胞 H^+ 泵的抗消化性溃疡药是
   A. 米索前列醇　B. 奥美拉唑
   C. 丙谷胺　D. 丙胺太林
   E. 西咪替丁
5. 临床口服用于治疗消化性溃疡的前列腺素类药物是
   A. 双嘧达莫　B. 前列环素
   C. 米索前列醇　D. 前列腺素
   E. 奥美拉唑
6. 使胃蛋白酶活性增强的药物是
   A. 胰酶　B. 稀盐酸
   C. 乳酶生　D. 奥美拉唑
   E. 抗酸药
7. 乳酶生是
   A. 胃肠解痉药　B. 抗酸药
   C. 干燥活乳酸杆菌制剂　D. 生乳剂
   E. 营养剂
8. 抗消化性溃疡药米索前列醇禁用于妊娠妇女，是由于它能引起
   A. 子宫收缩作用
   B. 致畸胎作用
   C. 反射性盆腔充血
   D. 胃肠道反应
   E. 女性胎儿男性化
9. 慢性便秘可选用
   A. 硫酸镁　B. 酚酞
   C. 硫酸钠　D. 鞣酸蛋白
   E. 开塞露

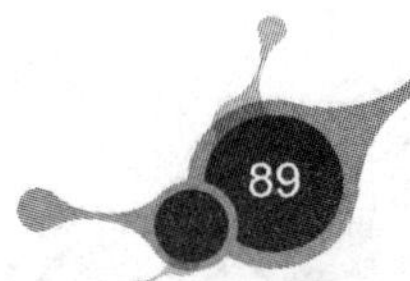

10. 关于硫酸镁的药物作用，下列叙述不正确的是
    A. 降低血压　　B. 导泻作用
    C. 中枢兴奋作用　　D. 松弛骨骼肌
    E. 利胆作用
11. 不宜与抗菌药或吸附剂同时服用的助消化药是
    A. 稀盐酸　　B. 胰酶
    C. 乳酶生　　D. 多潘立酮
    E. 西沙必利
12. 严重胃溃疡患者，为避免穿孔，不宜使用的药物是
    A. 氢氧化铝　　B. 氢氧化镁
    C. 三硅酸镁　　D. 碳酸钙
    E. 奥美拉唑
13. 硫酸镁不能用于
    A. 排除肠内毒物、虫体
    B. 治疗阻塞性黄疸、慢性胆囊炎
    C. 治疗子痫
    D. 治疗高血压危象
    E. 治疗消化性溃疡

A_2 型题

14. 患者，男性，70 岁，进食后饱胀不适伴反酸 5 年余，黑便 1 天。胃镜检查提示：胃多发性溃疡伴出血。呼气试验：HP(+)。请结合上述症状介绍，该患者目前根除 HP 治疗的药物不包括
    A. 阿莫西林　　B. 克拉霉素
    C. 胶体果胶铋　　D. 埃索美拉唑
    E. 美托洛尔
15. 患者，42 岁，每逢进食肉类食品后出现腹泻，最适宜用的助消化药是
    A. 胰酶　　B. 胃蛋白酶
    C. 乳酶生　　D. 多酶片
    E. 稀盐酸合剂
16. 患儿，3 岁，2 日来出现腹胀，食欲不振，无腹泻，下面治疗错误的是
    A. 服用助消化药乳酶生
    B. 进食易消化的食物
    C. 用乳酶生加维生素 B_1
    D. 用乳酶生加抗菌药物
    E. 不需用抗菌药物

二、简答题

1. 抗消化性溃疡药分为哪几类?
2. 简述硫酸镁的药物作用、临床用途和不良反应。

（宋晓娜）

7

第7章 呼吸系统药

近年来，由于大气污染、吸烟、工业发展等因素，呼吸系统疾病呈上升趋势，仅次于恶性肿瘤、心脑血管疾病。而咳、痰、喘是呼吸系统疾病常见的三大临床表现，一些看似不严重的症状如不加以控制，也很有可能发展成为严重的呼吸系统疾病。因此，呼吸系统疾病除对因治疗外，对症治疗亦很重要。常用药物包括镇咳药、祛痰药及平喘药。

案例 7-1

患者，男性，感冒，咳嗽1周余伴随咳痰，到药店自行购买了各类止咳糖浆，但效果不明显，还时常出现恶心、呕吐。

问题：为何用上了止咳糖浆效果不明显，还恶心、呕吐呢？

第1节 镇 咳 药

咳嗽是呼吸系统疾病最常见的症状，是机体的一种反射性防御动作，借以清除气道分泌物和异物。干咳是指无痰或痰量少；湿咳指有明显的痰液。镇咳药主要用于干咳。轻度而不频繁的咳嗽，一般不必应用镇咳药。但剧烈的咳嗽，不但给患者增加痛苦，还会加重病情，甚至引起并发症。镇咳药则可以缓解咳嗽症状，预防疾病进一步发展。

镇咳药是通过阻断咳嗽反射，或可作用中枢，抑制延髓咳嗽中枢；或可作用外周，抑制咳嗽反射弧中的感受器和传入神经末梢。根据作用部位及作用机制的不同，药物分为中枢性镇咳药和外周性镇咳药两类，见表7-1。

表 7-1 常用镇咳药比较表

分类	药物	作用特点	用途	用药注意	中枢抑制	成瘾性
中枢性	可待因（codeine，甲基吗啡）	镇咳作用迅速而强大，兼有镇痛作用	剧烈干咳（特别是胸膜炎干咳伴胸痛者）	成瘾性，痰多者禁用	+++	++
	喷托维林（pentoxyverine，咳必清）	镇咳作用强度为可待因的1/3，兼有局麻作用	上呼吸道感染引起的干咳和小儿百日咳等。有痰者合用祛痰药	青光眼及痰多者禁用	+++	-

续表

分类	药物	作用特点	用途	用药注意	中枢抑制	成瘾性
中枢性	右美沙芬（dextromethorphan，右甲吗喃）	镇咳作用与可待因相似，无镇痛作用	各种原因引起的干咳	孕妇慎用，精神病患者禁用	+	-
外周性	苯丙哌林（benproperine，咳快好）	具有中枢和外周镇咳作用，镇咳作用较可待因强	各种原因引起的刺激性干咳，如吸烟、感染或过敏等引起的咳嗽	宜吞服，不可嚼碎，防口腔麻木	++++	-
	苯佐那酯（benzonatate，退咳露）	能抑制牵张感受器及感觉神经末梢，较强的局麻作用。兼中枢镇咳，作用较可待因弱	刺激性干咳（支气管镜、喉镜检查或气管造影前预防咳嗽）	同苯丙哌林	-	-

考点：镇咳药的作用特点；具有成瘾性的镇咳药用药注意

第2节　祛　痰　药

痰液是呼吸道炎症产物，可刺激呼吸道黏膜引起咳嗽，若痰不能及时排出，易继发感染，甚至引起窒息。祛痰药可稀释痰液或液化痰液。按其作用机制不同分为痰液稀释药和黏痰溶解药两类，见表7-2。

表7-2　常用祛痰药比较表

分类		药名	作用和用途	不良反应和用药注意
稀释药		氯化铵（ammonium chloride）	①呼吸道腺体分泌增多，使痰液稀释，多与其他药配成复方制剂，用于痰多黏稠不易咳出者；②酸化血液及尿液，用于代谢性碱中毒	可有起恶心、呕吐，宜饭后服。代谢性酸中毒、消化性溃疡及严重肝、肾功能不良者禁用
溶解药	黏痰溶解剂	乙酰半胱氨酸（acetylcysteine，痰易净）	使痰黏蛋白的二硫键断裂，降低痰的黏度。有较强的黏痰溶解作用。用于手术后咳痰困难或黏痰、脓痰阻塞气道不易咳出者。药物和痰液接触才可发挥作用，需吸入或气管滴入，注意及时吸引排痰	有特殊蒜臭味，刺激性强，吸入使支气管痉挛，加用异丙肾上腺素预防。不宜与青霉素、头孢菌素类等合用，以免降低抗菌疗效
		羧甲司坦（carbocisteine，化痰片）	使痰黏蛋白的双键断裂，降低痰液的黏度。用于慢性支气管炎、支气管哮喘等引起的痰液黏稠及有痰栓形成者	偶见胃部不适、过敏反应等。孕妇慎用。消化溃疡者禁用。避免与中枢镇咳药合用
	黏痰调节剂	溴己新（bromhexine，咳必平）	裂解黏痰中的酸性黏多糖，使痰液的黏度降低。用于急、慢性支气管炎、哮喘、支气管扩张症痰液黏稠不易咳出	偶见胃部不适、恶心及血清转氨酶升高等，宜饭后服用。消化性溃疡、肝功能不全者慎用
		氨溴索（ambroxol，沐舒坦）	为溴己新的体内活性代谢产物。通过裂解痰中酸性黏多糖，使黏痰溶解。用于痰黏不易咳出者	少数有消化道反应，偶见过敏反应。妊娠及哺乳期妇女慎用

考点：祛痰药的作用特点及常见的不良反应

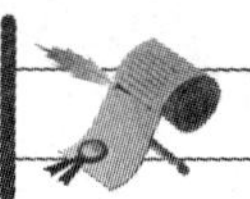

案例 7-1 分析

小曾因感冒，已经咳嗽 1 周余，还伴随咳痰，可以判断小曾感冒可能合并了感染，因此简单地使用镇咳祛痰药（止咳糖浆），仅仅是对症治疗，效果自然不明显。由于止咳糖浆成分中的部分祛痰药有一定的胃肠刺激性，因此小曾出现了恶心、呕吐症状。

链接

止咳用药误区

1. 滥用抗生素　咳嗽最常见于感冒，而感冒的罪魁祸首多是病毒。抗生素类药物主要是针对细菌感染，对病毒无效，还会产生耐药性。

2. 用药不及时　在咳嗽初发时得不到及时有效的治疗，很容易使咳嗽频繁发作，导致咽喉疼痛、声音嘶哑、胸痛等。对于感冒咳嗽，需要引起足够的重视，及时采用合理的药物治疗。

3. 一咳就用药　人体的呼吸系统受到病源菌的感染时，可通过咳嗽排出病源菌。例如，患气管炎、肺炎等疾病时，产生大量痰液，就不宜单独使用镇咳药，否则会使炎症扩散；一般应选用祛痰药，如氯化铵、痰咳净等。

4. 忽视饮食调护　俗话说："三分治，七分养"。对咳嗽的治疗，应加强饮食调护，注意食补养肺。可以适当进食一些养阴生津之品，如百合、蜂蜜、梨、莲子、银耳、葡萄，以及各种新鲜蔬菜等柔润食物，少吃辛辣燥热之品。

平　喘　药

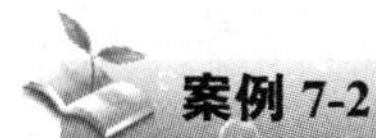

案例 7-2

患者，57 岁，因支气管哮喘发作到某医院急诊科就诊，医嘱给予氨茶碱注射液，护士为患者快速静脉推注氨茶碱后，患者出现头晕、心悸、心律失常及血压下降等。

问题：患者为什么会出现上述症状？护士应如何执行医嘱？

哮喘是一种呼吸道慢性炎症性疾病，发病机制复杂，其基本的病理改变为炎症介质的释放及支气管平滑肌的痉挛，由此临床表现有呼吸困难、喘息等。而哮喘的治疗目标由过去的控制哮喘急性发作，转变为防治慢性支气管炎症，最终消除哮喘症状。平喘药则能通过不同的作用机制，缓解支气管平滑肌痉挛使其扩张，从而达到防治哮喘的目的。

目前常用的平喘药有三大类：①支气管扩张药（β 肾上腺素受体激动药、茶碱类、M 受体阻断药）；②抗炎平喘药（糖皮质激素类药、抗白三烯类药）；③抗过敏平喘药。

一、支气管扩张药

（一）β 肾上腺素受体激动药

β 肾上腺素受体激动药通过激动支气管平滑肌上的 β_2 受体，使支气管平滑肌松弛，产生平喘作用；同时也能激动肥大细胞膜上的 β_2 受体，抑制过敏介质的释放，防治哮喘的发作。本类药物包括非选择性 β 受体激动药和选择性 β 受体激动药。

非选择性 β 受体激动药，如肾上腺素、麻黄碱、异丙肾上腺素激动 β_1 受体同时，亦激动 β_2 受体，具有平喘作用，但可引起心悸等明显的心血管系统不良反应，现已少用。

选择性 β_2 受体激动药是目前哮喘对症治疗的首选药。按作用时间分为：短效类和长效

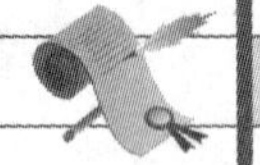
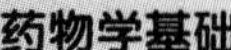

类，见表7-3。本类药物对 β_2 受体有强大的兴奋作用，对心脏 β_1 受体的作用弱，治疗量时较少发生心血管系统不良反应，已基本取代非选择性β受体激动药。

表 7-3 常用选择性 β_2 受体激动药

分类	药物	作用和用途	不良反应
短效类	沙丁胺醇（salbutamol，舒喘灵） 特布他林（terbutaline，博利康尼） 克伦特罗（clenbuterol，咳喘素）	吸入后数分钟起效，可持续数小时，是轻、中度哮喘的首选药。口服可用于预防。夜间发作可用缓释剂或控释剂	过量可致心悸、骨骼肌震颤、低血钾，偶有头痛、头晕失眠等
长效类	福莫特罗（formoterol） 沙美特罗（salmeterol，施立稳） 丙卡特罗（procaterol，美喘清）	平喘作用强而持久，适用于哮喘长期维持治疗，尤其适用夜间发作哮喘	长期单一使用可产生耐受现象，高血压、甲亢、哺乳期慎用

【选择性 β_2 受体激动药用药注意】

(1) β_2 受体激动药口服可预防发作，治疗哮喘多用气雾吸入。其主要不良反应为头痛、头晕、心悸、手指震颤等，停药或坚持用药一段时间症状可消失。

考点：选择性 β_2 受体激动药的作用特点

(2) 药物用量过大会引起严重心律失常，甚至猝死。久用可产生耐受性。

（二）茶碱类

氨茶碱（aminophylline）

【药物作用】

1. 平喘作用 松弛支气管平滑肌，尤其对痉挛状态下的支气管平滑肌有明显松弛作用。

2. 强心利尿作用 增强心肌收缩力，使心排血量增加；增加肾血流量，提高肾小球滤过率，减少肾小管对水、钠的重吸收而利尿。

3. 其他作用 松弛胆道平滑肌、扩张外周血管和中枢兴奋作用。

【用途】

适用于防治各种急、慢性支气管哮喘、喘息型慢性支气管炎及阻塞性肺气肿等缓解喘息症状。静脉注射可用于严重哮喘发作，口服可用于慢性支气管哮喘的维持治疗，预防急性发作。哮喘持续状态常与糖皮质激素合用。静脉注射还可治疗急性心功能不全和心源性哮喘，也可用于心性、肾性水肿的辅助治疗。

【不良反应及用药注意】

1. 消化道反应 口服可致恶心、呕吐、食欲不振等，饭后服药或用肠溶片可减轻。活动性消化溃疡患者禁用。

2. 中枢系统反应 治疗量时可出现失眠、烦躁不安、兴奋等，大量给药还可导致头晕、头痛、谵妄、惊厥，儿童更易发生，应慎用。必要时睡前服用镇静催眠药对抗。未经控制的惊厥性疾病禁用。

3. 心血管反应 治疗量即可出现心率加快、血压下降，用量过大或静脉滴注速度过快、浓度过高可强烈兴奋心脏，引起头晕、心悸、心律失常、血压骤降、甚至心搏骤停或猝死。静脉用药，应注意药物浓度不能过高、滴注速度不能过快。静脉注射时应以 25% ～ 50% 葡萄糖溶液 20 ～ 40ml 稀释后缓慢注射，注射时间应在 10 分钟以上，以免引起心律失常、血压骤降或猝死。一旦出现上述情况，立即停药，同时给予对症支持疗法，如吸氧、人工呼吸等。

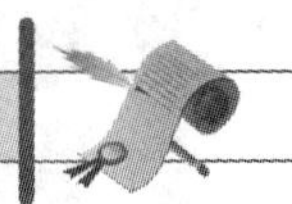

急性心肌梗死伴有显著血压降低的患者禁用。

同类药物还包括二羟丙茶碱（diprophlline）、胆茶碱（choledyl）、多索茶碱（doxofylline，枢维新）等。

考点：氨茶碱的用途和不良反应

案例7-2分析

快速静脉推注氨茶碱后，出现头晕、心悸、心律失常及血压下降等症状是静脉推注速度过快引起的心血管反应，严重时会导致心搏骤停或猝死。故氨茶碱静脉用药时应注意药物浓度不能过高、滴注速度不能过快。静脉注射时应以25%～50%葡萄糖溶液20～40ml稀释后缓慢注射，注射时间应在10分钟以上，以免引起心律失常、血压骤降或猝死。一旦出现上述情况，立即停药，并给予对症支持疗法，如吸氧、人工呼吸等。

（三）M受体阻断药

异丙托溴胺（ipratropine，异丙阿托品）

异丙托溴胺为吸入性M受体阻断药，能选择性阻断支气管平滑肌上的M受体，扩张支气管，产生平喘作用。本药用于防治支气管哮喘及喘息型支气管炎，尤其适用于不能耐受或禁用β受体激动剂的患者和老年性哮喘。大剂量吸入可引起口干、心悸、视物模糊等，青光眼患者禁用。

二、抗炎平喘药

（一）糖皮质激素类药物

糖皮质激素是目前治疗哮喘最强最有效的抗炎平喘药物，与其强大的抗炎抗免疫作用有关。

用于治疗哮喘的糖皮质激素的给药方式有局部用药和全身用药两类。①局部气雾吸入给药：通过吸入直接将药物送入气道，在气道内有较高的药物浓度，局部抗炎作用强大，全身不良反应轻。主要有倍氯米松（beclomethasone）、布地奈德（budesonide）、曲安奈德（triamcinolone acetonide）等。②全身用药：包括口服与注射给药。可的松（cortisone）、氢化可的松（hydrocortisone）等全身用药，平喘效果显著，但不良反应多而严重，静脉滴注用于治疗严重支气管哮喘发作和哮喘持续状态。

考点：糖皮质激素类药物平喘时的给药途径

倍氯米松（beclomethasone）

倍氯米松为地塞米松的衍生物，是局部应用的强效糖皮质激素类药。

【药物作用和用途】

气雾吸入后能直接作用于呼吸道而产生强大的平喘作用；有效控制支气管炎症，消除水肿，缓解症状，可代替全身用药，疗效好，1次吸入作用可维持4～6小时。主要用于依赖糖皮质激素的慢性支气管哮喘。但起效慢，不宜用于控制哮喘急性发作。

【不良反应及用药注意】

长期应用可发生声音嘶哑、咽部念珠菌感染（鹅口疮）等。吸入用药后应立即漱口，以免药物残留于喉部，减少念珠菌感染的机会。

（二）抗白三烯类药

白三烯是引起哮喘发作的重要炎症因子。本类药物通过阻断白三烯受体，减轻支气管黏膜充血水肿等炎症反应，起到平喘作用。常用药物有孟鲁司特、扎鲁司特等。本类药物主要用于治疗各种哮喘，包括运动诱发的哮喘、阿司匹林诱发的哮喘，也可用于过敏性鼻炎等。不良反应有头疼、面部潮红、腹痛等。

三、抗过敏平喘药

药物具有稳定肥大细胞膜，抑制过敏介质释放和轻度的抗炎作用。本类药物起效慢，对已发作者无效，主要用于预防哮喘发作。

色甘酸钠（sodium cromoglycate）

【药物作用和用途】

主要通过稳定肥大细胞膜，抑制肥大细胞因各种刺激而引起的脱颗粒，从而阻止过敏介质释放。因此对发作中的哮喘无效，需在发作前 7 ～ 10 天开始预防用药。主要用于预防各型哮喘的发作，对外源性哮喘效果好，对内源性哮喘效果差。也可用于治疗过敏性鼻炎、季节性角膜炎、结膜炎及溃疡性结肠炎及胃肠食物过敏性疾病。

【不良反应及用药注意】

不良反应少。少数患者吸入后可引起咽痒、呛咳、气急、胸闷甚至诱发哮喘发作，与异丙肾上腺素合用可避免。

酮替芬（ketotifen）

药物不仅能抑制肥大细胞释放过敏介质，还能阻断 H_1 受体，疗效优于色甘酸钠，主要用于预防各型支气管哮喘发作，尤其是对外源性哮喘和儿童哮喘疗效更佳。也可用于过敏性鼻炎、食物过敏及慢性荨麻疹的治疗。其不良反应少，偶有口干、头晕、嗜睡、困倦等。

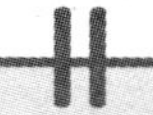

护考链接

患者，女性，35 岁。车祸后并发血气胸，进行手术治疗后医嘱常规行沐舒坦（盐酸氨溴索）雾化吸入。用该药物的目的是

A. 解痉　　B. 平喘　　C. 镇痛

D. 抑制腺体分泌　　E. 稀释痰液，促进排出

分析：氨溴索属黏痰溶解药，其主要作用机制是通过裂解痰中酸性黏多糖，使黏痰溶解，从而稀释痰液排出。故答案选 E。

小结

呼吸系统药包括镇咳药、祛痰药和平喘药。镇咳药主要用于各种原因引起的干咳，痰多者禁用。有痰的咳嗽须合用祛痰药。祛痰药分为痰液稀释药、黏痰溶解药两类。痰液稀释药的代表药物为氯化铵。黏痰溶解药包括乙酰半胱氨酸、溴己新和氨溴索等。

平喘药包括支气管扩张药、抗炎平喘药、抗过敏平喘药。常用的平喘药有氨茶碱、沙丁胺醇、色甘酸钠等。糖皮质激素为目前治疗哮喘最有效的抗炎平喘药，但不良反应较多，仅用于重症哮喘或哮喘持续状态。

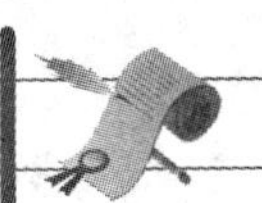

自测题

选择题

A_1 型题

1. 适用于胸膜炎干咳伴胸痛的药物是
   A. 氯化铵　B. 喷托维林
   C. 可待因　D. 氨茶碱
   E. 苯佐那酯
2. 兼有中枢和外周作用的镇咳药是
   A. 右美沙芬　B. 可待因
   C. 苯丙哌林　D. 喷托维林
   E. 溴己新
3. 以下镇咳药需整片吞服，不可嚼碎的是
   A. 右美沙芬　B. 可待因
   C. 苯佐那酯　D. 喷托维林
   E. 溴己新
4. 紧急情况下可直接滴入气管给药的是
   A. 氯化铵　B. 沙丁胺醇
   C. 麻黄碱　D. 乙酰半胱氨酸
   E. 可待因
5. 选择性 β_2 受体激动药是
   A. 异丙肾上腺素　B. 氨茶碱
   C. 沙丁胺醇　D. 异丙托溴铵
   E. 色甘酸钠
6. 用于预防哮喘发作，对已发作的哮喘无效的药是
   A. 异丙肾上腺素　B. 克仑特罗
   C. 色甘酸钠　D. 肾上腺素
   E. 氨茶碱
7. 既可平喘，又可强心利尿的药物是
   A. 肾上腺素　B. 氯化铵
   C. 氨茶碱　D. 色甘酸钠
   E. 异丙肾上腺素
8. 吸入倍氯米松的主要不良反应是
   A. 胃食管反流　B. 心动过速
   C. 血糖升高　D. 代谢性酸中毒
   E. 咽部念珠菌感染
9. 支气管哮喘急性发作患者首选用药途径为
   A. 口服给药　B. 静脉注射
   C. 肌内注射　D. 吸入给药
   E. 皮下注射
10. 快速推注氨茶碱可导致的最严重的不良反应是
    A. 心悸　B. 恶心呕吐
    C. 心律失常　D. 血压下降
    E. 心搏骤停

A_2 型题

11. 患者，女性，27 岁，因哮喘急性发作入院，医生所开处方中有氨茶碱，给药途径应为
    A. 口服给药　B. 经皮给药
    C. 肌内注射
    D. 稀释后缓慢静脉注射
    E. 稀释后快速静脉注射
12. 患者，32 岁，有哮喘病史。今日因运动后，突感胸闷，呼吸困难，并伴剧烈咳嗽，诊断支气管哮喘急性发作，应首选
    A. 异丙肾上腺素　B. 沙丁胺醇
    C. 色甘酸钠　D. 肾上腺素
    E. 氨茶碱

（覃　琳）

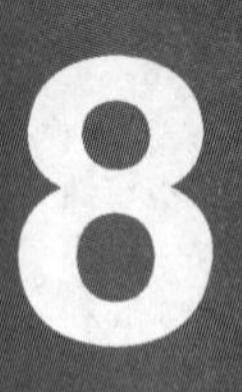

第8章　子宫兴奋药和抑制药

第1节　子宫平滑肌兴奋药

案例 8-1

一初产妇，27 岁，孕 40 周，腹痛，阴道流水 12 小时入院待产，查：头先露，骨盆外测量正常，子宫收缩极弱，宫颈管已展开。诊断为子宫收缩乏力。遵医嘱给予缩宫素静脉滴注。

问题：1. 该患者使用缩宫素的目的是什么？

2. 应用缩宫素时应注意些什么？

子宫平滑肌兴奋药是一类选择性兴奋子宫平滑肌，促进子宫收缩的药物。临床上主要用于催产、引产、产后止血和产后子宫复旧。常用的药物有缩宫素、麦角新碱、前列腺素、米非司酮、依沙吖啶等。

缩宫素（oxytocin）

缩宫素又称催产素，口服易被酸、碱和消化酶破坏，故口服无效，须注射给药。临床使用的主要是人工合成品。

【药物作用】

1. 兴奋子宫平滑肌　缩宫素能直接兴奋子宫平滑肌，使子宫收缩力加强，频率加快。注射 3 ～ 5 分钟起效，持续 20 ～ 30 分钟，其作用特点是：

（1）作用强度与药物剂量有关：小剂量（2 ～ 5U）能加强子宫（特别是妊娠末期子宫）的节律性收缩，有利于胎儿顺利娩出；大剂量（5 ～ 10U）引起子宫强直性收缩，不利于胎儿娩出。

（2）作用强度与子宫部位有关：对宫底和宫体的作用强，对宫颈的作用弱。其收缩性质与正常分娩相似。

（3）女性激素：雌激素可提高子宫平滑肌对缩宫素的敏感性，孕激素则降低其敏感性。在妊娠早期，孕激素水平高，缩宫素对子宫平滑肌的作用较弱，可保证胎儿安全发育；妊娠后期雌激素水平高，子宫平滑肌对缩宫素的敏感性增高，在临产时子宫平滑肌对缩宫素的敏感性更高，有利于胎儿娩出。

2. 促进排乳　缩宫素能使乳腺腺泡周围的肌上皮细胞收缩，促进排乳。

3. 其他　大剂量缩宫素还可舒张血管，导致血压下降，并有抗利尿作用。

【用途】

1. 催产和引产　小剂量缩宫素用于胎位正常、无产道障碍的宫缩乏力性难产的催产，

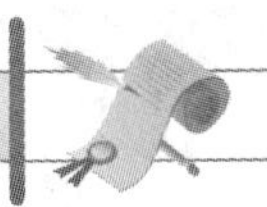

以促进分娩。对于过期妊娠、死胎或某种原因需提前中断妊娠者，可用小剂量缩宫素引产。

2. 产后止血　大剂量缩宫素可引起子宫平滑肌产生强直性收缩，通过压迫子宫肌层内血管而达到止血目的。但由于缩宫素作用持续时间短，需要加用作用持久的麦角新碱维持疗效。

3. 催乳　在哺乳前，用缩宫素滴鼻或小剂量肌内注射，促进乳汁排出。

链接

缩宫素用于催产和引产时必须严格掌握剂量和滴注速度，静脉滴注时，一次 2.5 ～ 5U，用 0.9% 氯化钠注射液或 5% 葡萄糖注射液 500ml 稀释至 0.01U/ml，并根据宫缩和胎心情况随时调节滴速，以避免子宫强直性收缩。

【不良反应与注意事项】

过量可引起子宫强直性收缩，导致胎儿窒息或子宫破裂。偶见恶心、呕吐、血压下降、心律失常及过敏反应等。应用过程中注意事项为：①严格掌握禁忌证，凡胎位不正、头盆不称、产道异常、前置胎盘、三次妊娠以上的经产妇或有剖宫产史者禁用；②严格掌握剂量，密切监测产妇呼吸、心率、血压，并注意胎位、宫缩、胎心等。

考点：缩宫素的用途和不良反应与注意事项

麦角新碱（ergometrine）

麦角新碱易溶于水，口服、注射皆易吸收，对子宫的兴奋作用强。口服 10 分钟左右、肌内注射 2 ～ 3 分钟起效，作用持续约 3 小时。

【作用与用途】

能选择性兴奋子宫平滑肌，使子宫收缩，其作用特点是：①作用强而持久，稍大剂量易致强直性收缩，对宫体和宫颈的作用无明显差别；②妊娠子宫比未妊娠子宫对麦角新碱敏感，尤其是临产时和新产后最敏感。临床主要用于治疗产后子宫出血和子宫复旧、月经过多等。

【不良反应与用药注意】

注射麦角新碱可引起恶心、呕吐、血压升高等，偶有过敏反应，大剂量甚至会造成肢端坏死。故用药中应注意血压及四肢皮肤情况，高血压、冠心病、催产、引产、哺乳期妇女应禁用麦角新碱。

考点：麦角新碱的用途与用药注意事项

前列腺素（prostaglandins，PGs）

前列腺素是一类广泛分布在体内的自身活性物质，种类较多，作为子宫兴奋药的主要有地诺前列酮、地诺前列素、卡前列素等。

【作用与用途】

前列腺素对妊娠各期子宫均有兴奋作用，对临产前的子宫更为敏感，在增强子宫平滑肌节律性收缩的同时，使子宫颈松弛，临床可用于足月或中期、过期妊娠的引产。因还具有抗早孕的作用，可用于妊娠早期人工流产，也可用于月经过期不久妇女的催经和抗早孕。

【不良反应与用药注意】

用药后可引起恶心、呕吐、腹泻等胃肠道反应。剂量过大时应注意子宫强直性收缩，应严密观察宫缩情况，防止子宫破裂。哮喘及青光眼患者禁用。

米非司酮（mifepristone）

本品为受体水平抗孕激素药，与孕酮竞争受体而达到拮抗孕酮的作用。米非司酮片与

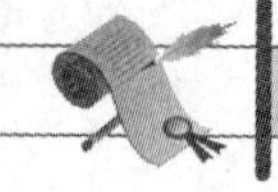

前列腺素药物序贯合并使用，可用于终止停经49天内的妊娠。本药同时具有软化和扩张子宫颈的作用。故临床用于抗早孕、抗着床、催经止孕、胎死宫内引产，还用于妇科手术操作，如宫内节育器的放置和取出及刮宫术等。其不良反应有恶心、呕吐、乏力、皮疹等。

依沙吖啶（ethacridine）

依沙吖啶（利凡诺），该药为外用防腐剂。动物实验发现对离体和在体子宫均能引起收缩，并增加子宫平滑肌收缩的频率，妊娠月份越大，对子宫平滑肌的兴奋性越强。本药临床主要用于中期妊娠引产，其不良反应主要为流产后出血较多、胎膜残留、软产道损伤和感染，剂量过大可引起肾衰竭而死亡。

第2节　子宫平滑肌抑制药

子宫平滑肌抑制药又称抗分娩药，主要用于治疗痛经和防止早产。临床常用药物有β_2肾上腺素受体激动药（利托君）、硫酸镁、钙拮抗剂、前列腺素合成酶抑制药等。

利托君（ritodrine）

该药兴奋子宫平滑肌的β_2受体，抑制子宫平滑肌收缩，临床用于治疗先兆早产。其不良反应表现为恶心、呕吐、心悸、胸闷、心律失常、血压升高，偶有震颤、头痛等，故使用时应严格掌握药物适应证。

小结

临床常用的子宫平滑肌兴奋药有缩宫素、麦角新碱、前列腺素等，缩宫素主要用于催产和引产；麦角新碱主要用于治疗产后出血和产后子宫复原；前列腺素主要用于妊娠早期人工流产；米非司酮与前列腺素序贯合并抗早孕。子宫平滑肌抑制药利托君用于防治早产。

自测题

一、填空题

1. 常用子宫平滑肌兴奋药有____、____、____，子宫平滑肌抑制药有____、____
2. 缩宫素用于催产和引产时，应严格掌握____和____，以避免子宫发生强直性收缩。
3. 麦角新碱易引起子宫强直性收缩，禁用于____和____。

二、选择题

A_1型题

1. 小剂量缩宫素对子宫平滑肌的作用特点是
   A. 缩宫作用与体内性激素水平无关
   B. 小剂量引起子宫强直收缩
   C. 收缩血管，升高血压
   D. 妊娠早期对药物的敏感性增高
   E. 小剂量引起宫体收缩、宫颈松弛
2. 大剂量缩宫素可用于
   A. 引产　B. 催产
   C. 产后止血　D. 利尿
   E. 止痛
3. 缩宫素过量可引起
   A. 胎儿窒息或子宫破裂　B. 血压升高
   C. 抑制呼吸　D. 抑制排乳
   E. 抑制心跳
4. 麦角新碱临床用于

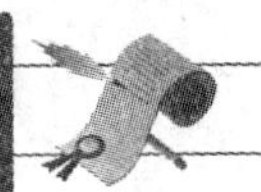

A. 引产　　B. 催产
C. 产后止血　　D. 降血压
E. 偏头痛

5. 麦角新碱不宜用于催产和引产是因为
A. 抑制呼吸
B. 对子宫体和子宫颈的兴奋作用无明显区别
C. 易导致血压下降
D. 作用时间短暂
E. 妊娠子宫对其不敏感

6. 抗早孕可选用
A. 缩宫素　　B. 麦角新碱
C. 前列腺素　　D. 利托君
E. 硫酸镁

7. 以下药物与前列腺素序贯合并使用，终止停经 49 天内的妊娠。该药是
A. 缩宫素　　B. 麦角新碱
C. 硫酸镁　　D. 利托君
E. 米非司酮

8. 防治先兆早产可选用
A. 缩宫素　　B. 麦角新碱
C. 前列腺素　　D. 利托君
E. 米非司酮

A_2 型题

9. 李女士，27 岁，足月妊娠，昨晚 8 时发动分娩，开始时子宫收缩力良好，但当宫口开大至 3cm 时，宫缩减弱，持续时间缩短，间歇时间长，每当阵缩达高峰时按压子宫壁，感觉不够硬且可被压下陷，宫颈口不再继续扩张。宜选用哪个药物催产
A. 小剂量缩宫素静脉滴注
B. 大剂量缩宫素肌内注射
C. 麦角新碱
D. 麦角胺
E. 垂体后叶素

10. 樊女士，25 岁，怀孕 2 个月，因患先天性心脏病而需中止妊娠，请问给予什么药物流产
A. 缩宫素　　B. 麦角新碱
C. 垂体后叶素　　D. 米索前列醇
E. 利托君

11. 孕 38 周先兆子痫患者，血压 150/100mmHg，尿蛋白（++），尿比重 1.024，血红蛋白 120g/L，红细胞比容 40%，宫底剑突下 2 横指，左枕前位，头固定，胎头及骨盆正常，宫口未开。此时选用下列何种处理措施最恰当
A. 剖宫产　　B. 利尿剂
C. 硫酸镁加扩容治疗
D. 降压药
E. 缩宫素静脉滴注引产

12. 孕 37 周子痫前期患者住院后突然出现抽搐时，应首选紧急处理的措施是
A. 移送于暗室，放置开口器
B. 即测血内压，查眼底
C. 即行剖宫产
D. 即静脉注射 25% 硫酸镁 10ml 及镇静剂
E. 即快速静脉滴注 20% 甘露醇 250ml

三、论述题

患者，女性，28 岁，初产妇，妊娠 42 周，尚未临产。查体：胎位正常，产道无异常。超声显示：胎盘功能正常，羊水量减少，诊断为过期妊娠，遵医嘱给予缩宫素 5U 用 5% 葡萄糖溶液 500ml 稀释后缓慢静脉滴注。

问题：
1. 给予小剂量缩宫素的目的是什么？
2. 为什么缩宫素 5U 还要稀释后缓慢静脉滴注。

（杨娅楠）

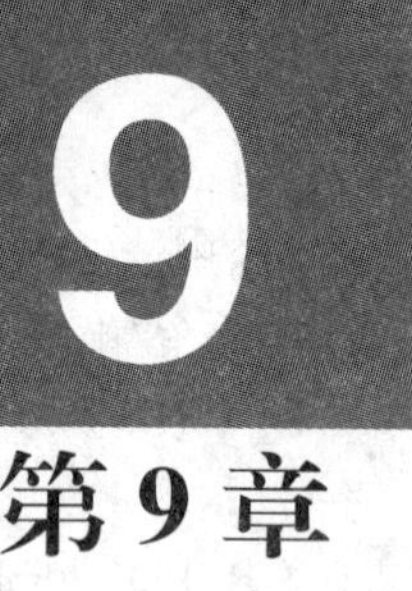

第9章 利尿药和脱水药

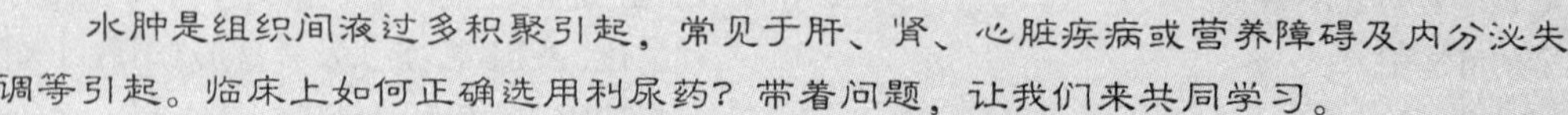

水肿是组织间液过多积聚引起，常见于肝、肾、心脏疾病或营养障碍及内分泌失调等引起。临床上如何正确选用利尿药？带着问题，让我们来共同学习。

第1节 利 尿 药

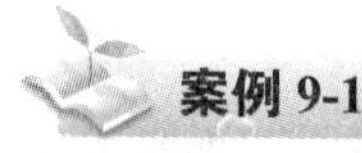

患者，男性，15岁，因咽部不适2周，水肿，尿少1周入院。查体：T 36.8℃，P 75次/分钟，R 18次/分钟，BP 160/98mmHg，眼睑水肿，咽红，双下肢可凹性水肿，其他无异常。实验室检查：尿蛋白(+++)，定量3g/24小时，尿WBC：0～1/HP，RBC：20～30/HP，肝功能正常，ALB（尿白蛋白）35.5g/L，BUN（尿素氮）8.5mmol/L，Scr（血肌酐）140μmol/L。初步诊断：急性肾小球肾炎（链球菌感染后）。处置：①卧床休息，低盐饮食，②抗感染、对症治疗，利尿，降压。

问题： 1. 请分析该患者引起水肿的原因？

2. 该患者如何选用利尿药？

利尿药是一类直接作用于肾脏，通过促进 Na^+、Cl^- 等电解质和水的排出，影响尿生成过程，使尿量增多的药物。临床主要用于治疗各种原因引起的水肿，如急慢性肾衰竭、肾病综合征、心力衰竭等，也可用于治疗高血压、青光眼、尿崩症等非水肿性疾病。

一、利尿药的作用机制与药物分类

（一）利尿药的作用机制

尿液的生成通过肾小球滤过、肾小管和集合管的重吸收与分泌而实现（图9-1、图9-2）。利尿药是通过作用于肾小管的不同部位（图9-3），而产生利尿作用。正常人每天经肾小球滤过的液体（原尿）在180L左右，但每天的尿量（终尿）仅为2L左右，这说明99%的原尿被肾小管和集合管重吸收，仅有1%成为终尿排出体外。利尿药主要是通过影响肾小管的重吸收和分泌而呈现利尿作用；而对肾小球作用不明显，仅增加肾小球滤过。

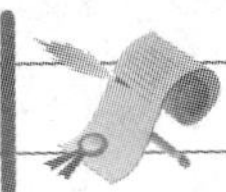

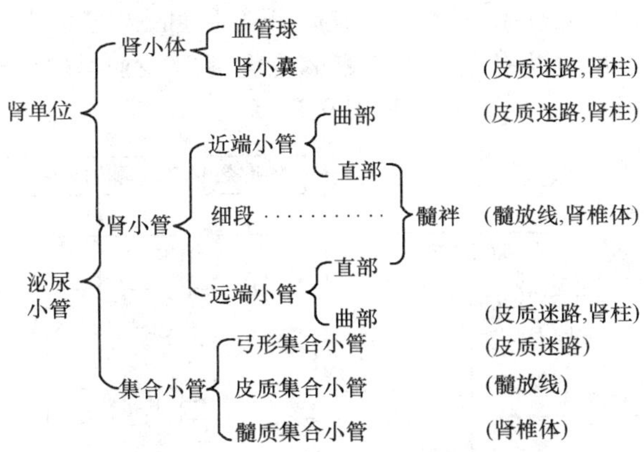

图 9-1　肾实质结构示意图

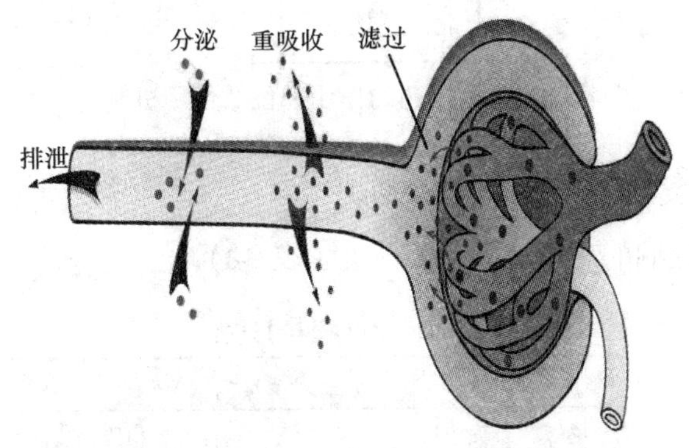

图 9-2　尿生成

1. 抑制肾小管髓袢升支粗段的髓质和皮质部的重吸收　此段可将原尿中 Na^+ 的 30% ～ 35% 重吸收，而不伴有水的重吸收，是高效能利尿药的作用部位。此段主要抑制 Na^+ - K^+ - 2 Cl^- 共转系统，而抑制 Na^+、Cl^- 的重吸收，一方面使致原尿中 Na^+、Cl^- 浓度增高，使肾的尿液稀释功能降低；另一方面使进入髓质间液的 Na^+、Cl^- 减少，使肾的尿液浓缩功能降低，导致水和 Na^+、Cl^- 排出增多。另外，可抑制 Ca^{2+}、Mg^{2+} 的重吸收，使其排泄增加。由于本类药物对 Na^+、Cl^- 的重吸收具有强大的抑制能力，可增加尿中 Na^+、K^+、Cl^-、Mg^{2+}、Ca^{2+} 的排出量（图 9-3）。

2. 抑制远曲小管的重吸收　远曲小管约重吸收原尿中的 10% 的 Na^+。抑制此段的重吸收，使原尿中 Na^+、Cl^- 浓度增高，影响肾脏的尿液部分稀释功能，从而使水和电解质的排出量增多（图 9-3）。

3. 抑制集合管的重吸收　此段重吸收原尿中的 5% 的 Na^+。在醛固酮的调节下，Na^+ 重吸收的方式是 Na^+- K^+ 交换和 Na^+- H^+ 交换。如能对抗醛固酮的调节功能或直接抑制 Na^+- K^+ 交换，就会造成排 Na^+ 留 K^+ 而导致利尿。

4. 抑制近曲小管的重吸收　近曲小管重吸收原尿中 60% ～ 65% 的 Na^+，有些药物虽然可抑制近曲小管的重吸收，但近曲小管本身及以下各段可出现代偿性重吸收增多现象，不会产生明显的利尿作用（图 9-3）。

5. 影响肾小管和集合管的分泌　近曲小管、远曲小管和集合管均有分泌功能，分泌的 H^+ 和 K^+ 均与小管内 Na^+ 进行交换；远曲小管分泌的 NH_3 可与 H^+ 及 Cl^- 结合成 NH_4Cl 排出。

因为 H^+ 是由 H_2CO_3 分解形成的，具有抑制碳酸酐酶活性的药物可因 H_2CO_3 合成减少，而使 H^+ 浓度降低从而影响了 Na^+- H^+ 交换，使 Na^+ 重吸收减少而呈现利尿作用。

各类利尿药的作用部位及作用机制见图 9-3。

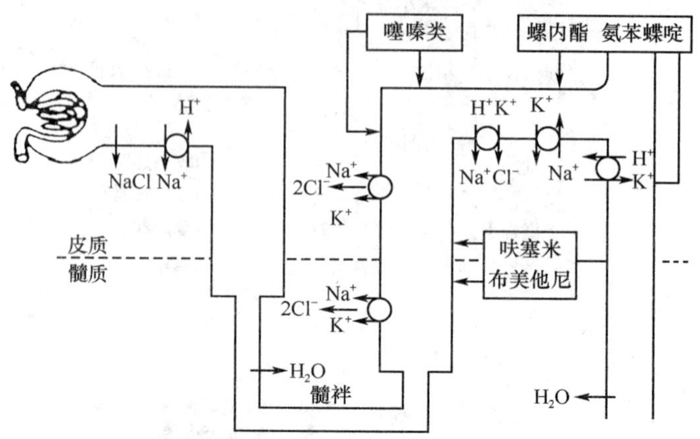

图 9-3　利尿药的作用部位及作用机制

（二）利尿药的分类

常用利尿药根据它们的利尿效能分为三类（表 9-1）。

表 9-1　利尿药的分类

分类	代表药物	作用部位
高效能利尿药	呋塞米、依他尼酸、布美他尼	髓袢升支粗段的皮质部与髓质部
中效能利尿药	氢氯噻嗪	髓袢升支粗段的皮质部和远曲小管起始部分
低效能利尿药	螺内酯、氨苯蝶啶、阿米洛利	远曲小管和集合管

二、常用利尿药

（一）高效能利尿药

高效利尿药主要作用部位为抑制肾小管髓袢升支粗段髓质和皮质部对 Na^+、Cl^- 的重吸收，利尿作用强，常用药有呋塞米（furosemide）、依他尼酸（etacrynic acid）和布美他尼（bumetanide）。

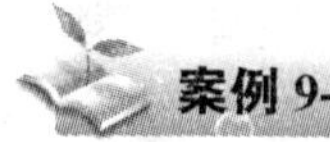
案例 9-2

患者，女性，56 岁，2 周前劳累后突发剧咳，呼气急促，不能平卧，咳粉红色泡沫样痰，烦躁不安，大汗淋漓。查体：P 120 次 / 分钟、R 38 次 / 分钟、BP 160/95mmHg，两肺野可闻及密集小水泡音。

问题： 1. 该患者可能患了哪种疾病？

2. 可选用哪些药物治疗？为什么？

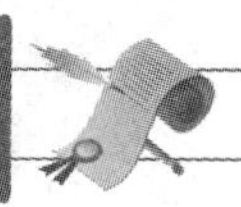

呋塞米（furosemide，速尿）

呋塞米口服 30 分钟生效，1 小时达高峰，维持 6 ～ 8 小时；静脉注射 5 分钟起效，30 分钟达高峰，维持 4 ～ 6 小时。

【药物作用】

1. 利尿作用　作用于肾小管髓袢升支粗段髓质与皮质部，抑制 Na^+、Cl^- 重吸收，使肾的稀释与浓缩功能降低，产生强大、迅速的利尿作用。

2. 对肾血流的影响　呋塞米能促进 PGE_2 的合成，明显扩张血管。扩张肾血管，使肾血流量增加；扩张肺静脉，降低毛细血管的通透性，加之利尿作用，使回心血量减少，左心室舒张末期压力降低。

【用途】

1. 治疗各类严重水肿　包括严重的心、肝、肾性水肿；静脉注射给药或与其他药物合用，可治疗急性肺水肿和急性脑水肿。本药是治疗急性肺水肿的首选药物。

2. 治疗急慢性肾衰竭　对急性肾衰竭少尿早期，静脉注射给药可迅速增加尿量，改善肾衰竭症状。由于利尿作用强大、迅速，使阻塞的肾小管得到冲洗，减少肾小管的萎缩、坏死。

3. 加速毒物排出　对急性药物中毒的患者，静脉给药可加速毒物随尿排出。

4. 其他　用噻嗪类药物疗效不佳的高血压，尤其是伴有肾功能不全或出现高血压危象时，尤为适用。此外也可用于高钾血症、高钙血症等。

【不良反应】

1. 水与电解质紊乱　过度利尿引起低血容量、低血钾、低血钠、低氯碱血症等。其中低钾血症最为多见。长期应用还可引起低镁血症。

2. 耳毒性　长期大剂量静脉给药，可引起耳鸣、听力下降或耳聋。依他尼酸耳毒性最强，呋塞米次之，布美他尼耳毒性最小。当肾功能不全或与其他耳毒性药物如氨基糖苷类抗生素合用时较易发生。

3. 胃肠反应　常见有恶心、呕吐、上腹不适及胃肠道出血等。

4. 其他　由于与尿酸竞争排泄途径，可抑制尿酸的排泄，引起高尿酸血症而诱发加重痛风。少数患者可发生粒细胞减少、血小板减少、溶血性贫血、过敏性间质性肾炎等。

考点：呋塞米的作用机制、用途、不良反应

链接

低钾血症与高钾血症

血清钾 <3.5mmol/L 时称为低钾血症。发生在钾摄入不足或损失过多时。低钾血症主要对神经肌肉的兴奋性和心血管系统产生危害。临床表现为肌无力、腱反射减退或消失，心悸、心律失常，还可出现食欲不振、恶心、腹胀、麻痹性肠梗阻。严重者可引起呼吸麻痹、心脏停搏、神志不清甚至昏迷、死亡。血清钾 >5.5mmol/L 时称为高钾血症。高钾血症可引起心脏抑制，出现严重心律失常甚至停搏。对神经肌肉的影响为早期四肢及口周麻木，极度疲乏、肌肉酸疼。当血钾浓度达 7mmol/L 时，可出现瘫软，呼吸麻痹。

（二）中效能利尿药

噻嗪类是临床常用的一类口服利尿药。本类药物有着共同的基本结构，其利尿作用从弱到强的顺序依次为：氯噻嗪（chlorothiazide）、氢氯噻嗪（hydrochlorothiazide）、氢氟噻嗪

(hydroflumethiazide)、苄氟噻嗪（bendroflumethiazide）、环戊噻嗪（cyclopenthiazide），临床最为常用的是氢氯噻嗪。氯噻酮（chlorothialidone，氯酞酮）和吲哒帕胺（indapamide）是非噻嗪类药物，其药物作用与噻嗪类相似。

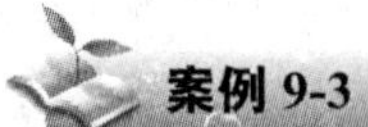

案例 9-3

患者，女性，65 岁。反复出现劳累后呼吸困难、下肢水肿 2 年余，医生给予地高辛和氢氯噻嗪治疗。1 周后，呼吸困难和水肿明显减轻，但出现了心悸。心电图提示：多源性室性期前收缩。

问题： 1. 室性期前收缩出现的原因可能是什么？

2. 应该加服何药？

氢氯噻嗪（hydrochlorothiazide）

口服后 1 小时显效，2 小时达高峰，维持 6 ～ 12 小时。大部分以原形经肾小管分泌，能减少尿酸排泄。

【药物作用】

1. 利尿作用 作用于髓袢升支粗段皮质部和远曲小管起始部位，抑制 Na^+、Cl^- 的重吸收，促进了 K^+ - Na^+ 交换，而影响了尿的稀释过程，产生温和持久的利尿作用，作用弱于呋塞米。

2. 抗利尿作用 可明显减少尿崩症患者的尿量及口渴症状。其机制可能与 Na^+、Cl^- 排出增多，血浆渗透压下降，口渴感减轻，饮水量减少有关。

3. 降血压作用 常作为基础降压药，可单独或与其他降压药联合使用。

【临床应用】

1. 治疗水肿 用于各种原因引起的轻、中度水肿。对心源性、肾源性水肿疗效较好，为治疗慢性心功能不全的主要药物之一。对肾功能损害程度较轻的肾性水肿效果较好；肝性水肿应用时，注意防止低血钾诱发肝性脑病。

2. 治疗高血压 多与其他降压药配合使用。

3. 治疗尿崩症 主要用于肾性尿崩症及加压素无效的垂体性尿崩症。

【不良反应】

1. 电解质紊乱 可引起低血钾、低血镁，以低血钾最为常见，和高效能利尿药同属于排钾利尿药。

2. 高尿酸血症 干扰尿酸由肾小管排出,使血中尿酸水平升高,有少数患者可诱发痛风。痛风患者慎用。

考点： 氢氯噻嗪应用、不良反应

3. 高血糖症 长期使用可降低糖耐量，使血糖升高。糖尿病患者慎用。

4. 高脂血症 长期使用可使血中三酰甘油、胆固醇、低密度脂蛋白升高。

5. 其他 胃肠道反应、过敏反应、高钙血症等。

（三）低效能利尿药

本类药物主要有螺内酯、氨苯蝶啶、阿米洛利。

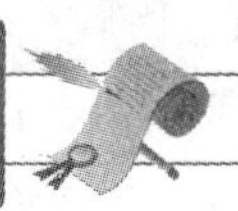

螺内酯（spironolactone，安体舒通）

螺内酯为人工合成的甾体化合物，其化学结构与醛固酮相似，服药后 1 天起效，2 ～ 4 天达最大效应。

【药物作用】

螺内酯是醛固酮竞争性拮抗药，可与远曲小管和集合管靶细胞的醛固酮受体结合，从而对抗醛固酮的保钠排钾作用，呈现排钠保钾作用，使 Na^+、Cl^- 和水的排出增加而产生利尿作用，利尿作用较弱，起效缓慢而持久。

【用途】

主要用于治疗与醛固酮增多有关的顽固性水肿或腹水，如肾病综合征等引起的水肿或肝硬化腹水较为有效，在充血性心力衰竭的治疗中也起到了重要作用。

【不良反应】

1. 血钾升高　长期单独使用可引起血钾升高，故肾功能不全和高钾血症者禁用。

2. 有性激素样副作用　可引起男性乳房女性化增大和性功能障碍及妇女多毛症等。

3. 其他　少数患者可引起头痛、困倦与精神紊乱等。

考点：螺内酯的应用

氨苯蝶啶 (triamterene，三氨蝶呤) 与阿米洛利 (amiloride，氨氯吡咪)

二药是非噻嗪类药物，其药物作用与噻嗪类相似。

氨苯蝶啶和阿米洛利化学结构不同，却有相同的药物作用。

氨苯蝶啶及阿米洛利直接抑制远曲小管和集合管对 Na^+ 的重吸收，使 Na^+、Cl^- 和水排出量增加而利尿。由于 Na^+ 的重吸收被抑制，Na^+-K^+ 交换随之减少，故 K^+ 排出减少，为保钾利尿药。单用时利尿作用较弱，常与高效能或中效能利尿药合用治疗心、肝、肾性水肿。

二药不良反应较少，偶有恶心、呕吐、腹泻、头痛、口干、嗜睡、皮疹等。长期使用可致高血钾，高钾血症者禁用。

常用利尿药特点比较见表 9-2。

表 9-2　常用利尿药特点比较

分类	药物	对血钾的影响	主要用途	主要不良反应
高效利尿药	呋塞米 布美他尼	降低	①严重水肿；②防治肾衰竭；③加速毒物排出	①水电解质紊乱；②耳毒性
中效利尿药	氢氯噻嗪	降低	①轻、中度水肿；②尿崩症；③高血压	水电解质紊乱
低效利尿药	螺内酯 氨苯蝶啶 阿米洛利	升高	与高、中效利尿药合用治疗水肿	高钾血症

三、用药注意

(1) 利尿药使用前，了解患者药物过敏史及心、肝、肾功能，以及血压、体重及水肿等情况，磺胺类药过敏者慎用。

(2) 耳毒性，呋塞米大剂量快速静脉滴注时或肾功能不全或氨基糖苷类抗生素联合用时，可出现耳鸣、听力减退或暂时性耳聋等，一旦发生应立即停药。高效利尿药肌内注射或静脉滴注时，切忌加入酸性液体稀释，以免产生沉淀。

(3) 从小剂量开始，根据每日体重和尿量变化调整剂量。长期用弱效利尿药时，可多食用香蕉，以防低钾血症；如出现恶心、呕吐、腹胀、肌无力及心律失常等症状，应及时报告医生；噻嗪类利尿药可升高血糖，糖尿病患者慎用，同时观察关节痛等症状，预防痛风。

(4) 与降压药联合用时，可增强降压药的作用，故降压药的用量适当减少。

(5) 使用螺内酯时慎用含钾药物如青霉素钾等，如引起高血钾症可静脉注射极化液 25% 葡萄糖溶液 200ml 加胰岛素 10 ～ 20U，以促使钾由细胞外转入细胞内而降低血钾。

(6) 利尿剂最好早晨或上午使用，以免夜间尿量过多而影响休息。

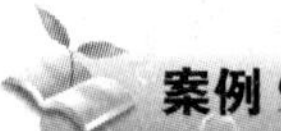

案例 9-4

患者，男性，55 岁，患高血压 5 年余，下肢水肿 3 周，医生给予降压药和氢氯噻嗪治疗。2 周后，水肿明显减轻，但出现了恶心、呕吐、心律失常等现象。

问题： 1. 该患者服药最佳时间是什么？

2. 该患者出现的症状的原因是什么？服利尿药期间应注意什么？

3. 该患者应多食用什么水果？

第 2 节　脱　水　药

脱水药是一类静脉给药后能迅速提高血浆渗透压，使组织脱水的药物。由于药物能迅速提高肾小管内渗透压，产生渗透性利尿作用，故又称渗透性利尿药。脱水药的共同特点是：①在体内不被或少被代谢；②可经肾小球滤过；③不易被肾小管重吸收。常用药物有甘露醇、山梨醇和葡萄糖。脱水药主要用于消除脑水肿，降低颅内压。

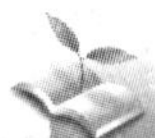

案例 9-5

患者，女性，22 岁，车祸中头部严重受伤 3 小时入院，出现喷射状呕吐 1 次、惊厥 2 次等颅内压升高表现。

问题： 1. 该患者应选什么药？

2. 应用药物期间应注意哪些？

甘露醇 (mannitol)

甘露醇是临床常用的脱水药物，临床上用其 20% 的高渗溶液。

【药物作用】

1. 脱水作用　静脉给药后能迅速提高血浆渗透压，可使组织内、脑脊液或房水中过多的水转移至血液而呈现脱水作用，降低颅内压和眼内压。因此，是降低颅内压的首选药。

口服甘露醇在肠道中不易吸收，导致消化道中晶体渗透压增高，阻碍水分的吸收并促进组织中的水分进入肠腔，肠腔内水分增加，刺激肠壁，促进肠蠕动，而导致泻下。

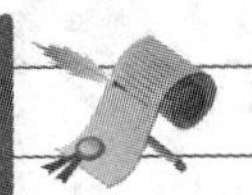

2. 利尿作用　静脉给药后约 10 分钟产生利尿作用，2 ～ 3 小时达高峰，持续 6 ～ 8 小时。利尿作用主要与下列因素有关：一方面因增加血容量，使肾小球滤过增加；另一方面经肾小球滤过后，几乎不被肾小管重吸收，使管腔液中渗透压升高，而减少水的重吸收，产生利尿作用；此外，还能增加肾血流量。

【用途】

1. 脑水肿和青光眼　用于各种原因所致的脑水肿。用于降低颅内压，安全有效，快速静脉点滴（半小时内给完）常作为首选药。也可应用于其他降眼压药物无效的青光眼或青光眼的术前准备。

2. 预防急性肾衰竭　急性肾衰竭早期使用，甘露醇可迅速产生利尿、脱水和增加肾血流的作用，从而改善肾衰竭症状，防止肾小管萎缩、坏死，保护肾脏功能。

3. 其他　用于某些药物中毒（巴比妥类、水杨酸类）促进排泄，并防止肾毒性；作为冲洗剂，应用于经尿道内前列腺切除术及术前肠道准备等。

【不良反应】

不良反应少见，但静脉滴注过快可引起一过性的头痛、头晕、视物模糊。快速静脉滴注时，可因血容量突然增加，加重心脏负荷，故心功能不全者慎用，活动性颅内出血药禁用。

山梨醇（sorbitol）

山梨醇为甘露醇的同分异构体，临床用其 25% 高渗溶液。其作用和用途与甘露醇相似。由于山梨醇进入体内后，部分转化为果糖而影响其脱水作用，故疗效不如甘露醇。

高渗葡萄糖（glucose）

25% ～ 50% 葡萄糖静脉注射可产生高渗性利尿和脱水作用。因葡萄糖部分可进入组织细胞参与代谢，又易在肝和肌肉组织中合成糖原被储存，故脱水作用较弱，持续时间较短，单用可有反跳现象，一般与甘露醇交替使用。主要用于脑水肿和急性肺水肿。

现临床多用甘油果糖（glycerol and fructose injection）代替高渗糖。甘油果糖起效慢，作用时间长，无反跳现象，且对肾脏无损害作用。

链接

水肿的药物治疗

1. 急性左心衰竭伴肺水肿　首选呋塞米，20 ～ 40mg/q4h 静脉注射，2 分钟内推完，同时使用强心苷、氨茶碱等，注意补钾。轻度心力衰竭时首选氢氯噻嗪，也可与螺内酯或氨苯蝶啶合用；阿米洛利可单用。

2. 肝源性水肿　螺内酯和呋塞米联合使用。开始先用螺内酯 100mg/d，数天后加呋塞米 40mg/d。剂量不宜过大、速度不宜过快，以免诱发肝性脑病。检测血钾，必要时补钾。

3. 肾源性水肿　选用氢氯噻嗪 25mg，3 次 / 日。严重水肿时选呋塞米、布美他尼等，必要时补钾或与螺内酯、氨苯蝶啶合用。

4. 脑水肿　甘露醇为治水肿的首选药。其他水肿的治疗根据水肿的程度及利尿药的用药原则合理选用，以缓解水肿症状。

护考链接

1. 下列利尿药中，可用于治疗尿崩症的是

A. 依他尼酸　　B. 氢氯噻嗪　　C. 呋塞米

D. 氨苯蝶啶　　E. 螺内酯 (2011 年)

答案：B

2. 治疗脑水肿的首选药

A. 甘露醇　　B. 螺内酯　　C. 呋塞米

D. 氯噻嗪　　E. 氢氯噻嗪 (2014 年)

答案：A

3. 某慢性呼吸衰竭痰多的患者，在使用哪种药物后可能因为痰液黏稠度增加而使排痰困难加重

A. 泼尼松　　B. 沙丁胺醇　　C. 呋塞米

D. 氨茶碱　　E. 盐酸氨溴索 (2015 年)

答案：C

小结

水肿是心、肝、肾等疾病的常见症状。利尿药通过增加水、电解质的排出，增加尿量，消除水肿，是治疗水肿的常用药物。但容易引起电解质紊乱，使用时尤其应注意对血钾的影响。脱水药主要用于脑水肿的治疗。

- 利尿药
  - 排钾利尿药
    - 高效能利尿药：呋塞米、依他尼酸、布美他尼 → 主要用于严重水肿
    - 中效能利尿药：氢氯噻嗪 → 主要用于治疗水肿、高血压、尿崩症
  - 保钾利尿药，又称低效能利尿药：螺内酯、氨苯蝶啶、阿米洛利 → 主要与高、中效利尿药合用治疗水肿

脱水药(渗透性利尿药)：甘露醇、山梨醇、葡萄糖 → 主要用于治疗脑水肿

自测题

选择题

A_1 型题

1. 急性肺水肿应首选

A. 螺内酯　　B. 甘露醇

C. 呋塞米　　D. 氢氯噻嗪

E. 高渗性葡萄糖

2. 主要作用在肾髓袢升支粗段的髓质部和皮质部的利尿药是

A. 甘露醇　　B. 氢氯噻嗪

C. 呋塞米　　D. 乙酰唑胺

E. 螺内酯

3. 不宜与氨基糖苷类合用的利尿药是

A. 氨苯蝶啶　　B. 呋塞米

C. 螺内酯　　D. 氢氯噻嗪

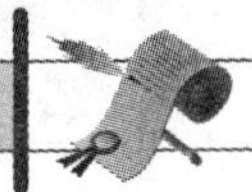

E. 环戊噻嗪

4. 具有抗利尿作用的药物是

A. 布美他尼　　B. 氢氯噻嗪

C. 螺内酯　　D. 甘露醇

E. 氨苯蝶啶

5. 糖尿病水肿患者，不宜选用哪一种利尿药

A. 氢氯噻嗪　　B. 氨苯蝶啶

C. 呋塞米　　D. 乙酰唑胺

E. 螺内酯

6. 下列哪一个利尿药不引起低钾血症

A. 阿米洛利　　B. 氯噻酮

C. 呋塞米　　D. 布美他尼

E. 氢氯噻嗪

7. 降低颅内高压，治疗脑水肿宜首选

A.25% 山梨醇　　B.50% 高渗葡萄糖

C. 甘油果糖　　D.20% 甘露醇

E. 呋塞米

8. 慢性心功能不全者禁用

A. 呋塞米　　B. 氢氯噻嗪

C. 螺内酯　　D. 氨苯蝶啶

E.20% 甘露醇

9. 患者，女性，40 岁，因风湿性心脏病出现心力衰竭，心功能Ⅱ级，并有下肢水肿，经地高辛治疗后，心功能有改善，但水肿不见好转，检查发现：血浆醛固酮水平高，此时最好选用

A. 螺内酯　　B. 氨苯蝶啶

C. 呋塞米　　D. 氢氯噻嗪

E. 布美他尼

10. 患者，男性，34 岁，建筑工人，一次事故严重外伤，大量出血，血压下降少尿，经抢救低血压和血容量已纠正后，尿量仍很少，为避免肾衰竭的进展，应给哪种药物

A. 氨苯蝶啶　　B. 呋塞米

C. 螺内酯　　D. 氢氯噻嗪

E. 卡托普利

11. 患者，男性，45 岁，因上消化道大出血来诊，入院诊断为肝硬化门脉高压，食管胃底静脉破裂出血，立即给予手术治疗，术后持续导尿监测 2 小时，尿量不足 20ml，此时应选用的利尿药为

A. 乙酰唑胺＋呋塞米

B. 螺内酯＋呋塞米

C. 阿米洛利＋螺内酯

D. 甘露醇＋螺内酯

E. 氢氯噻嗪＋呋塞米

B 型题

（12 ～ 15 题共用备选答案）

A. 螺内酯　　B. 山梨醇

C. 呋塞米　　D. 氢氯噻嗪

E. 甘露醇

12. 主要作用于髓袢升支粗段的皮质部与髓质部

13. 作用于髓袢升支粗段的皮质部和远曲小管起始部分

14. 作用于远曲小管和集合管

15. 能竞争醛固酮受体

（乌兰巴依尔）

10

第 10 章 心血管系统药物

第 1 节 抗高血压药

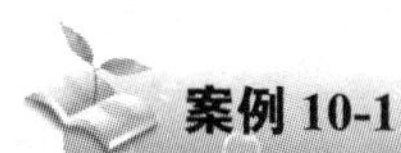

案例 10-1

患者，男性，62 岁，近年来头胀、头痛、失眠、眼花、耳鸣。查体：体温 36.9℃，脉搏 79 次 / 分钟，呼吸 20 次 / 分钟，血压 162/98mmHg，身高 168cm，体重 75kg，精神、饮食睡眠可，无恶心、呕吐，无寒战、发热，无头晕、心悸，发育正常，营养中等。诊断：原发性高血压Ⅰ级。

问题：1. 应选择那些抗高血压药治疗？

2. 用药时应注意什么？

高血压是指由于体循环动脉血压升高所致的一种综合征。按 2005 年中国高血压防治指南中规定：成人未服抗高血压药物的情况下收缩压≥ 140 mmHg，舒张压≥ 90mmHg，即可诊断为高血压。其中属原发性高血压占高血压发病人数的绝大部分，继发于某些疾病而引起的高血压，属继发性高血压，又称症状性高血压。

高血压以血压超过正常标准，常见的头晕、头痛、胸闷、乏力等症状为主要临床特征，可并发心、脑、肾等脏器不同程度的器质性损害。高血压的发病，与遗传、年龄、职业、环境、饮食习惯及生活习性等诸种因素的影响密切相关。中老年人为主要患病人群，精神紧张及剧烈活动常诱发血压突然升高。高 血压常并发严重的心、脑、肾损害，严重影响人类健康。

根据抗高血压药的主要作用和机制（图 10-1），将抗高血压药分为以下六类（表 10-1）。

表 10-1 抗高血压药物分类

类型	常用药物
1. 利尿药	氢氯噻嗪、吲达帕胺等
2. 肾素 - 血管紧张素系统抑制药	
(1) 血管紧张素转换酶抑制药（ACEI）	卡托普利、依那普利、贝那普利
(2) 血管紧张素Ⅱ受体（AT_1 受体）阻断药	氯沙坦、缬沙坦等
3. 钙拮抗药	硝苯地平、尼群地平、氨氯地平等
4. 肾上腺素受体阻断药	
(1) α_1 受体阻断药	哌唑嗪、特拉唑嗪
(2) β 受体阻断药	普萘洛尔、美托洛尔、阿替洛尔等

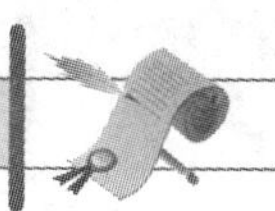

续表

类型	常用药物
(3)α、β 受体阻断药	拉贝洛尔
5. 交感神经抑制药	
(1) 中枢性降压药	可乐定、莫索尼定等
(2) 去甲肾上腺素能神经末梢阻断药	利血平
6. 血管扩张药	
(1) 直接扩张血管药	硝普钠、肼屈嗪等
(2) 钾通道开放药	米诺地尔、吡那地尔等

注：利尿药、肾素 - 血管紧张素系统抑制药、钙拮抗药、β 受体阻断药为一线抗高血压药。

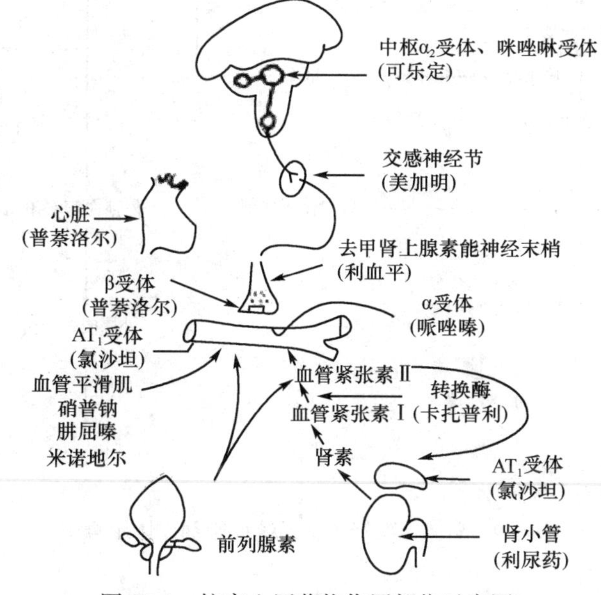

图 10-1　抗高血压药物作用部位示意图

一、利　尿　药

氢氯噻嗪（hydrochlorothiazide）

本药降压作用特点是起效缓慢、作用温和、持久，不易产生耐药性，无水钠潴留。其作用机制是：①用药初期：排钠利尿，造成体内 Na^+、H_2O 负平衡，使细胞外液和血容量减少而降低血压；②长期用药：因排钠降低动脉壁细胞内 Na^+ 的含量，Na^+-Ca^{2+} 交换减少，细胞内 Ca^{2+} 减少，降低血管平滑肌对收缩血管物质反应性，诱导动脉壁产生扩血管物质，呈现降压作用。

临床抗高血压的一线药，可单独应用治疗轻度高血压或与其他药物联合应用治疗中、重度高血压。对老年性高血压、单纯性收缩期高血压和伴有心功能不全的高血压患者尤为适用。

长期大剂量应用可引起电解质紊乱，最常见低钾血症，还可引起低钠、高血糖、高血脂、高尿酸血症。

考点：氢氯噻嗪的降压机制和临床应用

吲达帕胺（indapamide，寿比山）

本药利尿作用弱，扩张血管作用强，维持时间长。其降压作用除与排钠利尿有关外，还具有阻滞 Ca^{2+} 内流作用，从而导致血管扩张，产生良好的降压作用和抗心肌肥厚作用。临床用于轻、中度高血压，伴有水肿者更适宜。本药不引起血脂、血糖改变，不良反应较氢氯噻嗪少，长期使用应注意电解质紊乱，应定期查血钾，严重肝、肾功能不良者禁用。

二、肾素 - 血管紧张素系统抑制药

本类药物的作用机制见图 10-2。

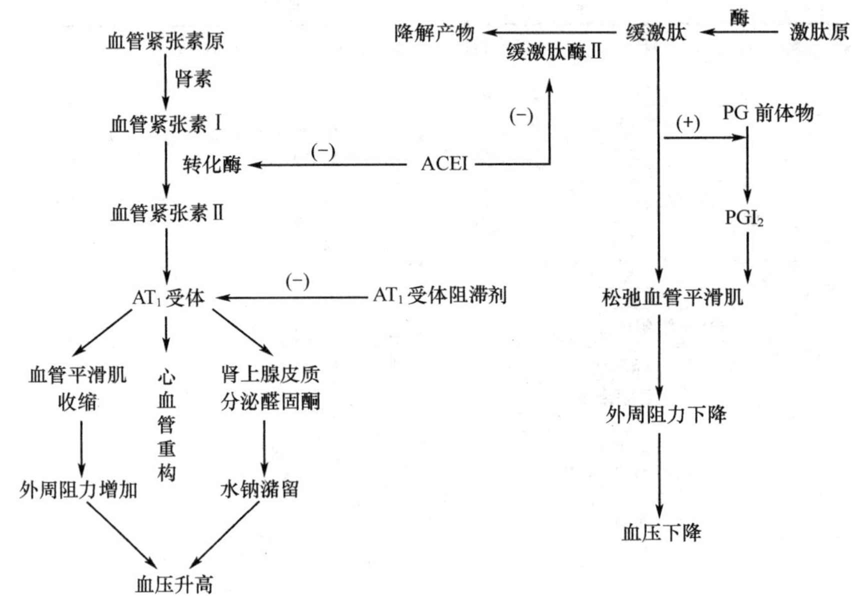

图 10-2　肾素 - 血管紧张系统抑制剂作用示意图

（一）血管紧张素转化酶抑制药

卡托普利（captopril，开搏通，巯甲丙脯酸）

【药物作用】

肾素 - 血管紧张素 - 醛固酮系统（RAAS）在血压调节中具有重要作用。卡托普利有以下作用：

1. 抑制循环和局部组织中的 RAA　通过抑制血管紧张素转化酶，使血管紧张素 I 转变为血管紧张素 II（Ang II）减少，从而使血管舒张、醛固酮分泌减少，以利于排钠；特异性肾血管扩张亦加强排钠作用，从而降低血压。Ang II 减少，还可防止高血压引起的心血管重构。

2. 抑制缓激肽（BK）的降解　使 BK 增加，BK 又可促进 PGI_2 合成，两者皆可使血管扩张，使血压进一步下降。

降压特点：①降压而不伴反射性心率加快；②长期应用不引起电解质、脂代谢障碍；③可逆转血管壁增生和心肌肥厚；④能改善生活质量，降低病死率。

【用途】

适用于各型高血压，尤其是合并有糖尿病、胰岛素抵抗、心肌肥厚、心力衰竭、心肌缺血、肾功能不全及急性心肌梗死后的高血压患者。卡托普利合用利尿药、β 受体阻断药可用于

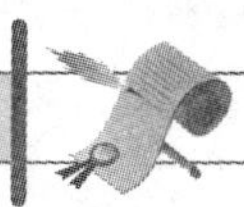

治疗中度、重型或顽固性高血压。本药是目前临床常用的一线抗高血压药之一。

考点：卡托普利的降压机制、特点、用途

【不良反应和用药注意】

(1) 长期小剂量应用，不良反应少而轻。可见干咳，与缓激肽增多有关，立即停药为最佳措施。

(2) 心悸、轻度心率增快、首剂时低血压、头晕等。故应从小剂量开始逐渐加量。

(3) 升高血钾，可致血钾过高，肾功能不全者慎用；与螺内酯、氨苯蝶啶等保钾利尿剂合用时应慎重。

(4) 低血糖，卡托普利多见。

(5) 空腹服用吸收增加，故应在餐前 1 小时给药。

(6) 孕妇、肾动脉狭窄、高血钾患者禁用。

同类药物有依那普利（enalapril，悦可定）、贝那普利（benazepril，洛丁新）等，均有用量小、疗效高、维持时间长、不良反应较轻的特点。

（二）血管紧张素Ⅱ(AT_1)受体阻断药

本类药物有氯沙坦（losartan，科索亚）、缬沙坦（valsartan，代文）、厄贝沙坦（irbesartan）。

【药物作用】

能选择性阻断血管平滑肌和肾上腺中的血管紧张素Ⅱ与其受体亚型 AT_1 的结合，从而阻断血管收缩及醛固酮的分泌，还能逆转肥大的心室细胞，促进尿酸排泄。与 ACEI 相比：①作用选择性更强，无干咳反应；②对 Ang Ⅱ的拮抗作用更完全，可阻断非 ACE 途径产生的 Ang Ⅱ的效应。

【用途】

适用于各型高血压和慢性心功能不全，尤其适用于不能耐受 ACEI 所致干咳的高血压患者。

【不良反应】

不良反应小，常见头晕、疲劳、低血压、高血钾等，不宜与保钾利尿药合用。孕妇、哺乳期妇女禁用。

考点：AT_1 受休阻断药的主要临床应用

三、钙拮抗剂

钙拮抗剂又称钙通道阻滞药。临床用于治疗高血压、心律失常、心绞痛等疾病。本类药通过选择性阻滞 Ca^{2+} 通道，抑制 Ca^{2+} 内流，松弛血管平滑肌，主要扩张小动脉，使血压下降。降压的同时并不减少重要器官血流，也不影响脂质代谢。

硝苯地平（nifedipine，心痛定，利心平）

【药物作用及用途】

本药降压作用的特点是迅速、强大，口服 10 ～ 20 分钟见效，舌下含化 5 分钟开始降压，对正常血压无明显影响。但降压同时能反射性引起心率加快、心排血量增加、血浆肾素活性增高。加用 β 受体阻滞药可对抗以上反应，并能增强降压效果。

临床用于治疗各型高血压，尤其适用于伴有心绞痛、肾疾病、糖尿病、哮喘、高脂血症的患者。目前临床多用其缓释剂和控释剂，因降压谷 / 峰值比值＞ 50%（T/P ＞ 50%）而避免了短效制剂维持时间短引起的血压波动。

考点：硝苯地平的作用特点、用途

【不良反应及用药注意】

常见头痛、颜面潮红、心悸、头晕、踝部水肿等。踝部水肿与毛细血管扩张、渗出增加有关，

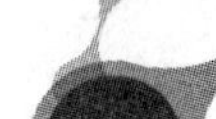

并非水钠潴留所致。低血压患者慎用，孕妇和哺乳期妇女禁用。

氨氯地平（amlodipine，络活喜）

本药降压作用较硝苯地平缓慢而持久，属于长效类。一般用药 1 ～ 2 周出现明显降压作用，6 ～ 8 周达到最大降压效果，每日服用 1 次，可平稳降压 24 小时。并可预防或逆转高血压患者的血管和心室重构，不增加交感神经活性，对心率、房室结传导、心肌收缩力无明显影响。其不良反应与硝苯地平相似，但心悸少见，用药期间注意患者的血压和心率。

尼群地平（nitrendipine，舒麦特）

其作用和用途与硝苯地平相似，但有明显扩张冠状血管作用。特点：降压作用温和而持久，可用于各型高血压。伴冠心病者较佳。不良反应与硝苯地平相似，肝功能不良者慎用或减量。本药可增加地高辛血药浓度。

四、肾上腺素受体阻断药

（一）α 受体阻滞药

哌唑嗪（prazosin，脉宁平）

【药物作用及用途】

本药选择性阻滞突触后膜 α_1 受体，使血管平滑肌松弛，扩张小动脉和小静脉，发挥降压作用。降压过程中无反射性心率加快，不影响肾脏血流量，并能降低胆固醇、三酰甘油和升高高密度脂蛋白，具有保护心血管的作用。本药临床上用于各型高血压，尤其适用于伴高血脂、糖尿病和前列腺增生的高血压患者；也可用于难治性心力衰竭。

【不良反应及用药注意】

主要为“首剂现象”，即首次用药后出现严重的直立性低血压、晕厥和心悸等，在饥饿、直立体位、低盐时较易发生。将首次用量减为 0.5mg，并在睡前服用可避免首剂现象。其他反应有心悸、眩晕、头痛、口干、乏力等，用药过程中可自行消失。

> **考点：**哌唑嗪的作用特点和用途

特拉唑嗪（terazosin，高特灵）

本药口服吸收完全、显效快、维持时间持久，降压作用强于哌唑嗪，除用于治疗高血压外，还可用于前列腺增生，睡前服。

（二）β 受体阻滞药

普萘洛尔（propranolol，心得安）

【药物作用及用途】

本药为非选择性 β 受体阻滞药，对 β_1 受体和 β_2 受体均有阻滞作用。降压机制为：①阻滞心脏上的 β_1 受体，使心肌收缩力减弱，心排血量减少。②阻断肾小球旁细胞上的 β_1 受体，使肾素分泌减少，从而抑制 RAAS 的活性。③阻滞外周去甲肾上腺素能神经末梢突触前膜上的 β_2 受体，减少去甲肾上腺素释放。④阻滞中枢部位 β 受体，抑制兴奋性神经元，从而降低外周交感神经功能。⑤增加 PGI 的合成，使血管扩张，血压下降。

临床用于轻度、中度高血压，尤其适用于心排血量增加和肾素活性增高的高血压，对伴有心动过速、心绞痛、脑血管病的高血压有较好疗效。还可用于治疗甲亢、偏头痛和青

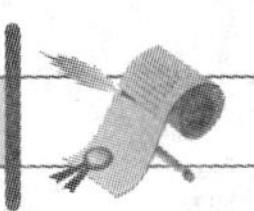

光眼等。

【不良反应及用药注意】

恶心、呕吐、腹泻、乏力、噩梦、嗜睡、心动过缓、血脂升高、诱发支气管哮喘；增强降糖药的作用并掩盖低血糖症状，故不宜与降血糖药合用；久用突然停药可出现“反跳现象”并易诱发心绞痛，因此，久用药应逐渐减量，缓慢停药。

考点： 普萘洛尔的降压机制、用途、用药注意

【禁忌证】

重度房室传导阻滞、窦性心动过缓、严重心功能不全、周围血管疾病、哮喘患者禁用。

β 受体阻滞药还有阿替洛尔（atenolol，氨酰心安）、美托洛尔（metoprolol，倍他乐克），其特点是选择性阻滞 $β_1$ 受体，减慢心率明显。本类药物主要用于高血压、心绞痛、心肌梗死、心律失常等。它们对 $β_2$ 受体阻滞作用弱，在小剂量时主要作用于心脏，对支气管影响小，对阻塞性肺疾病患者相对安全。其不良反应较普洛萘尔轻。

（三）α、β 受体阻滞药

拉贝洛尔（labetalol，柳胺苄心定）

【药物作用及用途】

本药对 α、β 受体均有阻滞作用。但对 β 受体阻滞作用较强。本药口服给药降压作用温和，可治疗各型高血压，静脉注射或静脉滴注可治疗高血压危象、妊娠高血压综合征。

【不良反应及用药注意】

常见有眩晕、幻觉、乏力、胃肠反应。大剂量可致直立性低血压，伴脑出血患者禁用。

五、交感神经抑制药

（一）中枢性抗高血压药

可乐定（clonidine，氯压定）

【药物作用及用途】

本药口服易吸收，其作用有：

1. 降压作用 降压作用中等偏强。主要通过激动延髓咪唑啉受体，使外周交感神经活性降低，而引起血压下降。

2. 其他 抑制胃肠分泌及运动；激动阿片受体，激活脑内“抗痛系统”。

临床用于治疗重度高血压，尤其适用于伴有消化性溃疡的高血压患者；治疗吗啡类镇痛药成瘾者的戒毒。

【不良反应及用药注意】

常见口干、嗜睡、乏力、便秘、眩晕、精神抑郁等；久用可致水钠潴留，合用利尿药可克服；长期服用突然停药后可出现心悸、出汗、血压突然升高，称“反跳”，故应逐渐减量至停药，一旦出现“反跳”用 α 受体阻滞药酚妥拉明对抗。

莫索尼定（moxonidine，奥必特）

本药属第二代中枢交感神经抑制剂，其降压作用持久，选择性较高，不良反应少，无明显镇静作用，亦无停药“反跳”现象，并能逆转高血压患者的心肌肥厚。本药临床用于轻度、中度高血压。

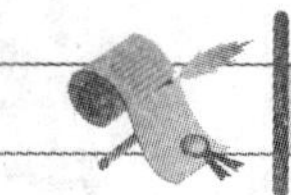

（二）去甲肾上腺能神经末梢抑制剂

利血平（reserpine，利舍平）

【药物作用及用途】

利血平的降压作用与中枢和外周去甲肾上腺素能神经末梢囊泡内递质的耗竭有关。去甲肾上腺素能神经末梢递质去甲肾上腺素（NA）耗竭，导致交感神经功能减弱，从而使血压降低。其降压作用缓慢、温和、持久，但降压作用弱、不良反应多，易致消化性溃疡和抑郁症，故目前临床已不单用，仅在复方制剂中还有使用。其常与利尿剂合用，治疗轻度、中度高血压。

复方制剂如复方利血平片（复方降压片）、复方四嗪利血平片（维压静）和复方利血平氨苯蝶啶片（北京0号）。

考点：利血平的用药特点

【不良反应】

主要表现为副交感神经亢进和中枢抑制症状，如鼻塞、乏力、腹泻、胃酸分泌多、心率减慢、嗜睡、情绪低落等。严重者可致抑郁症，故消化性溃疡及抑郁者禁用。

链接

高血压用药新规则

①有效治疗与终身治疗。纠正“尽量不用药”的错误观念，抛弃“无效治疗”，合理选用降压药，将血压控制在140/90mmHg以下。由于高血压病因不明，不能根治，故需终身治疗。②平稳降压、保护靶器官。研究证明血压在24小时内自发性波动高者易导致靶器官损伤，所以尽可能减少人为因素造成的血压不稳定。长期用药选长效制剂较好。③联合用药加强疗效，减少不良反应。

六、扩张血管药

（一）直接扩张血管药

硝普钠（sodium nitroprusside，亚硝基铁氰化钠）

【药物作用及用途】

硝普钠为强效、速效、短效降压药，能直接扩张小动脉和小静脉，降低心脏前、后负荷。本药适用于治疗高血压危象、高血压脑病、恶性高血压和难治性心功能不全。

【不良反应和用药注意】

可见呕吐、头痛、出汗、心悸等，减量或停药可消失。久用、过量或肾功能不全时，可引起硫氰酸盐中毒（视物模糊、头痛、眩晕、谵妄、意识模糊、耳鸣、气短等）。本药口服不吸收，需静脉滴注给药。静脉滴注1～2分钟即可出现明显的降压作用。静脉滴注时应严格控制滴速，严密监测血压和血浆氰化物浓度。药液宜新鲜配制，避光使用，并在12小时内用完。

同类药还有肼屈嗪（hydralazine，肼苯哒嗪），直接扩张小动脉，其降压作用快而强，降压的同时可引起反射性兴奋交感神经，使心率加快，故多用其复方制剂。本药常与利尿药和β受体阻滞药合用，治疗中度高血压。不良反应有头痛、面部红潮、心率加快、眩晕甚至诱发心绞痛和心力衰竭。长期大剂量（每日400mg以上）应用可引起红斑狼疮样综合

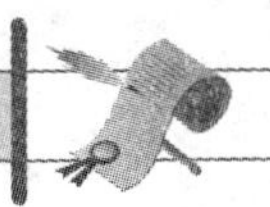

征及类风湿关节炎。

考点：硝普钠的作用及用途、肼屈嗪的不良反应

链接

抗高血压药记忆口诀

中枢降压可乐定，对抗末梢利血平；
血管扩张肼屈嗪，α-R 阻断哌唑嗪；
β 受体普萘洛尔，利尿降压氯噻嗪；
卡托普利氯沙坦，肾素、紧张素系统；
强扩动静硝普钠，钙拮抗剂心痛定；
联合阶梯个体化，详查肺肝与肾功。

（二）钾通道开放剂

本类药有米诺地尔（minoxidil，达菲欣）、吡那地尔（pinacidil）和尼可地尔（nicorandil）等，是一类新型的血管扩张剂。本类药用药后能使钾通道开放，钾外流增多，细胞膜超极化，膜兴奋性降低，Ca^{2+} 内流减少，血管平滑肌舒张，血压下降。这类药物在降压时常伴有反射性心动过速和心排血量增加，肾素增高和水钠潴留。本类药主要用于严重的高血压，不宜单用，常与利尿剂、β 受体阻滞药合用，以增强疗效，纠正其引起的水钠潴留和心率加快的不良反应。

抗高血压药物的合理应用：

(1) 药物治疗和非药物治疗相结合。

(2) 根据病情轻重程度选择药物，我国常用一线抗高血压药。

(3) 根据并发症选药：①高血压伴有冠心病者，宜用钙拮抗剂、β 受体阻滞药，不宜选直接扩张血管药；②伴有心力衰竭者，宜用转化酶抑制剂、哌唑嗪，不宜选利血平、钙拮抗剂，重度心力衰竭不宜选 β 受体阻滞药；③伴糖尿病、痛风者，宜用转化酶抑制剂，不宜选利尿药、β 受体阻滞药；④伴肾功能不全者，宜用钙拮抗剂，不宜选氢氯噻嗪；⑤伴哮喘者，宜用钙拮抗剂，不宜选 β 受体阻滞药；⑥伴高脂血症宜用哌唑嗪，不宜用氢氯噻嗪；⑦伴心动过速者，宜用 β 受体阻滞药，不宜选硝苯地平、肼屈嗪；⑧伴消化性溃疡、抑郁症，不宜用利血平等。

(4) 用药要达到个体化，坚持长期用药。

小结

目前临床常用的一线抗高血压药有五类：利尿剂、ACEI、AT_1 受体阻滞药、钙拮抗剂和 β 受体阻滞药。理想的降压药不仅能平稳控制血压，同时能防止或逆转血管和心室重构，减少并发症，延缓病程，降低病残率和病死率。临床选药应根据患者具体病情、药物的作用特点和不良反应，制订适合患者的最佳治疗方案。

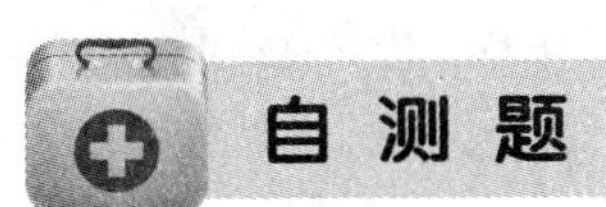

一、填空题

1. 抗高血压药分_________、_________、_________、_________、_________和_________六类。

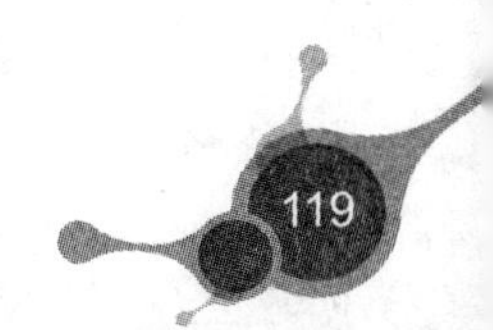

2. 肾素 - 血管紧张素系统抑制药分 __________ 和 __________ 两类。

3. 肾上腺素受体阻断药分 _________、_________ 和 __________ 三类。

二、选择题

A_1 型题

1. 下列哪种降压药需在饭前服用
   A. 利血平　B. 硝苯地平　C. 卡托普利　D. 普萘洛尔　E. 肼屈嗪
2. 下列哪种药物降压时有利尿作用
   A. 吲达帕胺　B. 美托洛尔　C. 依那普利　D. 硝普钠　E. 可乐定
3. 高血压伴有痛风、糖尿病患者不宜选用
   A. 硝普钠　B. 氢氯噻嗪　C. 利血平　D. 可乐定　E. 尼群地平
4. 高血压危象时可选用哪种药静脉滴注
   A. 尼群地平　B. 肼屈嗪　C. 硝普钠　D. 阿替洛尔　E. 吡那地尔
5. 下列哪类抗高血压药易引起干咳
   A. 利尿降压药　B. 钙拮抗剂　C. β 受体阻滞药　D. 中枢性降压药　E. 血管紧张素Ⅰ转化酶抑制剂
6. 可引起“首剂现象”的抗高血压药是
   A. 甲基巴多　B. 阿替洛尔　C. 哌唑嗪　D. 硝苯地平　E. 氨氯噻嗪
7. 高血压伴有消化性溃疡的患者应选用
   A. 可乐定　B. 利血平　C. 卡托普利　D. 拉贝洛尔　E. 氢氯噻嗪

A_2 型题

8. 患者，男性，52 岁。患高血压 10 年。查体：血压 150/98mmHg，心电图有 S-T 段下移，诊断为高血压、冠心病。患者宜选用
   A. 肼屈嗪　B. 硝普钠　C. 尼群地平　D. 肾上腺素　E. 酚妥拉明
9. 患者，男性，69 岁。患高血压 15 年。因在干农活后劳累，突然感觉头痛、心悸、出汗、恶心、呕吐、视物模糊。查体：血压 250/120mmHg，诊断为高血压危象。治疗宜选用哪个药静脉滴注
   A. 硝普钠　B. 拉贝洛尔　C. 特拉唑嗪　D. 利血平　E. 米诺地尔
10. 患者，女性，62 岁。高血压史多年，心脏扩大，心功能差，合并有慢性阻塞性肺疾病，该患者不宜选下列哪种抗高血压药
   A. 硝酸甘油　B. 缬沙坦　C. 氯沙坦　D. 地高辛　E. β 受体阻滞药
11. 患者，男性，50 岁，每年冬春季常有哮喘发作，近日来上呼吸道感染，并咳嗽伴有哮喘，门诊测血压亦升高，医生除给予抗感染及平喘治疗外，尚考虑给予降压药，其中欲选择一种 β 肾上腺素受体阻断药，请问下列哪一种最合适
   A. 普萘洛尔　B. 噻吗洛尔　C. 吲哚洛尔　D. 纳多洛尔　E. 美托洛尔
12. 患者，女性，55 岁，患者长期单独应用一种抗高血压药进行治疗，疗效欠佳，今日血压为 22.6/14.6kPa（170/110mmHg），下肢轻度可凹性水肿，考虑采用联合用药，以提高降压效果，请问下述哪一种联合用药最合适
   A. 氢氯噻嗪 + 螺内酯 + 美托洛尔
   B. 氢氯噻嗪 + 硝苯地平 + 维拉帕米
   C. 氢氯噻嗪 + 美托洛尔 + 肼屈嗪
   D. 氢氯噻嗪 + 哌唑嗪 + 肼屈嗪
   E. 硝苯地平 + 哌唑嗪 + 肼屈嗪

三、名词解释

首剂现象

四、简答题

1. 卡托普利的降压作用机制是什么？
2. 试述 β 受体阻滞药的临床应用有哪些？

（周书春）

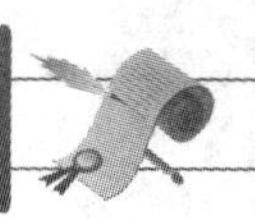

第 2 节　抗慢性心功能不全药

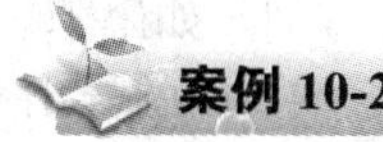

案例 10-2

患者，男性，68 岁，患有高血压 11 年，因胸骨后疼痛、阵发性呼吸困难、不能平卧、恶心、腹胀、纳差住院。体格检查：血压 158/86mmHg，脉搏 132 次 / 分钟，节律不整，呼吸 25 次 / 分钟。肝脏肋下 2 指、剑突下 4 指并有压痛，颈静脉怒张，下肢水肿。X 线检查显示：心脏显著增大。诊断为：充血性心力衰竭。

问题：1. 应选择哪些抗慢性心功能不全药治疗？

2. 用药时应注意什么？

慢性心功能不全又称充血性心力衰竭（CHF），是由多种因素引起的心脏损害、心肌收缩无力，导致心排血量减少，以组织血液灌注不足及体循环和肺循环淤血为主要特征的综合征。临床主要表现为水肿、呼吸困难、颈静脉怒张、心率加快、肝脾肿大、食欲不振等症状和体征。

一、治疗慢性心功能不全药的分类

目前治疗慢性心功能不全药有正性肌力药、利尿剂、血管扩张药、肾素 - 血管紧张素系统抑制剂、β 受体阻断药，见图 10-3。

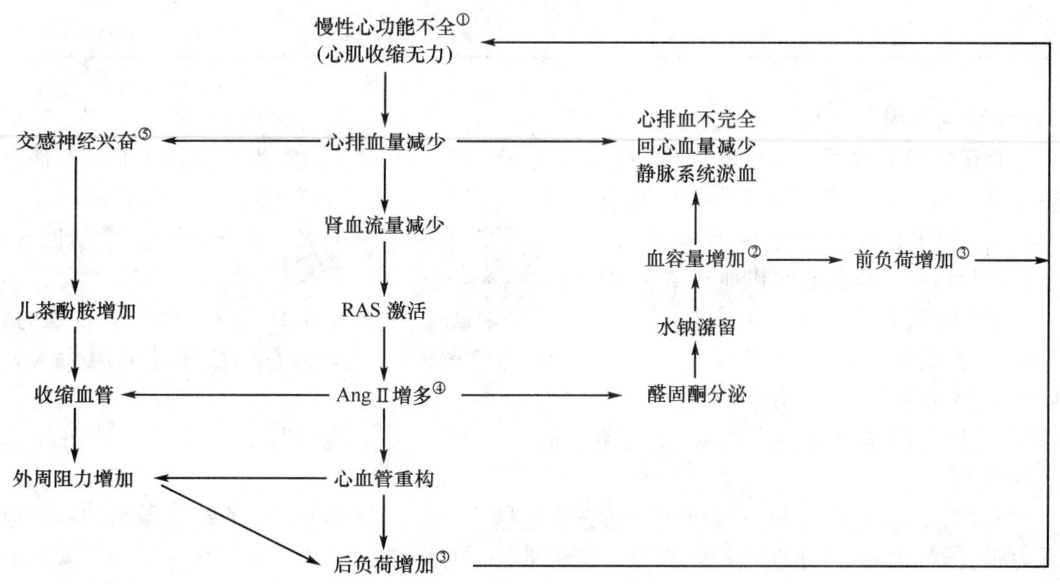

图 10-3　慢性心功能不全发病机制及药物作用环节示意图

RAS：肾素血管紧张素；Ang Ⅱ：血管紧张素Ⅱ

①正性肌力作用药；②利尿剂；③血管扩张药；④肾素 - 血管紧张素系统抑郁剂；⑤ β 受体阻断药

1. 正性肌力药

（1）强心苷：以洋地黄、地高辛、毒毛花苷 K 分别为慢效、中效、速效药代表，能增强心肌收缩力，增加心脏搏出量。

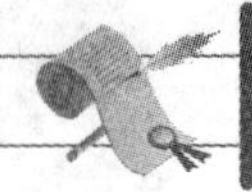

(2) 非苷类强心药：有选择性β_1受体激动药如多巴酚丁胺；磷酸二酯酶抑制药如氨力农。

2. 利尿剂 如氢氯噻嗪、呋塞米。

3. 血管扩张药 主要有血管紧张素转化酶抑制剂（如卡托普利）、钙拮抗剂（如硝苯地平），α受体阻滞药（如酚妥拉明）和直接松弛血管平滑肌的药物（如硝普钠、硝酸异山梨酯）。

4. 肾素－血管紧张素系统抑制药 血管紧张素转化酶抑制药如卡托普利、依那普利等，AT_1受体阻断药如氯沙坦、缬沙坦等。

5. β受体阻断药 美托洛尔、卡维洛尔等。

二、强　心　苷

强心苷是一类能选择性作用于心脏，增强心肌收缩力的药物。目前临床上常用的有洋地黄毒苷（digitoxin）、地高辛（digoxin）、去乙酰毛花苷（deslanoside，西地兰）、毒毛花苷K（strophanthin K）等。最常用的是地高辛，各种常用强心苷类药物作用比较见表10-2。

表10-2　常用强心苷类药物作用比较

分类	药物	给药途径	显效时间	高峰时间（小时）	半衰期	主要消除方式	全效量（mg）
慢效	洋地黄毒苷	口服	2～4小时	8～12	5～7日	肝代谢	0.7～1.2
中效	地高辛	口服	1～2小时	3～6	36小时	肾排泄	1～1.5
速效	去乙酰毛花苷	静脉注射	10～30分钟	1～2	33小时	肾排泄	1～1.6
	毒毛花苷K	静脉注射	5～10分钟	0.5～2	19小时	肾排泄	0.25～0.5

【药物作用】

1. 正性肌力作用（加强心肌收缩力） 治疗量的强心苷能选择性地作用于心脏，使心脏收缩力加强，这是该药治疗心力衰竭的药物学基础。本类药具有以下三方面显著特点。

(1) 加快心肌收缩速度：缩短收缩期，延长舒张期，有利于衰竭心脏充分休息、静脉回流、冠状动脉灌注，改善心肌供血、供氧和供能。

(2) 降低衰竭心脏的耗氧量：心肌耗氧量取决于室壁肌张力、心率和心肌收缩力，其中室壁肌张力是最主要因素。衰竭心脏因室壁肌张力高、心率快和外周阻力大，使心肌耗氧量增加。用强心苷后心收缩力加强，心排血量增加，使室壁张力降低；还可反射性兴奋迷走神经、减慢心率、降低外周阻力，故总耗氧量下降，心脏工作效率提高。

(3) 增加衰竭心脏的心排血量：强心苷通过加强心肌收缩力，使心排血量增加，刺激压力感受器，反射性使迷走神经兴奋，交感神经活性降低，外周血管扩张，阻力下降，心脏前后负荷降低，心排血量显著增加，但并不增加正常心脏排血量。

2. 负性频率作用（减慢心率） 通过加强心肌收缩力，心排血量增加，反射性兴奋迷走神经，使心率减慢。

3. 负性传导作用（减慢传导） 治疗量强心苷，通过兴奋迷走神经，减慢房室传导速度。较大剂量可直接抑制房室传导，中毒剂量可导致不同程度的房室传导阻滞，甚至心脏停搏。

4. 利尿作用 与心排血量增加，肾血流增加有关。另外，强心苷可抑制肾小管Na^+-K^+-ATP酶，减少肾小管对Na^+的重吸收，发挥利尿作用。

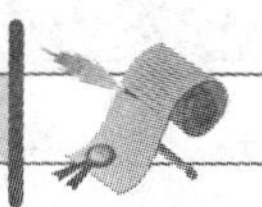

【强心苷正性肌力作用机制】

治疗量的强心苷加强心肌收缩力是通过增加细胞内 Ca^{2+} 浓度而实现的。强心苷首先与心肌细胞膜上的 Na^+-K^+-ATP 酶（强心苷受体）特异性结合，通过抑制此酶的活性，使 Na^+-K^+ 交换减少，Na^+-Ca^{2+} 交换增强，心肌细胞内 Ca^{2+} 浓度升高，心肌收缩力加强，见图 10-4。

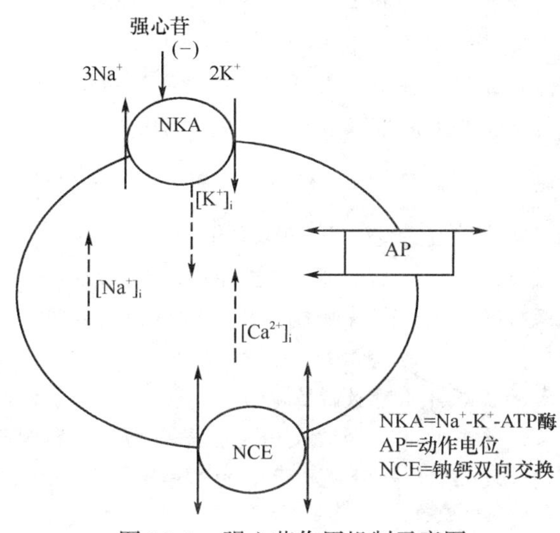

图 10-4　强心苷作用机制示意图

【用途】

1. 治疗慢性心功能不全　强心苷对心功能不全的疗效随病因和病情不同而异。对瓣膜病、高血压及先天性心脏病所致心功能不全疗效较好，对伴有心房颤动或心室率过快者疗效更好；对继发于甲亢、严重贫血及维生素 B_1 缺乏等所致心功能不全疗效较差；对肺源性心脏病及严重心肌损伤等所致的心功能不全疗效不佳，并易发生强心苷中毒；对伴有机械性阻塞的心功不全，如严重二尖瓣狭窄、缩窄性心包炎所致的心功能不全，疗效更差甚至无效。

2. 治疗某些心律失常

(1) 心房颤动：心房率达 350 ～ 600 次 / 分钟。强心苷通过兴奋迷走神经，减慢房室传导，增加房室结中隐匿性传导，减慢心室率。

(2) 心房扑动：心房率达 250 ～ 300 次 / 分钟。强心苷通过缩短心房不应期，使心房扑动转为心房颤动，停药后使心房的有效不应期延长而恢复窦性心律。

(3) 阵发性室上性心动过速：主要通过兴奋迷走神经，减慢房室传导而终止其发作。

【不良反应】

强心苷类安全范围小，治疗量已达中毒量的 60%，个体差异大，易产生中毒。

考点：强心苷药物作用特点、作用机制、用途

1. 胃肠道反应　恶心、呕吐、腹泻、厌食等，厌食是强心苷中毒的特异性表现，应与强心苷用量不足和本身的胃肠道症状相鉴别。

链接

如何区别是强心苷中毒还是强心苷用量不足？

强心苷中毒或用量不足时的症状有时难以鉴别，临床上安全的做法是先减量或停药，如减量或停药后心力衰竭加重，说明剂量不足，补足剂量后心力衰竭症状可好转。如减量或停药后心力衰竭好转则证明系中毒所致。通过心电图检查和血药浓度监测，结合临床表

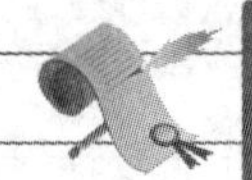

现可综合判定强心苷药物的使用情况，如地高辛血药浓度为 1.0ng/ml ～ 2.0ng/ml，高于 2.0ng/ml 可能中毒。

2. 神经系统反应 头痛、头晕、疲倦、失眠、视觉障碍，如黄视症、绿视症等。视觉异常具有特异性，通常是强心苷中毒的先兆，可作为停药的指征。

3. 心脏毒性反应 强心苷中毒危害性最大的不良反应是各种心律失常。常见的心律失常有室性期前收缩、室性心动过速甚至心室纤颤、窦性心动过缓、房室传导阻滞等，最常见的是室性期前收缩。若一个心动周期有 3 个以上室性期前收缩，则为停药指征。

链接

诱发强心苷中毒的因素

诱发因素：①电解质紊乱：低血钾、低血镁、高血钙、酸血症、碱血症等；②生理病理状态：老年人、甲状腺功能低下、肝肾功能不良（对药物代谢率低、消除慢）、肺源性心脏病、严重心肌损害（心肌缺氧、心肌细胞失钾、去甲肾上腺素释放增加）；③药物因素：排钾利尿药、糖皮质激素、胰岛素（可致低血钾）、拟肾上腺素药（提高心肌自律性）、奎尼丁、胺碘酮、维拉帕米、普罗帕酮、丙胺太林（能提高地高辛的血药浓度）等。因此，用药期间要注意上述各种诱发因素，严密观察患者的心率、心律、心电图及症状体征的变化，防止强心苷中毒的发生。

【用药注意】

1. 预防 详细了解患者用药情况，告诉患者诱发强心苷中毒的因素，警惕中毒先兆，如期前收缩、窦性心动过缓、视觉障碍等。一旦发现应及时减量或停用强心苷和排钾利尿药。

2. 治疗 ①停药：停强心苷与排钾利尿药；②补钾：二度以上房室传导阻滞不补钾；③抗心律失常：快速型心律失常选用苯妥英钠，亦可用利多卡因治疗；窦性心动过缓或房室传导阻滞用阿托品治疗；严重中毒者用地高辛抗体 Fab 片段治疗。

3. 禁忌 强心苷禁与钙剂合用。

考点： 强心苷的不良反应和用药注意

【给药方法】

1. 传统给药方法 全效量（洋地黄量）指先在短期内给足量，以达到临床疗效。然后再给予一定剂量补充每日消除量以维持疗效，称为维持量。全效量又分速给法和缓给法。心功能不全患者对强心苷反应个体差异大，故应做到用药剂量个体化，这样既可发挥药物最佳疗效，又能避免药物过量中毒。

2. 逐日维持量给药法 对病情不急的心功能不全患者，多采用小剂量维持疗法，用地高辛一日 0.25mg。经 4 ～ 5 个半衰期，6 ～ 7 天可达稳态血药浓度而取得稳定疗效，又不易发生中毒。

链接

强心苷类记忆口诀

强心苷类慢中快，增强心力游离钙；
正性肌力最根本，心力衰竭适应证；
减慢心率和传导，房颤房扑阵发性；
黄视绿视胃反应，心律失常要送命；
维持疗法地高辛，禁钙补钾牢记心。

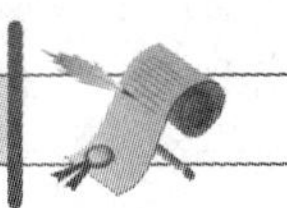

三、其他各类抗慢性心功能不全药

（一）非苷类药物

β_1 受体激动剂

本类药有多巴酚丁胺（dobutamine，杜丁胺），为多巴胺的衍生物。本类药能选择性激动 β_1 受体，使心肌收缩力增强，心排血量增加，改善心力衰竭症状。治疗量对心率影响小，很少引起心律失常。此外，多巴酚丁胺对 β_2 受体有一定激动作用，使外周血管扩张、阻力下降，降低心脏后负荷，提高心泵功能。主要用于难治性心功能不全的短期治疗。

磷酸二酯酶抑制剂

本类药有氨力农（amrinone，氨利酮）、米力农（milrinone，米力酮）和维司力农（vesnarinone）等。它们通过抑制磷酸二酯酶，使心肌细胞内 cAMP 含量提高，发挥增强心肌收缩力、扩张血管，降低心脏前后负荷，改善心功能的作用。本类药主要用于强心苷、利尿药无效的难治性心功能不全的短期治疗。

（二）肾素 - 血管紧张素系统抑制剂

ACEI 类如卡托普利、依那普利等；AT_1 受体阻滞药如氯沙坦、缬沙坦等。本类药通过扩张血管，减少醛固酮分泌，减少血容量，降低心脏的前后负荷，阻止和逆转血管及心室重构，改善心肌的舒缩功能，降低心功能不全患者的病死率。本类药可作为治疗慢性心功能不全扩张血管的首选药。不能耐受 ACEI 的干咳患者，可改用 AT_1 受体阻滞药。

（三）利尿剂

利尿剂是治疗慢性心功能不全的常规辅助用药。通过排钠利尿，一方面减少血容量，减少回心血量，减轻前负荷；另一方面排钠增加，使血管内 Na^+ 含量下降，影响 Na^+-Ca^{2+} 交换。降低血管平滑肌细胞内 Ca^{2+} 浓度，而扩张血管，迅速缓解心力衰竭症状。轻度心功能不全用噻嗪类；中度心功能不全口服呋塞米，必要时噻嗪类与保钾利尿药合用；重度心功能不全、慢性心功能不全急性发作、急性肺水肿患者，则应静脉注射呋塞米，可迅速缓解症状。用药期间要注意补钾或伍用保钾利尿药（螺内酯），避免在治疗慢性心功能不全的过程中诱发强心苷的毒性反应。

（四）β 受体阻滞药

本类药物目前已被推荐作为治疗慢性心功能不全的常规用药，可选用卡维地洛（carvedilol）、美托洛尔（metoprolol）等。

【药物作用及用途】

因本类药能阻滞 β 受体而抑制心脏，曾被认为治疗心功能不全属禁忌。经大量临床试验证明，β 受体阻滞药可改善慢性心功能不全的症状，降低病死率。本类药主要用于高血压性心脏病、缺血性心脏病、扩张型心肌病导致的慢性心功能不全。本类药必须与常规治疗药强心苷、利尿剂和 ACEI 合用。

【作用机制】

(1) 通过阻滞心脏 β 受体，能降低交感神经对心脏的作用，使心率减慢、心肌耗氧量减少。

(2) 抑制 RAAS，扩张血管，减少回心血量，降低心脏的前后负荷，逆转心肌重构，改善心脏功能。

(3) 抗心肌缺血和抗心律失常作用，而降低心力衰竭病死率和猝死。

【用药注意】

(1) 应从小剂量开始，根据病情逐渐增量，如剂量偏大可导致病情加重，严密观察患者的血压、心率、体重等，及时调整剂量。

(2) β受体阻滞药的主要禁忌证：支气管哮喘、严重心动过缓、房室传导阻滞、重度心力衰竭、急性肺水肿等。

(3) β受体阻滞药不能应用于抢救急性心力衰竭患者，包括难治性心力衰竭需静脉给药者。

(4) 症状改善常在治疗2～3个月后才出现，即使症状不改善，亦能防止疾病的进展。

考点：β受体阻滞药的作用、用途和用药注意事项

小结

慢性心功能不全是多病因、多病理变化和多症状的慢性综合征。临床治疗应根据患者病情制定最合适的治疗方案，做到用药方案个体化，应掌握各种药的作用特点，合理用药。强心苷为目前治疗慢性心功能不全的基础用药，同时联合减轻心脏负荷药、作用于RAAS药、β受体阻滞药，分别从多个不同环节发挥治疗作用，缓解慢性心功能不全的症状，发挥药物的协同作用。治疗过程中要严密观察各药的不良反应，及时采取应对措施。患者在药物治疗的同时应合理膳食，进行适当运动，保持心情愉快和充足的睡眠。治疗药物有正性肌力药、血管扩张药、RAAS抑制药和利尿药等。

自 测 题

一、填空题

1. 目前治疗慢性心功能不全的药物主要包括______、______、______、______、______和______六大类。
2. 强心苷可用于治疗______、______、______和______。
3. 可用于治疗充血性心力衰竭的正性肌力药有______、______和______三类。
4. 强心苷的不良反应主要表现在以下三个方面______、______和______。

二、选择题

A_1型题

1. 强心苷产生正性肌力作用的机制是
   A. 激动β受体
   B. 促进交感神经递质的释放
   C. 增加心肌细胞内Na^+
   D. 增加心肌细胞内K^+
   E. 增加心肌细胞内Ca^{2+}
2. 治疗量强心苷减慢心率作用主要是通过
   A. 直接抑制心传导系统
   B. 直接抑制窦房结
   C. 直接兴奋迷走神经
   D. 反射性兴奋迷走神经
   E. 直接抑制交感神经
3. 治疗强心苷中毒所致缓慢型心律失常选用
   A. 肾上腺素　B. 麻黄碱
   C 吗啡　D. 阿托品
   E. 异丙肾上腺素
4. 治疗强心苷中毒性所致室性心动过速的首选药是
   A. 普萘洛尔　B. 美西律
   C. 苯妥英钠　D. 维拉帕米
   E. 利多卡因
5. 选用强心苷治疗心房纤颤的主要目的是
   A. 减慢心室率　B. 恢复窦性节律
   C. 降低自律性　D. 减少心房纤颤频率
   E. 增加心肌收缩力
6. 治疗慢性心力衰竭的首选药物是

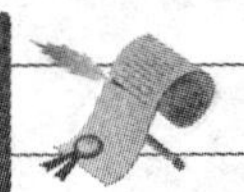

A. 强心苷类　　B. 利尿药
C. 扩血管药　　D. 磷酸二酯酶抑制药
E.β 受体激动药

7. 下列何药适合用逐日恒定剂量给药法
A. 毒毛花苷 K　　B. 地高辛
C. 去乙酰毛花苷　　D. 洋地黄毒苷
E. 多巴酚丁胺

8. 强心苷治疗心力衰竭的药理学基础是
A. 减慢心率作用　　B. 降低耗氧作用
C. 加强心肌收缩力　　D. 增加心肌供氧作用
E. 减慢房室传导作用

9. 强心苷治疗下列哪种心力衰竭效果显著
A. 贫血引起的心力衰竭
B. 高血压引起的心力衰竭
C. 甲状腺功能亢进引起的心力衰竭
D. 缩窄性心包炎引起的心力衰竭
E. 严重二尖瓣狭窄引起的心力衰竭

10. 强心苷中毒特有的症状是
A. 恶心　　B. 呕吐
C. 窦性心动过　　D. 腹泻
E. 黄视、绿视

11. 强心苷不能用于治疗
A. 心房颤动　　B. 心房扑动
C. 急性肺水肿　　D. 室性心动过速
E. 阵发性室上性心动过速

12. 下列药物中属于磷酸二酯酶抑制剂的是
A. 硝苯地平　　B. 氢氯噻嗪
C. 米力农　　D. 地高辛
E. 多巴酚丁胺

13. 硝苯地平等扩血管药物治疗心力衰竭的药理学基础是
A. 增加心肌供血　　B. 增加心肌供氧
C. 减慢心率　　D. 降低心脏前、后负荷
E. 加强心肌收缩力

A_2 型题

14. 患者，男性，60 岁。高血压病史 6 年，近日出现心力衰竭，治疗首选药是
A. 地高辛　　B. 硝苯地平
C. 肼屈嗪　　D. 米力农
E. 多巴酚丁胺

15. 患者，女性，51 岁，心力衰竭，服用洋地黄，护士在给药前常规测量患者心率，当心率低于多少时应停药
A.30 次 / 分钟　　B.40 次 / 分钟
C.50 次 / 分钟　　D.60 次 / 分钟
E.70 次 / 分钟

16. 患者，女性，56 岁，主因“风湿性心脏瓣膜病、二尖瓣狭窄、心房颤动”入院。入院查体：心室率 128 次 / 分钟，脉率 68 次 / 分钟，为减慢心室率，首选的药物是
A. 地高辛　　B. 维拉帕米
C. 地尔硫䓬　　D. 奎尼丁
E. 美西律

17. 患者，女性，51 岁，风湿性心脏瓣膜病 10 余年，一直应用地高辛控制房颤心室率。患者近日出现食欲下降，伴恶心、呕吐，1 小时前感心悸伴大汗急诊入院，心率 76 次 / 分钟，心律不齐，心电图可初步判断该患者发生了室性期前收缩此时应给予患者的治疗是
A. 不需特殊治疗　　B. 地西泮
C. 普萘洛尔　　D. 胺碘酮
E. 苯妥英钠

三、名词解释

1. 维持量　2. 全效量　3. 正性肌力作用

四、简答题

1. 试述地高辛对心脏的作用、作用机制。
2. 试述强心苷的不良反应及中毒的救治措施。
3. 试述肾素 - 血管紧张素系统抑制剂治疗心力衰竭的依据。

（周书春）

第 3 节　抗心律失常药

心律失常主要是心动节律和（或）频率异常。心律正常时心脏协调而有规律地收缩、舒张，顺利地完成泵血功能（图 10-5）。心律失常时心脏泵血功能发生障碍，影响全身器官

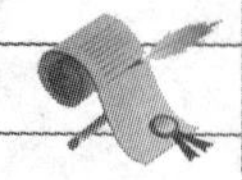

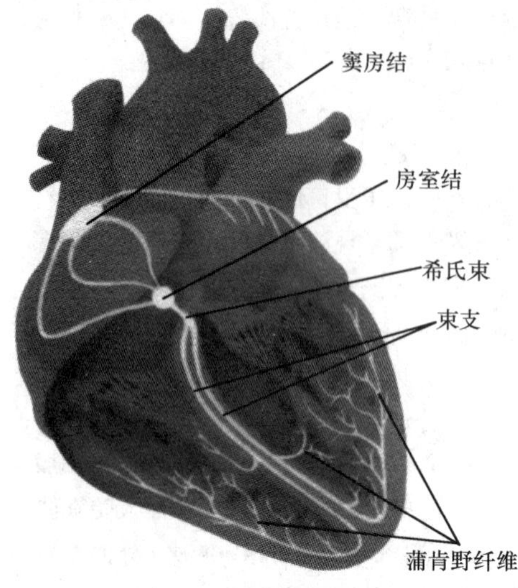

图 10-5　心脏传导系统

的供血，它可单独发病亦可与其他心血管病伴发，严重时可危及生命。临床上根据心律失常时频率的快慢分为两类：缓慢型和快速型心律失常。本节介绍的抗心律失常药用于治疗快速型心律失常。

一、抗心律失常药的分类

抗心律失常药是通过不同方式影响心肌细胞 Na^+、K^+、Ca^{2+} 的转运，纠正心律失常的电生理紊乱而发挥作用。其基本作用是：降低自律性、改变传导速度、延长有效不应期（ERP）。根据药物对心肌细胞的电生理作用的影响，将抗心律失常药分为四类，其中Ⅰ类药又分为A、B、C三个亚类，见表 10-3 。

表 10-3　抗心律失常药物的分类

类别	药物	作用机制
Ⅰ类钠通道阻滞药		阻滞 Na^+ 通道，抑制 Na^+ 内流
ⅠA类	奎尼丁、普鲁卡因胺	抑制 Na^+ 内流和 K^+ 外流，减慢传导速度，延长 APD 和 ERP
ⅠB类	利多卡因、苯妥英钠、美西律	抑制 Na^+ 内流，促进 K^+ 外流，缩短 APD 和 ERP，相对延长 ERP
ⅠC类	普罗帕酮	明显抑制 Na^+ 内流，减慢传导速度
Ⅱ类β受体阻断药	普萘洛尔、美托洛尔	阻断心脏β受体
Ⅲ类延长动作电位时程药	胺碘酮	延长 APD 和 ERP，延缓膜复极
Ⅳ类钙通道阻滞药	维拉帕米、地尔硫䓬	阻滞钙通道，抑制 Ca^{2+} 内流

注：APD：动作电位时程；ERP：有效不应期。

二、常用抗心律失常药

（一）Ⅰ类钠通道阻滞药

ⅠA类——抑制 Na^+ 内流和 K^+ 外流

奎尼丁（quinidine）

【作用及用途】

治疗量时，能降低异位起搏点的自律性、减慢传导，延长有效不应期。此外，尚有抗胆碱及α受体阻断作用。本药主要用于心房颤动、心房扑动和室上性心动过速。

考点：奎尼丁的用途

【不良反应及用药注意】

（1）心血管系统反应：低血压、窦性心动过缓、传导阻滞甚至停搏等。奎尼丁抗胆碱作用可增加窦性频率。

（2）奎尼丁晕厥：用量过大或个体高敏时，可出现意识丧失、四肢抽搐、大小便失禁、呼吸暂停甚至死亡。

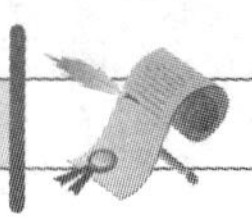

(3) 金鸡纳反应：表现为恶心、呕吐、耳鸣、视物模糊、眩晕等。

(4) 过敏反应：血小板减少、药热、皮疹、喉头水肿等。

【禁忌证】

肝、肾功能不全、严重房室传导阻滞、心动过缓、低血压及强心苷中毒所致的心律失常者禁用。

考点：金鸡纳反应。

普鲁卡因胺（procainamide）

本药为普鲁卡因的衍生物。抗心律失常作用与奎尼丁相似但较弱，抑制心脏传导以房室结以下为主。本药主要用于室性期前收缩、阵发性室性心动过速等。

本药长期应用可出现胃肠反应、皮疹、药热等，大量应用可引起房室传导阻滞、窦性停搏。长期应用极少数患者会出现红斑狼疮样综合征，停药后可消失。与普鲁卡因之间有交叉过敏反应，注意询问患者药物过敏史。

考点：普鲁卡因胺的用途

Ⅰ B 类——抑制 Na^+ 内流、促进 K^+ 外流药

利多卡因（lidocaine）

【作用及用途】

能降低心室肌和浦肯野纤维的自律性，减慢传导，相对延长有效不应期。主要用于室性心律失常，对急性心肌梗死引起的室性期前收缩、室性心动过速及心室纤颤，可作为首选药。本药首关消除明显，生物利用度低，需静脉给药。

【不良反应及用药注意】

(1) 常见嗜睡、眩晕、听物减退、视物模糊、定向障碍，严重者可引起惊厥。静脉注射过快或剂量过大可引起血压下降，房室传导阻滞甚至停搏等。用药过程中应监测心率、心电图和血压。

(2) 用药前要详细询问药物过敏史，有过敏史者禁用。孕妇和小儿一般忌用。

(3) 用药前需核对药物标签，应是“供心律失常用注射剂”，该注射剂不含防腐剂和肾上腺素，因为这两种物质易引起心律失常。

考点：利多卡因的用途、用药注意

苯妥英钠（phenytoin sodium）

本品作用与利多卡因相似，但较弱。主要用于治疗室性心律失常，强心苷中毒时引起的快速型心律失常为首选药。

静脉注射过快可引起窦性心动过缓、窦性停搏、低血压、呼吸抑制等。严重心功能不全、重度房室传导阻滞及孕妇禁用。

美西律（mexiletine，慢心律）

本药口服吸收好，作用时间长为其优点，作用与利多卡因相似。主要用于室性心律失常，尤其是强心苷中毒、心肌梗死或心脏手术引起的心律失常。

不良反应有恶心、呕吐、震颤等。大剂量可出现血压下降、房室传导阻滞等。肝病者慎用。禁忌证与利多卡因相似。

Ⅰ C 类——明显抑制 Na^+ 内流药

普罗帕酮（propafenone，心律平）

本药属广谱抗心律失常药，具有降低自律性、减慢传导、延长 ERP 的作用，兼有轻度 β 受体阻断作用。本药首关消除明显，生物利用度低，个体差异大。主要用于室性及室上性心动过速等。

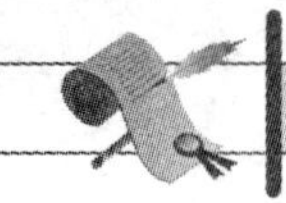

不良反应有恶心、呕吐、头痛、头晕、口唇麻木、低血压和房室传导阻滞等，也可引起粒细胞减少和红斑狼疮综合征。严重心力衰竭、低血压、传导阻滞及支气管哮喘患者忌用。孕妇和哺乳期妇女慎用。本药不可嚼碎，应在餐中或餐后吞服。

（二）Ⅱ类——β 受体阻断药

此类药能阻断心脏β受体，降低自律性，减慢传导速度，延长房室结 ERP。本类药适用于交感神经兴奋性增高、甲状腺功能亢进等引起的窦性心动过速，对伴有高血压和心绞痛的心律失常患者更适用。常用的β受体阻断药有普萘洛尔、阿替洛尔和美托洛尔等。

（三）Ⅲ类——延长动作电位时程药

胺碘酮（amiodarone，安律酮）

【作用及用途】

本药为广谱抗心律失常药，能延迟心肌的复极时间，通过延长房室结、心房肌、心室肌和浦肯野纤维的 APD、ERP 及减慢心房肌和浦氏纤维的传导速度达到抗心律失常的作用。此外，胺碘酮尚有阻断α、β受体作用和扩张血管平滑肌作用，能扩张冠状动脉和周围血管，增加冠状动脉血流量，减轻心脏负荷，减少心肌耗氧，对缺血心肌有保护作用。本药用于各种室性和室上性心律失常、预激综合征合并心房颤动者。

【不良反应及用药注意】

有头痛、失眠及周围神经损害，角膜褐色微粒沉着，一般不影响视力。因本药含碘，长期服用可干扰甲状腺的正常功能，使甲状腺功能亢进或功能降低。个别患者出现间质性肺炎和肺纤维化。对碘过敏者、甲状腺功能失调和心动过缓、传导阻滞等患者禁用。

考点：胺碘酮的不良反应

（四）Ⅳ类——钙通道阻滞药

维拉帕米（vempamil，异搏定，戊脉安）

维拉帕米通过阻滞 Ca^{2+} 内流，降低窦房结的自律性，减慢窦房结和房室结的传导速度，延长有效不应期、减慢心率，为阵发性室上性心动过速的首选药。对急性心肌梗死、心肌缺血及强心苷中毒引起的室性期前收缩有效。

偶有消化道反应及头痛、头晕等。静脉注射量过大或过快可致心动过缓、房室传导阻滞、血压下降甚至心力衰竭或停搏。与地高辛合用时，可使地高辛血药浓度升高，产生毒性反应，联合用药时应适当减少地高辛用量。低血压、重度房室传导阻滞、严重心功能不全和心源性休克者禁用。老年人慎用。

考点：维拉帕米的用途

地尔硫䓬（diltiazem，合心爽）

作用与维拉帕米相似，但作用较弱。主要用于室上性心动过速，对阵发性心房纤颤有效。

护考链接

患者，男性，65 岁。多年高血压病史。最近查体发现左心室肥厚，偶发阵发性室上性心律失常，选用下列何种药物治疗为宜

A. 吗啡　　B. 硝苯地平　　C. 尼莫地平

D. 维拉帕米　　E. 利血平

解析：B、C、D 均为钙通道阻滞药，均可用于降血压和抗心律失常，但对阵发性室上性心律失常的治疗，首选药物是维拉帕米，故应选 D。

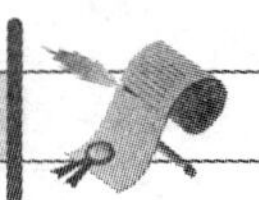

小结

常用抗心律失常药分为 4 类：钠通道阻滞药、β 受体阻断药、延长动作电位时程药、钙通道阻滞药。临床用药应在了解病因、病变类型及患者的身体状况等基础上，合理选用抗心律失常药。抗心律失常药使用不当可导致心律失常甚至停搏，故用药期间应监测患者心率、血压和心电图的变化。

自测题

选择题

A_1 型题

1. 强心苷中毒引起快速型心律失常应首选
   A. 苯妥英钠　B. 普罗帕酮
   C. 维拉帕米　D. 利多卡因
   E. 奎尼丁
2. 治疗阵发性室性心动过速的首选药物是
   A. 普萘洛尔　B. 利多卡因
   C. 奎尼丁　D. 维拉帕米
   E. 苯妥英钠
3. 治疗窦性心动过缓的首选药是
   A. 肾上腺素　B. 异丙肾上腺素
   C. 去甲肾上腺素　D. 多巴胺
   E. 阿托品
4. 能引起金鸡纳反应的药物是
   A. 利多卡因　B. 胺碘酮
   C. 奎尼丁　D. 普萘洛尔
   E. 普罗帕酮
5. 维拉帕米的适应证是
   A. 病窦综合征　B. 低血压
   C. 严重心功能不全
   D. 阵发性室上性心动过速
   E. 房室传导阻滞
6. 苯妥英钠对下述哪种原因引起的室性心律失常效果最好
   A. 麻醉　B. 强心苷中毒
   C. 心脏手术　D. 导管术
   E. 心肌梗死
7. 下列哪种抗心律失常药不能口服用药
   A. 普鲁卡因胺　B. 普萘洛尔
   C. 利多卡因　D. 胺碘酮
   E. 奎尼丁

A_2 型题

8. 患者，男性，60 岁，因胸闷、心悸就诊，心电图提示频发室性期前收缩。选何药治疗
   A. 普萘洛尔　B. 维拉帕米
   C. 利多卡因　D. 硝苯地平
   E. 地高辛
9. 患者，男性，60 岁，高血压病史及溃疡病史 10 余年，最近查体发现左心室肥厚，偶发阵发性室上性心律失常，选择下列何种药物降压为宜
   A. 维拉帕米　B. 硝苯地平
   C. 尼莫地平　D. 吗啡
   E. 利血平

（秦晓婷）

第 4 节　抗心绞痛药

心绞痛是因冠状动脉供血不足引起的心肌急剧的、暂时的缺血与缺氧综合征，其典型临床表现为阵发性胸骨后压榨性疼痛，常放射至左上肢。心绞痛持续发作得不到及时缓解则可能发展为急性心肌梗死，故应采取有效的治疗措施及时缓解心绞痛。

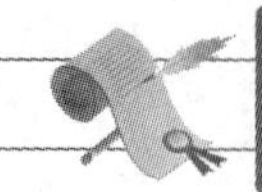

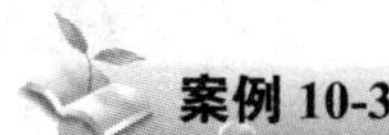

案例 10-3

患者，男性，60 岁，劳累后有胸骨后闷痛史 2 年。近日，因与人争执情绪激动，突感心前区不适、胸骨后阵发性闷痛加重，到医院就诊。诊断为心绞痛，医生给予硝酸甘油治疗，护士嘱咐坐位舌下含化，胸闷症状得到缓解。

问题：1. 该患者使用硝酸甘油后症状为何能够缓解？

2. 使用硝酸甘油时应注意哪些问题？

链接

根据世界卫生组织“缺血性心脏病的命名及诊断标准”，临床上将心绞痛分为以下 3 种类型。

1. 劳累性心绞痛　最常见，多在劳累或情绪激动时诱发，休息或舌下含服硝酸甘油后迅速缓解，此类型心绞痛又可分为稳定型心绞痛、初发型心绞痛和恶化型心绞痛。

2. 自发性心绞痛　疼痛发生与心肌耗氧量无明显关系，与冠状动脉血流储备量减少有关，疼痛程度较重，时间较长，含化硝酸甘油不易缓解。包括卧位型（休息时发生）、变异型（冠状动脉痉挛诱发）。

3. 混合性心绞痛　在心肌耗氧量增加或无明显增加时皆可发生。

临床将初发型、恶化型及自发性心绞痛称为不稳定型心绞痛，可能发展为心肌梗死或稳定型心绞痛。

心绞痛的主要病理生理学基础是心肌氧的供需平衡失调，任何引起心肌组织对氧的需求量增加或供血供氧减少的因素都可成为诱发心绞痛的诱因。

从心绞痛的病理生理基础可见，降低心肌耗氧量和扩张冠状动脉以改善冠状动脉供血是缓解心绞痛的主要治疗对策。此外，冠状动脉粥样硬化斑块变化、血小板聚集和血栓形成也是诱发不稳定型心绞痛的重要因素。常用药物分为三类：硝酸酯类、β 受体阻断药及钙通道阻滞药。

一、硝酸酯类

常用药物有硝酸甘油（nitroglycerin）、硝酸异山梨酯（isosorbide dinitrate，消心痛）、单硝酸异山梨酯（isosorbide mononitrate，可力新）等，其中硝酸甘油最常用。

硝酸甘油（nitroglycerin）

硝酸甘油是硝酸酯类的代表药，于 1867 年始用于心绞痛的治疗，已有百余年的历史，硝酸甘油口服因受首关效应等因素的影响，生物利用度仅为 8%，故临床不宜口服用药。含服后 1 ～ 2 分钟即可起效，疗效持续 20 ～ 30 分钟。由于其具有起效快、疗效肯定、使用方便和价格低廉的特点，至今仍是防治心绞痛最常用的药物。

【药物作用】

硝酸甘油的基本作用是松弛血管平滑肌，扩张静脉、动脉和冠状血管，降低心肌耗氧并增加心肌供氧。

1. 降低心肌耗氧量　硝酸甘油明显扩张静脉血管，减少回心血量，降低心脏前负荷并使心室容积缩小，进而使心肌张力下降，降低心肌耗氧量；扩张动脉血管，减轻心脏后负荷，使心脏的射血阻力降低，从而降低心肌耗氧量，可反射性致心率加快。

2. 增加心肌供氧量　硝酸甘油选择性扩张心外膜较大的输送血管及侧支循环血管，增

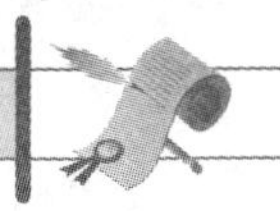

加冠状动脉灌流量，从而增加心肌供氧。

3. 促使心肌血流重新分布　心内膜下层为最常见的缺血区域。硝酸甘油通过扩张冠状动脉输送血管和侧支血管，增加冠状动脉的血流量。另外，又迫使血液从非缺血区的输送血管经侧支流向缺血区，这种血液的重新分布，有利于缺血区供血的改善（图 10-6）。

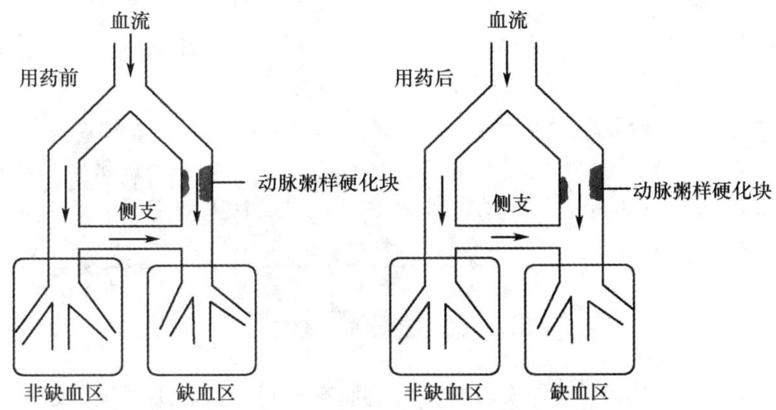

图 10-6　硝酸甘油对冠状动脉血流分布的影响

【用途】

1. 防治各型心绞痛　舌下含服硝酸甘油能迅速缓解各型心绞痛发作，是预防和治疗各型心绞痛的首选药，特别是对劳累型心绞痛疗效最为显著。

2. 急性心肌梗死　不仅能降低心肌耗氧量，增加缺血区血流量，还有抑制血小板聚集和黏附作用，从而缩小梗死范围。

3. 慢性心功能不全　硝酸甘油能扩张动、静脉，降低心脏前后负荷，缓解心力衰竭症状。

【不良反应】

1. 血管扩张反应　是主要不良反应，如头、面、颈、皮肤血管扩张引起暂时性面颊部皮肤潮红，脑膜血管舒张引起搏动性头痛，眼内血管扩张则可升高眼内压等。大剂量可致直立性低血压及晕厥，高铁血红蛋白症，甚至诱发或加重心绞痛。

2. 耐受性　一般连续使用 2 ～ 3 周即可出现耐受性，停药 1 ～ 2 周可恢复其敏感性。

【用药注意】

(1) 硝酸甘油性质不稳定，有挥发性，要密封、阴凉处避光保存。并要注意药物的有效性（扩血管反应）。

(2) 应用硝酸甘油时，要求患者采取坐位舌下含服。

(3) 本药不宜长期连续应用，宜采用小剂量、间歇给药法，为避免耐受性的出现，用药间隔必须在 8 小时以上。停药或换药时必须逐渐减量和逐步替代，以防产生严重心肌缺血。

(4) 用药期间要注意血压、心率变化，一般血压下降不要超过 15mmHg。

(5) 低血压、青光眼及颅内压高的患者禁用。

> **考点：** 硝酸甘油的作用及用途，硝酸甘油为什么采用舌下含服的给药方式

硝酸异山梨酯（isosorbide dinitrate，消心痛）

硝酸异山梨酯作用弱，起效较慢，维持时间较长。舌下含服 10 ～ 30 分钟起效，作用维持 2 ～ 6 小时。口服给药生物利用度低，个体差异大，40 ～ 60 分钟起效，作用维持时间 3 ～ 6 小时。本药主要口服用于心绞痛的预防和心肌梗死后心力衰竭的长期治疗。

单硝酸异山梨酯（isosorbide mononitrate，可力新）

单硝酸异山梨酯口服生物利用度高，作用持续时间长达 8 小时，主要用于预防心绞痛，

效果较硝酸异山梨酯好。

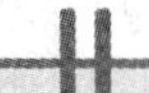
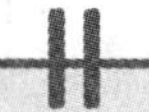

护考链接

患者，女性，44岁，患急性心肌梗死住院治疗，首次静脉泵入硝酸甘油时，在30分钟内应特别注意的是

A. 尿量　　B. 中心静脉压　　C. 血氧饱和度

D. 心率　　E. 血压

【解析】硝酸甘油是治疗急性心肌梗死的基本药物之一，其主要作用是扩张血管，改善心脑的血液循环，降低心脏的前、后负荷，改善心肌供血、供氧，从而降低心肌耗氧量。因此在静脉微量泵注硝酸甘油过程中要密切监测血压，及时发现因药物引起的低血压。因此选E。

二、β受体阻断药

β受体阻断药可使心绞痛发作次数减少，心肌耗氧量降低，患者运动耐量增加，现已作为抗心绞痛的一类重要药物，代表药物是普萘洛尔。

普萘洛尔（propranolol，心得安）

【药物作用】

1. 降低心肌耗氧量　通过阻断β_1受体，使心率减慢，心肌收缩力降低，心肌耗氧量下降，缓解心绞痛。

2. 改善心肌缺血区的供血供氧　由于阻断β_1受体，可使心率减慢，舒张期延长，冠状动脉灌注时间延长，这样有利于血液从心外膜流向心内膜缺血区；同样有利于血液通过侧支流向低阻力的缺血区，增加缺血区的供血供氧。

此外，普萘洛尔还能促进氧合血红蛋白中氧的解离，增加全身组织包括心肌的供氧，改善心肌代谢。

【用途】

用于稳定型心绞痛，尤其适用于伴有高血压或心律失常的心绞痛患者。

目前临床主张普萘洛尔与硝酸酯类合用，即两药通过不同的作用机制降低心肌耗氧量，增加心肌缺血区供血供氧；同时普萘洛尔能对抗硝酸酯类所引起的反射性心率加快，硝酸酯类可克服普萘洛尔引起的心室容积增大和心室射血时间延长的缺点。故两药合用可使疗效增强，相互取长补短。但应注意两药合用时应酌情减量，以防血压显著下降，冠状动脉血流量减少，可加重发作。

考点：硝酸甘油与普萘洛尔联合用药的临床意义

【用药注意】

(1) 普萘洛尔有效剂量个体差异较大，一般口服宜从小剂量开始，逐渐加量。久用停药应逐渐减量，以防反跳现象加剧心绞痛发作。

(2) 不宜用于因冠状动脉痉挛引起的变异型心绞痛。

(3) 本药可诱发或加重支气管哮喘，故支气管哮喘患者禁用；长期用药可使血脂升高，血脂异常患者禁用；可引起心动过缓、传导阻滞，窦性心动过缓的患者禁用。

三、钙通道阻滞药

本类药物中常用的抗心绞痛药物有硝苯地平（nifedipine，心痛定）、维拉帕米（verapamil，异搏定）、地尔硫䓬（diltiazem）等。

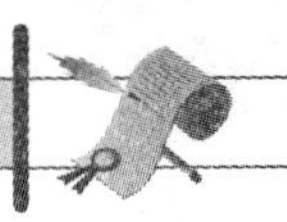

【药物作用】

1. 降低心肌耗氧量　通过阻滞心肌和血管平滑肌细胞膜上的钙通道，抑制 Ca^{2+} 内流，减慢心率，减弱心肌收缩力，使心作功减少；同时舒张外周血管，降低心脏负荷，从而降低心肌耗氧量。

2. 增加心肌缺血区供血供氧　能扩张冠状动脉，解除血管痉挛，同时还可增加侧支循环，从而增加缺血区血流量，改善缺血区心肌的供血供氧。

3. 保护心肌作用　心肌缺血时，可增加心肌细胞膜对 Ca^{2+} 的通透性，使细胞内 Ca^{2+} 积聚，导致细胞内钙超负荷，使线粒体肿胀而失去氧化磷酸化的功能，导致心肌细胞死亡。本类药物阻止 Ca^{2+} 内流，避免缺血心肌发生“钙超载”，从而保护心肌。

【用途】

可用于各种类型心绞痛。硝苯地平扩张冠状动脉作用强，抑制血管痉挛作用显著，对变异型心绞痛最有效，对伴高血压者尤为适用。维拉帕米对稳定型心绞痛有效，对变异型心绞痛，因扩张冠状动脉作用较弱，不宜单独应用。

【不良反应】

1. 副作用　常见有颜面潮红、头痛、眩晕、恶心、便秘、心动过缓、踝部水肿。

2. 诱发血压下降　可导致冠心病和脑卒中发作，应用硝苯地平时多见，舌下含服或夜间应用更为危险。

3. 其他　剂量过大，心脏抑制作用明显，可有心动过缓、房室传导阻滞等。伴有房室传导阻滞、心力衰竭的患者禁用。

【用药注意】

(1) 严格掌握和控制药物剂量和给药速度，提倡使用缓释剂型。

(2) 在用药期间，要检测心率与血压，避免血压降低过快。

(3) 患者采取坐位舌下含化或口服，变换体位时要缓慢，注意防止因直立性低血压而出现晕厥。

考点：钙通道阻滞药的用途、用药注意

链接

冠心病三级预防

一级预防：主要通过抑制易患因素，防止动脉粥样硬化的形成。①合理饮食，避免肥胖和超重。②保持血压正常稳定。③维持血脂正常，防治高脂血症。④避免精神紧张，保持心情舒畅。⑤加强体育锻炼。⑥戒烟。

二级预防：在一级预防的基础上防止心绞痛发作和心肌梗死的发生。①避免冠心病发作的诱因，如饱餐、大量饮酒、过劳、精神紧张、情绪激动、突然的寒冷刺激等。②纠正贫血或红细胞过多，避免发生脱水、感染或缺氧等情况。③应用扩冠状动脉药物，以防止心绞痛发作。④抗凝药物的应用，以保持正常血液黏稠度。⑤抓住心肌梗死前的先兆症状及时处理。

三级预防：在一、二级预防的基础上，积极治疗心肌梗死，防止再梗死和并发症的发生。

小结

心绞痛为冠心病的常见症状。目前临床常用的抗心绞痛药有三类：硝酸酯类扩张动、静脉，降低心肌耗氧量，扩张冠状动脉和侧支血管，改善局部缺血，舌下含服治疗各型心绞痛急性发作；β受体阻断药抑制心脏，使心肌耗氧量降低，心脏舒张期延长，改善缺血区心肌供血，尤其适用于伴有高血压或心律失常的劳累型心绞痛，禁用于变异型心绞痛；钙通道阻滞药抑制心脏、扩张阻力血管，降低心肌耗氧量，同时扩张冠状动脉增加血流量，对变异型心绞痛疗效较好。

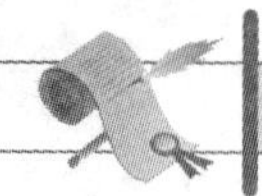

自测题

选择题

A_1 型题

1. 心绞痛发作时硝酸甘油不可采用的给药方法是
   A. 软膏涂抹　B. 舌下含化
   C. 稀释后静脉滴注　D. 喷雾给药
   E. 口服给药
2. 关于硝酸甘油的叙述，哪项是错误的
   A. 扩张静脉血管，降低心脏前负荷
   B. 扩张动脉血管，降低心脏后负荷
   C. 减慢心率，减弱心肌收缩力而减少心脏作功
   D. 减少心室容积，降低心室壁张力
   E. 加快心率，增强心肌收缩力
3. 伴高血压和哮喘的心绞痛患者，宜选用
   A. 硝酸异山梨酯　B. 麻黄碱
   C. 硝苯地平　D. 普萘洛尔
   E. 阿替洛尔
4. 普萘洛尔无下列哪项作用
   A. 改善缺血区的供血
   B. 减弱心肌收缩力
   C. 减慢心率
   D. 降低心室壁张力
   E. 降低心肌耗氧
5. 应用硝酸甘油常见的不良反应是
   A. 呼吸抑制　B. 消化道反应
   C. 心肌梗死　D. 头痛、面部潮红
   E. 心动过缓
6. 不具有扩张冠状动脉的药物是
   A. 硝苯地平　B. 硝酸甘油
   C. 硝酸异山梨酯　D. 普萘洛尔
   E. 维拉帕米
7. 硝酸酯类、β 受体阻断药和钙通道阻滞药治疗心绞痛的共同作用机制是
   A. 扩张血管　B. 减慢心率
   C. 抑制心肌收缩力　D. 缩小心室容积
   E. 降低心肌耗氧量
8. 抗心绞痛药物的共同作用是
   A. 扩张冠状动脉　B. 缩短心脏射血时间
   C. 减慢心率　D. 降低心肌收缩力
   E. 降低心肌耗氧量
9. 心绞痛伴心功能不全的患者不宜选用下列哪种药物
   A. 硝酸异山梨酯　B. 硝酸甘油片剂
   C. 戊四硝酯　D. 维拉帕米
   E. 单硝酸异山梨酯
10. 硝苯地平抗心绞痛主要是选择性阻滞
    A. Na^+ 钠内流　B. K^+ 外流
    C. Ca^{2+} 钙内流　D. Na^+ 外流
    E. K^+ 内流

A_2 型题

11. 患者，男性，52 岁。劳累后短暂胸骨后闷痛 1 个月。近日因劳累后饮酒，突感心前区闷痛，有窒息感，出冷汗，面色苍白，应选用下列何药治疗
    A. 氨茶碱　B. 硝酸甘油
    C. 地高辛　D. 胺碘酮
    E. 维拉帕米
12. 患者，男性，65 岁，因心绞痛住院。主诉哮喘病史 10 余年，用药时不宜选用下列哪种药物
    A. 硝苯地平　B. 维拉帕米
    C. 硝酸甘油　D. 普萘洛尔
    E. 单硝酸异山梨酯

（秦晓婷）

第 5 节　调 血 脂 药

血脂是血浆或血清中所含脂类的总称，包括胆固醇酯（CE）、游离胆固醇（FC）、三酰甘油（TG）、磷脂（PL）和游离脂肪酸（FFA）等，CE、FC 相加为总胆固醇（TC）。血脂与载脂蛋（apo）结合成各种颗粒大小及密度不同的脂蛋白（LP），LP 能溶于血浆转运和代谢。血浆中低密度脂蛋白（LDL）、极低密度脂蛋白（VLDL）、总胆固醇（TC）、三酰甘油（TG）

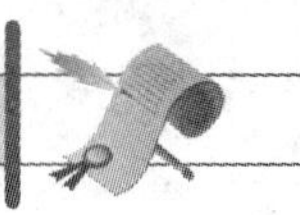

这些物质高出正常范围则称为高脂血症。高脂血症可促进动脉粥样硬化的形成和发展。

预防和治疗高脂血症，首先采取控制饮食，食用低热量、低脂肪、低胆固醇类食物，加强体育锻炼，采取戒烟戒酒等措施。如果血脂仍不正常，再用药物治疗。世界卫生组织将高脂蛋白血症分为六型，见表 10-4。

表 10-4　高脂蛋白血症的分型

分型	脂蛋白变化	脂质变化
Ⅰ	CM ↑	TC ↑，TG ↑ ↑ ↑
Ⅱ a	LDL ↑	TC ↑
Ⅱ b	VLDL ↑，LDL ↑	TC ↑ ↑，TG ↑ ↑
Ⅲ	IDL ↑	TC ↑ ↑，TG ↑ ↑
Ⅳ	VLDL ↑	TG ↑ ↑
Ⅴ	CM、VLDL ↑	TC ↑，TG ↑ ↑ ↑

降低 LDL、VLDL、TC、TG 或升高 HDL 的药物称为调血脂药。常用的调血脂药物有羟甲基戊二酰辅酶 A（HMG-CoA）还原酶抑制剂、树脂类、苯氧酸类和烟酸类等。

一、羟甲基戊二酰辅酶 A（HMG-CoA）还原酶抑制剂

羟甲基戊二酰辅酶 A（HMG-CoA）还原酶抑制剂又称他汀类（statins）药物。最早是从真菌培养液中提取而得，现有半合成品。HMG-CoA 还原酶是胆固醇合成的限速酶，抑制此酶的活性，可减少胆固醇的合成。此类药物是目前治疗高胆固醇血症的首选药物，常用药物有洛伐他汀（lovastatin）、普伐他汀（pravastatin）、氟伐他汀（fluvastatin）、辛伐他汀（simvastatin）等。

【作用】

1. 调节血脂　本药能竞争性抑制 HMG-CoA 还原酶活性，阻碍肝内胆固醇合成，使血浆 TC 浓度下降，从而导致肝细胞表面 LDL 受体代偿性增加或活性增强，使血浆 LDL 降低，另外还可使 VLDL 合成、释放减少，代谢加快，VLDL 及 TG 浓度下降，HDL 浓度升高。洛伐他丁降低胆固醇作用最强，普伐他丁最弱。本类药物降三酰甘油作用较弱。

2. 其他　抑制血小板聚集和提高纤溶性、降低血浆 C 蛋白、减轻动脉粥样硬化的炎症、改善血管内皮功能、抑制血管平滑肌增殖和迁移等作用。对肾功能有一定的保护和改善作用。

【用途】

1. 调节血脂　主要用于杂合子家族性和非家族性Ⅱ a、Ⅱ b 和Ⅲ型高脂蛋白血症，也可用于 2 型糖尿病和肾病综合征引起的高胆固醇血症。对病情较严重者可与胆汁酸结合树脂合用。

2. 肾病综合征　他汀类药物除降血脂外，还能抑制肾小球膜细胞的增殖、延缓肾动脉硬化，从而保护和改善肾功能。

3. 预防心脑血管急性事件　他汀类因能增加粥样斑块的稳定性或使斑块缩小，故减少缺血性脑卒中、稳定型和不稳定型心绞痛发作、致死性和非致死性心肌梗死的发生。

【不良反应及用药注意】

不良反应较少而轻。大剂量应用约 10% 患者有胃肠道反应、肌痛、皮肤潮红等暂时性反应，少数患者有血清转氨酶、碱性磷酸酶升高。不良反应轻者不必停药，老年人应减量。偶有横纹肌溶解症，以西立伐他汀（已停用）和辛伐他丁引起的肌病发病率较高。

洛伐他汀晚餐时一次顿服，吸收好；普伐他汀口服吸收不完全，受食物影响；氟伐他汀口服吸收迅速而完全，不受食物影响。孕妇、儿童、哺乳期妇女、肝、肾功能异常者不宜使用。

链接

拜斯亭事件

拜斯亭（西立伐他汀）是德国拜耳公司曾经生产的一种降血脂药物，对降血脂，尤其是降胆固醇十分有效，适用于原发性高胆固醇血症、混合高脂血症、高三酰甘油血症。该药自1997年在全球上市以来，全世界80多个国家有超过600万患者使用该药，美国的31人和西班牙的3人服用后死亡，故生产厂家拜耳公司已在2001年8月紧急召回此药。分析原因为患者同时服用拜斯亭和降脂药吉非贝特，导致横纹肌溶解，出现生命危险。横纹肌溶解十分罕见，但所有常用降脂药物均有可能发生。故选药时，需注意药物间的相互作用。

二、树 脂 类

考来烯胺（cholestyramine）

考来烯胺又名消胆胺。

【作用及用途】

显著降低血浆TC、LDL，轻度升高HDL。药物与胆汁酸络合随粪便排出，使胆汁酸的肝肠循环受限制。由于肝中胆汁酸吸收减少，又促使胆固醇向胆汁酸转化。另外，本药与胆汁酸结合也影响外源性胆固醇在肠道吸收，显著降低血浆TC、LDL水平。

本药适用于Ⅱa及Ⅱb及家族性杂合子高脂蛋白血症，对纯合子家族性高胆固醇血症无效。对Ⅱb型高脂蛋白血症者，应与降TG和VLDL的药物配合使用。

【不良反应及用药注意】

由于应用剂量较大，考来烯胺有特殊的臭味和一定的刺激性，少数人用后可能有便秘、腹胀、嗳气和食欲减退等，一般在2周后可消失，若便秘过久，应停药。偶可出现短时的转氨酶升高、高氯酸血症或脂肪痢等。

三、苯 氧 酸 类

苯氧酸衍生物又称贝特类（fibrates），最早应用的是氯贝丁酯（clofibrate，安妥明），其降脂作用明显但不良反应多且严重。新的苯氧酸类药降脂作用明显，毒性低，有吉非贝齐（gemfibrozil）、苯扎贝特（benzafibrate）、非诺贝特（fenofibrate）等。以降低TG、VLDL及LDL为主，临床主要用于原发性高三酰甘油（TG）血症，对Ⅲ型高脂蛋白血症和混合型高脂蛋白血症有较好的疗效，亦可用于2型糖尿病的高脂血症。本类药不良反应较轻，有轻度腹痛、腹泻、恶心等胃肠道反应。偶有皮疹、脱发、视物模糊、血常规异常等。

四、烟 酸 类

烟酸（nicotinic acid）

烟酸属B族维生素之一，大剂量有调节血脂作用，能使TG、VLDL浓度降低。服药后1～4小时生效，降低LDL作用慢，服药1周左右生效。烟酸还可升高HDL、阻滞动脉粥样硬化病变的发展。此外，大剂量烟酸具有扩张血管和抑制血小板聚集的作用。临床用于高脂血症，与他汀类或苯氧酸类联用，可提高疗效。

由于用量较大，可致皮肤潮红及瘙痒，与阿司匹林合用可缓解。烟酸可刺激胃黏膜，

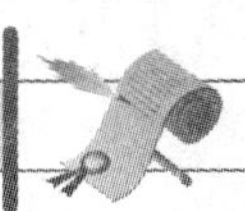

诱发或加重消化性溃疡，偶有肝功能异常、血尿酸增多、糖耐量降低，停药后可以恢复。溃疡病、痛风、糖尿病及肝功能异常者禁用。

阿昔莫司（acipimox）

其化学结构类似烟酸，是广谱降血脂药，作用强而持久。

【药物作用】

本药通过抑制脂肪酸的分解，减少游离脂肪酸的释出，从而抑制三酰甘油在肝中合成；也能抑制 VLDL、LDL 的合成，并加速 LDL 的分解；还可改善糖尿病患者的空腹血糖和糖耐量，不引起尿酸的升高。

【用途】

适用于Ⅱ、Ⅲ、Ⅳ、Ⅴ型高脂血症。尤其适用于伴有 2 型糖尿病或伴有痛风的高脂血症患者。

【不良反应】

可有胃肠反应；偶有面部潮红、热感、瘙痒及皮疹等血管扩张反应。溃疡病患者禁用，肾功能不全者应减量。

小结

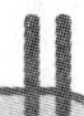

高血脂患者首先应采取非药物治疗，包括控制饮食、适当运动、减轻体重、减少饮酒等。临床应用的调血脂药有四类：TG、HDL 正常的高血脂，首选他汀类；伴冠心病或其他心血管疾病或糖尿病患者，宜用苯氧酸类；树脂类适用于Ⅱ a 型；烟酸类广谱，除Ⅰ型外均有效；少数严重混合型高脂血症或家族性高胆固醇血症，单药治疗效果差，考虑联用。

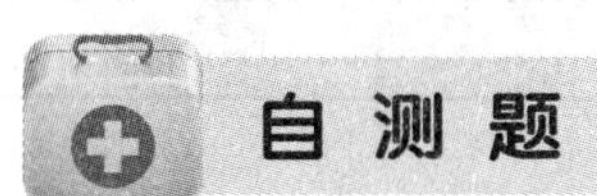

选择题

A_1 题型

1. 属于胆汁酸结合树脂类的药物是
   A. 非诺贝特　B. 阿昔莫司
   C. 辛伐他汀　D. 考来烯胺
   E. 烟酸
2. 下列不属于调血脂的药物是
   A. 普伐他汀　B. 硝酸甘油
   C. 阿昔莫司　D. 环丙贝特
   E. 考来烯胺
3. 考来烯胺的降脂作用机制是
   A. 阻滞胆汁酸在肠道吸收
   B. 抑制脂肪分解
   C. 增加脂蛋白酶活性
   D. 抑制细胞对 LDL 的修饰
   E. 抑制肝胆固醇转化
4. 不能用于治疗Ⅱ a 型高脂血症的药物是
   A. 辛伐他汀　B. 洛伐他汀
   C. 普伐他汀　D. 烟酸
   E. 吉非贝特
5. 治疗高胆固醇首选
   A. 氯贝丁酯　B. 洛伐他汀
   C. 考来烯胺　D. 烟酸
   E. 苯扎贝特
6. 他汀类药物不用于
   A. 2 型糖尿病引起的高胆固醇血症
   B. 肾病综合征引起的高胆固醇血症
   C. 杂合子家族性高脂蛋白血症
   D. 高三酰甘油血症
   E. 预防心脑血管急性事件

（秦晓婷）

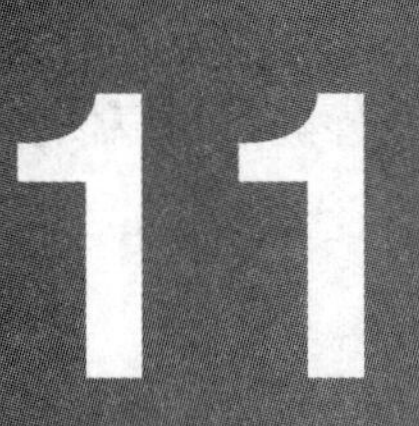

第 11 章 血液和造血系统药物

血液在血管内流动，既不凝血，也不出血，取决于血管组织、血小板、凝血因子的功能与凝血系统和抗凝血系统所保持的动态平衡，如果这种平衡被破坏，则可导致出血性疾病或形成血栓。

第 1 节 止血药、抗凝血药和溶栓药

案例 11-1

患者，男性，62 岁，因洗澡着凉后双肩及后背阵阵酸痛，每次 10 分钟左右，不发热，仍可下床走动。于凌晨突然出现心前区剧烈疼痛，并向双肩、后背和左臂放射，伴大汗淋漓，休息后不见缓解，入院诊断为急性心肌梗死。医嘱给予肝素治疗。

问题： 1. 为何选择肝素治疗？

2. 使用肝素时应注意哪些问题？

止血药是使出血停止的药物。抗凝血药是能阻止血液凝固、防止血栓形成的药物。溶栓药也称纤维蛋白溶解药，是一类促进纤溶酶原转变为纤溶酶，从而加速纤维蛋白溶解的药物。

一、止 血 药

（一）促进凝血因子发挥作用的止血药

维生素 K（vitamin K）

维生素 K 包括维生素 K_1、维生素 K_2、维生素 K_3 和维生素 K_4。维生素 K_1 和维生素 K_2 为天然品，具有脂溶性，需胆汁协助才能被吸收；人工合成品维生素 K_3 和维生素 K_4 具有水溶性，不需要胆汁协助即可吸收。

【药物作用】

维生素 K 主要生理功能是作为辅酶在肝内参与凝血因子Ⅱ、Ⅶ、Ⅸ、Ⅹ的合成。当维生素 K 缺乏时，上述凝血因子合成减少，造成凝血障碍，凝血酶原时间延长，常发生皮下、牙龈及胃肠道出血等。

【用途】

临床用于治疗维生素 K 缺乏引起的出血。维生素 K 缺乏包括：①维生素 K 吸收障碍，如梗阻性黄疸、胆瘘、肝病及慢性腹泻等疾病，因肠道缺乏胆汁，致使肠道吸收维生素 K 障碍；②维生素 K 合成障碍，如早产儿、新生儿及长期应用广谱抗生素患者，肠道缺乏产生维生素 K 的大肠杆菌，不能合成维生素 K；③凝血酶原过低的出血，如长期应用香豆素类、水杨

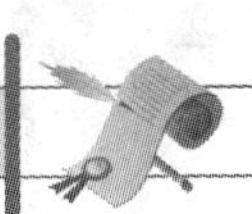

酸类等药物或使用过量或“杀鼠药”敌鼠钠中毒，均可抑制肝内凝血酶原的合成而引起出血。

【不良反应及用药注意】

(1) 维生素 K_1 静脉注射过快，可出现颜面潮红、出汗、胸闷、血压突降甚至发生休克。故临床多采用肌内注射维生素 K_1，但肌内注射局部偶可发生红肿、疼痛、硬结及荨麻疹样皮疹。

(2) 口服维生素 K_3、维生素 K_4 易引起恶心、呕吐，宜饭后服用。

(3) 较大剂量维生素 K_3(30mg/ 次) 可致新生儿溶血性贫血、高胆红素血症，对红细胞缺乏葡萄糖 -6- 磷酸葡萄糖脱氢酶 (G-6-PD) 的特异质患者会诱发急性溶血。注意使用维生素 K 每次剂量要适宜，不可超过 30mg。

(4) 过量时可诱发血栓形成，可口服香豆素类 (或采用肝素) 解救。应定期测定凝血酶原时间，以调整本品的用量和给药次数，并观察有无血栓形成的症状和体征。

(5) 肌内注射时，宜深部肌内注射。

(6) 静脉注射宜用 0.9% 氯化钠注射液或葡萄糖注射液稀释，不可用其他溶液稀释。本品对光敏感，稀释后应立即使用。静脉滴注时应避光 (用黑纸或黑布包裹)，慢滴，滴速不超过 1mg/min，并严密监护患者的血压、体温、脉搏及心率。如有异常，应及时调整滴速，必要时停止输注，并报告医师。

(7) 抗凝血药、水杨酸类药、奎宁、奎尼丁、硫糖铝、考来烯胺、放线菌素 D 等均可影响维生素 K 作用。

(8) 严重肝病者及孕妇禁用。G-6-PD 缺乏及肝功能不良者慎用。

(9) 应告知患者，正常人肠道细菌可合成维生素 K，且很多食物中都富含维生素 K，如芦笋、菜花、菠菜等，足以满足人体的正常需要。

（二）抑制纤维蛋白溶解的止血药

考点：维生素 K 的作用及用途

氨甲苯酸 (aminomethylbenzoic acid，PAMBA)

氨甲环酸 (tranexamic acid，AMCHA)

【药物作用】

氨甲苯酸能竞争性抑制纤溶酶原激活物，阻止纤溶酶原转变为纤溶酶，从而抑制纤维蛋白溶解而止血。

【用途】

临床主要用于纤溶酶活性亢进引起的出血，如产后出血、前列腺、肝、胰、肺等大手术后的出血。因为这些脏器中含有大量的纤维酶原激活物，组织大面积损伤时激活物释放入血液，导致纤溶酶活性亢进。这种出血往往不易凝固，且在创面形成的血凝块被溶解，故需抑制纤溶酶的活性。本类药物对其他原因引起的出血无效。

【不良反应及用药注意】

考点：氨甲苯酸的用途

用量过大可促进血栓形成，诱发心肌梗死。禁用于有血栓形成倾向或有血栓栓塞性疾病的患者。

（三）缩血管止血药

垂体后叶素 (pituitrin)

垂体后叶素内含缩宫素和加压素 (抗利尿激素)，缩宫素可兴奋子宫平滑肌 (见第 8 章)；加压素能使血管收缩，以收缩内脏血管为主。本药主要用于肺结核咯血、肝硬化门静脉高压引起的上消化道出血等。

偶见过敏反应，出现面色苍白、出汗、心悸、胸闷、腹痛等表现。高血压、冠心病、癫痫患者禁用。

（四）促进血小板发挥作用的止血药

酚磺乙胺（etamsylate）

酚磺乙胺能促进血小板生成并增强血小板的功能，还可增强毛细血管的抵抗力，降低毛细血管通透性。本药作用迅速，维持时间长，毒性低，用于手术前后预防出血，以及治疗消化道、肺、脑、眼底出血、鼻出血及血小板减少性紫癜等，偶见过敏反应。

二、抗凝血药

（一）抑制凝血因子发挥作用的抗凝药

肝素（heparin）

肝素首先从肝脏中发现而得名，药用肝素主要从牛肺或猪小肠黏膜中提取。口服无效。

【药物作用】

肝素在体内、体外都有迅速而强大的抗凝血作用。肝素能促进抗凝血酶Ⅲ（AT-Ⅲ）的抗凝血作用。AT-Ⅲ是血浆中的一种生理性抗凝物质，使凝血酶及$Ⅻ_{α}$、$Ⅺ_{α}$、$Ⅹ_{α}$、$Ⅸ_{α}$因子活性丧失，血液不能凝固。肝素能和AT-Ⅲ结合并能使其抗凝血作用提高数千倍。此外，肝素还能抑制血小板的功能。

【用途】

(1) 血栓栓塞性疾病：临床主要用于心肌梗死、脑血管栓塞、肺栓塞、血栓性静脉炎等，防止血栓的形成和扩大。

(2) 弥散性血管内凝血（DIC）：早期应用肝素可防止微血栓形成，并可防治纤维蛋白原及其他凝血因子消耗引起的继发性出血。

(3) 体外抗凝：用于心血管手术、体外循环、心脏导管检查等。

【不良反应及用药注意】

(1) 自发性出血：肝素过量易致自发性出血，表现为黏膜出血、关节腔积血和伤口出血等。一旦发生应立即停药，若大量出血不止，则使用鱼精蛋白拮抗。1mg鱼精蛋白中和100单位的肝素，如肝素注射已超过半小时，鱼精蛋白用量减半。注射鱼精蛋白不宜过快。

(2) 过敏反应：偶可引起发热、荨麻疹、哮喘等，发现后停药并抗过敏治疗。

(3) 其他：连续用药3～6个月可引起骨质疏松，产生自发性骨折；可发生短暂性血小板减少症；孕妇应用可引起早产及胎儿死亡。

(4) 静脉注射或静脉滴注肝素时，要确定针头在血管内方可给药。应单独使用静脉通道注射肝素。若需注入其他药物，要先用生理盐水冲净栓内药液再给其他药物。

(5) 60岁以上老年人（尤其是老年女性）对肝素较敏感，用药期间容易出血，应减少用量。有出血倾向、不能控制的活动性出血、外伤或术后渗血、先兆流产、胃及十二指肠溃疡、严重肝肾功能不良、黄疸，重症高血压等患者禁用。

(6) 与水杨酸类、口服抗凝药、右旋糖酐等药物合用可加重出血危险。

考点：肝素的抗凝机制及作用特点

华法林（warfarin）

华法林为香豆素类口服抗凝血药。

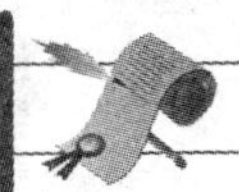

【药物作用】

华法林的化学结构与维生素K相似，可竞争性拮抗维生素K的作用，阻碍凝血酶原和Ⅶ、Ⅸ、Ⅹ因子的合成，从而发挥抗凝血作用。本药对已形成的凝血因子无拮抗作用，故体外无效。本药作用缓慢，口服12～24小时生效，3日达高峰，停药后可维持数日。

【用途】

用于防治血栓栓塞性疾病。因起效慢，故一般与肝素同时应用，1～3日起效后停用肝素。

【不良反应及用药注意】

过量易致自发性出血，应立即停药，并用大量维生素K对抗。必要时立即输血补充凝血因子加以控制。易通过胎盘屏障，可导致胎儿出血，并影响胎儿骨骼发育，孕妇禁用。

考点：华法林的抗凝作用及用途。

枸橼酸钠（sodium citrate）

【药物作用】

枸橼酸钠的枸橼酸根离子与血浆中 Ca^{2+} 结合形成不易解离的可溶性络合物，从而降低血中 Ca^{2+} 浓度，使凝血过程受阻，发挥抗凝作用。

【用途】

本药仅作为体外抗凝剂，用于体外血液保存。输血时，每100ml全血中加入2.5%枸橼酸钠溶液10ml，可防止血液凝固。

【不良反应及用药注意】

在大量输血（超过1000ml）或输血速度过快时，可引起低血钙性抽搐，心功能不全。此时应立即静脉注射钙盐解救。

（二）抑制血小板发挥作用的抗凝血药

阿司匹林（aspirin）

小剂量的阿司匹林可抑制血小板聚集，防止血栓的形成和发展。临床用于心肌梗死、脑梗死、深静脉血栓、心绞痛的预防和治疗，能减少缺血性心脏病发作和复发的危险。

双嘧达莫（dipyridamole）

双嘧达莫，又名潘生丁，能抑制血小板内磷酸二酯酶，减少cAMP的分解，提高血小板内cAMP含量，从而抑制血小板的聚集和黏附，产生抗血栓的作用。临床常与阿司匹林合用预防血栓栓塞性疾病，也可与华法林合用预防人工心脏瓣膜置换术后血栓的形成。

三、溶　栓　药

尿激酶（urokinase，UK）

尿激酶是从人尿中分离、提取的蛋白质冰冻干燥制剂。其能直接激活纤溶酶原转变为纤溶酶，发挥溶栓作用。主要用于血栓栓塞性疾病。尿激酶无抗原性，不引起过敏反应，主要用于对链激酶过敏的患者。本品溶液必须在临用前新鲜配制，每瓶25万U，可用灭菌注射用水5ml溶解，不得用其他溶液溶解，不得用酸性液体稀释。本品宜冷藏保存。剂量过大可致出血，用氨甲苯酸等抗纤溶药对抗。

组织型纤溶酶原激活剂（human tissue-type plasminogen activator，t-PA）

组织型纤溶酶原激活剂为第二代溶栓药，是用DNA重组技术合成的，对纤维蛋白有

很强的亲和力。本品可选择性地激活结合在纤维蛋白表面的纤溶酶原，使之活化为纤溶酶，发挥选择性溶栓作用，且作用迅速。主要用于治疗肺栓塞和急性心肌梗死，疗效优于链激酶。不良反应较少，禁用于出血性疾病。

降纤酶（defibrase）

降纤酶是一种具有溶解血栓，抑制血栓形成，改善微循环作用的蛋白水解酶。主要用于预防急性脑梗死、心肌梗死，也可用于四肢血管病和肺栓塞等。

本类药物还有链激酶，是从链球菌的培养液中提取，作用、用途与尿激酶相似，但具有抗原性，少数人会有过敏反应，可用抗组胺药和激素处理。

小结

止血药分为促凝血药（维生素K）、抗纤维蛋白溶解药（氨甲环酸、氨甲苯酸）、缩血管药（垂体后叶素）及促进血小板生成药（酚磺乙胺）。其中维生素K主要用于维生素K缺乏引起的出血；氨甲苯酸和氨甲环酸用于纤溶亢进所致的出血。

抗凝血药包括抑制凝血因子的抗凝药（肝素、华法林、枸橼酸钠）及抑制血小板的抗凝血药（阿司匹林、双嘧达莫），临床主要用于防治血栓栓塞性疾病。其中，肝素在体内、体外都有迅速而强大的抗凝血作用。

溶栓药包括尿激酶、链激酶、组织型纤溶酶原激活剂及降纤酶。临床用于溶栓治疗。

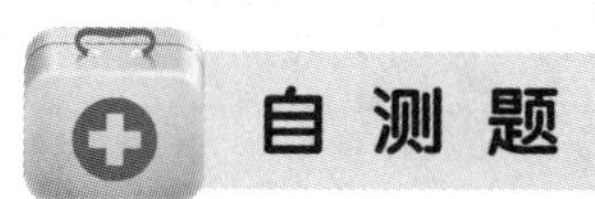

自测题

选择题

A_1 型题

1. 维生素K主要参与哪种物质合成
   A. 肝药酶　B. 脂肪
   C. 尿激酶　D. 凝血因子
   E. 华法林
2. 体内体外均有抗凝作用的抗凝药是
   A. 枸橼酸钠　B. 华法林
   C. 双香豆素　D. 尿激酶
   E. 肝素
3. 抗纤维蛋白溶解药是
   A. 氨甲苯酸　B. 尿激酶
   C. 组织纤溶酶原激活因子
   D. 双嘧达莫
   E. 华法林
4. 维生素K属于下列何药
   A. 抗凝血药　B. 促凝血药
   C. 抗精神病药　D. 抗贫血药
   E. 抗抑郁药
5. 肝素的抗凝血作用机制是
   A. 抑制凝血因子的合成
   B. 直接灭活各种凝血因子
   C. 加速抗凝血酶Ⅲ灭活各种凝血因子的作用
   D. 激活纤溶酶
   E. 抑制血小板聚集
6. 下列哪种药物对抗肝素过量的自发性出血最有效
   A. 维生素K　B. 维生素C
   C. 垂体后叶素　D. 鱼精蛋白
   E. 氨甲苯酸
7. 能够抑制血小板聚集，具有抗血栓形成的药物是
   A. 氨甲苯酸　B. 尿激酶
   C. 组织纤溶酶原激活因子
   D. 双嘧达莫
   E. 华法林
8. 关于华法林，哪一项是错误的
   A. 发挥作用慢，维持时间长

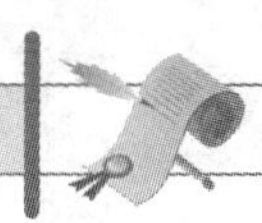

B. 维生素 K 能对抗其抗凝血作用
C. 体内外都有抗凝血作用
D. 口服就有抗凝血作用
E. 过量易致自发性出血

9. 关于肝素，哪一项是错误的
A. 肝素过量能引起骨质疏松
B. 肝素可以口服
C. 肝素通过激活抗凝血酶Ⅲ起作用
D. 肝素可用于血栓栓塞性疾病
E. 肝素可用于体外抗凝

A_2 型题

10. 患儿，出生 56 天，因面色苍白，精神委靡并呕吐而住院。经查，神志清楚，头颅无畸形、前囟膨隆，眼球上转困难、瞳孔大小不对称，对光反应迟钝，新生儿生理反射均减弱，烦躁不安、易激惹、刺激后哭声尖直等，临床诊断为新生儿颅内出血。应该选择何种药物治疗
A. 垂体后叶素　B. 维生素 K
C. 氨甲环酸　D. 尿激酶
E. 凝血酶

第 2 节　抗贫血药

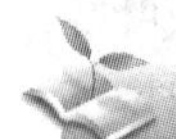

案例 11-2

患者，女性，15 岁，从小挑食、偏食，长期食欲较差。近来因面色苍白、头晕、全身乏力就诊。检查：血红蛋白 80g/L，血涂片显示红细胞多为小细胞，且中央淡染区扩大，诊断为缺铁性贫血，医嘱饭后服用硫酸亚铁治疗。

问题：1. 为何铁剂常饭后服用？
2. 使用铁剂时应注意哪些问题？

贫血是指循环血液中的红细胞数或血红蛋白量低于正常值。其主要类型有缺铁性贫血、巨幼红细胞性贫血及再生障碍性贫血。对贫血的治疗采用对因及补充疗法，缺铁性贫血可补充铁剂，巨幼红细胞性贫血补充叶酸或维生素 B_{12}。

铁制剂

常用的铁制剂有硫酸亚铁（ferrous sulfate）、枸橼酸铁铵（ferric ammonium citrate）、富马酸亚铁（ferrous fumarate）和右旋糖酐铁（iron dextran）等。

体内过程：铁是以亚铁离子（Fe^{2+}）形式主要在十二指肠及空肠近端吸收。

【药物作用】

铁是红细胞成熟过程中合成血红蛋白必不可少的原料。当铁缺乏时，血红蛋白合成减少，红细胞的体积变少，故缺铁性贫血又称小细胞低色素性贫血。

【用途】

临床主要用于治疗缺铁性贫血。例如，慢性失血（如月经过多、痔疮出血、钩虫病等），机体需求量增加而补充不足（妊娠期、儿童生长发育期），胃肠吸收减少（如胃肠切除以后、萎缩性胃炎、胃癌等），红细胞大量破坏（如疟疾、溶血）等情况下引起的缺铁性贫血。此外，治疗缺铁性贫血在给予铁剂的同时，要消除病因，并注意影响铁吸收的因素，才能发挥显著疗效。

【不良反应及用药注意】

1. 胃肠道反应　口服铁剂主要可致恶心、呕吐、上腹部疼痛及腹泻等反应，服三价铁剂较二价铁剂明显，饭后服用可减轻。

2. 便秘及黑便　铁剂可与肠内硫化氢结合，减少了硫化氢刺激肠蠕动作用，引起便秘，并生成黑色的硫化铁致大便变深绿或黑色。

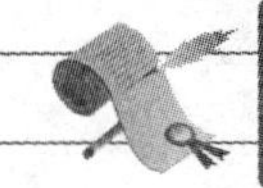

3. 急性中毒 小儿误服1g以上铁剂可致急性中毒，表现为恶心、呕吐、腹泻、肠绞痛、休克，甚至昏迷、惊厥、死亡。急救措施用1%的碳酸氢钠溶液洗胃，并以特殊解毒药去铁胺注入胃内以结合残存的铁，同时采取抗休克治疗。

4. 用药指导 ①注意药物及食物对铁剂的吸收有影响，如抗酸药、高钙、高磷酸盐食物、茶叶或某些含鞣酸的植物、四环素类抗生素等，可减少铁吸收；稀盐酸、维生素C、果糖等可促进铁吸收。②服用糖浆制剂时，可用橙汁溶解，用吸管服药，既可增加药物的吸收，又能防止牙齿变黑。服药后立即漱口、刷牙。③服用缓释片时，勿嚼碎或掰开服用，以免影响疗效。④注射铁剂采取深部肌内注射，并应双侧交替。⑤静脉输注铁剂应在穿刺成功后，再将药物注入液体瓶内，以免药物渗出导致静脉炎症。⑥服用铁剂必须坚持足够的疗程。

考点：铁剂的用途及影响铁剂吸收的因素

5. 食疗指导 教会患者从食物中获取铁剂，如绿色蔬菜、动物肝脏等含较高铁剂，但烹饪时间不要超过15分钟。

叶酸（folic acid）

叶酸广泛存在于动、植物中，肝脏、酵母和绿叶蔬菜中含量较高。人体细胞不能合成叶酸，其所需叶酸只能从食物中摄取。正常人对叶酸的需要量为50μg/d，妊娠、哺乳期妇女需要量增加。

【药物作用】

叶酸在体内经还原酶催化转变为四氢叶酸后，传递一碳基团，参与氨基酸和核酸的合成。叶酸缺乏时，造成巨幼红细胞性贫血。

【用途】

用于治疗营养性、婴儿期或妊娠期巨幼红细胞性贫血。对于维生素B_{12}缺乏所致的恶性贫血，叶酸只能纠正血常规，不能改善神经损害症状。故治疗时应以维生素B_{12}为主，叶酸为辅。长期应用叶酸对抗剂，如甲氨蝶呤、乙胺嘧啶、甲氧苄啶等引起的巨幼红细胞性贫血，因二氢叶酸还原酶受到抑制，叶酸在体内不能转变为四氢叶酸，故应用叶酸无效，需用亚叶酸钙（甲酰四氢叶酸）治疗。叶酸也可预防胎儿先天性神经管畸形。

考点：叶酸的用途

【不良反应及用药注意】

不良反应较少，偶见过敏反应。

维生素B_{12}（vitamin B_{12}）

维生素B_{12}是一组含钴维生素的总称，广泛存在于动物内脏、牛奶、蛋黄中。人体的生理需要量为1～2μg/d。维生素B_{12}口服后，必须与胃黏膜壁细胞分泌的内因子结合形成复合物，在内因子的保护下在肠道吸收。当胃黏膜萎缩致内因子缺乏时，可影响维生素B_{12}的吸收，引起恶性贫血，此时应注射给药。

【药物作用】

1. 促进叶酸的循环再利用 维生素B_{12}在同型半胱氨酸转变为甲硫氨酸的过程中，使N_5-甲基四氢叶酸转变为四氢叶酸。当维生素B_{12}缺乏时，叶酸代谢发生障碍，出现与叶酸缺乏相似的巨幼红细胞性贫血。

2. 促进甲基丙二酸转变成琥珀酸，参与三羧酸循环 维生素B_{12}缺乏时，影响神经髓鞘的脂质合成，导致大脑、脊髓及外周神经发生病变。

【用途】

考点：维生素B_{12}的用途

主要用于治疗恶性贫血，亦与叶酸合用治疗各种巨幼红细胞性贫血。维生素B_{12}也可作为神经系统疾病的辅助治疗。

【不良反应及用药注意】

少数患者可有过敏反应，甚至发生过敏性休克，故不宜滥用。

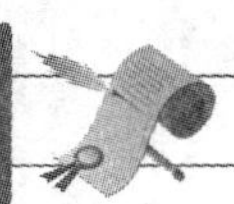

促红细胞生成素（EPO）

【药物作用】

促红细胞生成素是由肾皮质近曲小管管周间质细胞分泌的一种糖蛋白。当贫血或低氧血症时，肾脏合成和分泌的促红细胞生成素迅速增加并释放入血，刺激红系干细胞生成，促进红细胞成熟，使网织红细胞从骨髓中释放出来，并提高红细胞的抗氧化功能，使红细胞数量增加，血红蛋白含量提高。

【用途】

促红细胞生成素主要用于肾功能不全合并的贫血，还可用于恶性肿瘤及肿瘤化疗、艾滋病本身及药物治疗等引起的贫血，对造血功能低下所致的贫血疗效更好。

【不良反应及用药注意】

常见有血压升高、心悸。偶见瘙痒感、皮疹、恶心、呕吐、眩晕、头痛等。有些患者可见血栓形成。

小结

抗贫血药有铁制剂（常用于缺铁性贫血）、叶酸和维生素 B_{12}（治疗巨幼红细胞性贫血和恶性贫血）及促红细胞生成素（对造血功能低下所致的贫血疗效好）。

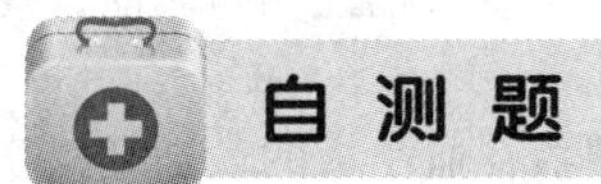

一、选择题

A_1 型题

1. 治疗巨幼红细胞性贫血的药物是
   A. 叶酸　B. 枸橼酸铁铵
   C. 枸橼酸钠　D. 硫酸亚铁
   E. 肝素
2. 影响维生素 B_{12} 吸收的主要因素是
   A. 浓茶　B. 内因子缺乏
   C. 碳酸氢钠　D. 合用四环素
   E. 胰酶
3. 可以和铁剂同时服用的是
   A. 磷酸盐　B. 牛奶
   C. 四环素　D. 维生素 C
   E. 抗酸药
4. 维生素 B_{12} 主要用于治疗
   A. 慢性失血性贫血　B. 缺铁性贫血
   C. 肿瘤放化疗后的贫血　D. 恶性贫血
   E. 珠蛋白生成障碍性贫血
5. 铁剂用于治疗
   A. 白血病　B. 缺铁性贫血
   C. 恶性贫血　D. 巨幼红细胞性贫血
   E. 婴儿期贫血
6. 慢性失血所致的贫血治疗宜用
   A. 硫酸亚铁　B. 叶酸
   C. 亚叶酸钙　D. 维生素 B_{12}
   E. 氢化可的松

A_2 型题

7. 患儿，女性，10 个月，面色苍白，出生至今一直单纯母乳喂养，未添加辅食。查体：精神委靡，营养、发育较差，反应迟钝，皮肤、黏膜和甲床苍白，头发枯黄，血红蛋白 70g/L，血涂片见红细胞体积小，含色素低。诊断为缺铁性贫血，应给予何种药物进行治疗
   A. 输血治疗　B. 口服叶酸
   C. 口服铁剂　D. 口服维生素 C
   E. 肌内注射维生素 B_{12}
8. 患者，女性，14 岁，诊断为缺铁性贫血入院。护士为其进行饮食指导，最恰当的食物组合是
   A. 鱼、咖啡　B. 瘦肉、牛奶

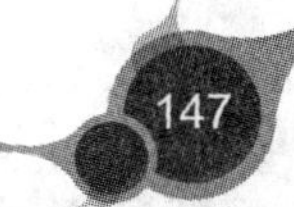

C. 猪肝、橙汁　　D. 鸡蛋、绿茶

E. 豆腐、绿茶

9. 患者，女性，67 岁，白血病，长期服用甲氨蝶呤后出现贫血。请问应给予何种药物进行治疗

A. 硫酸亚铁　　B. 叶酸

C. 亚叶酸钙　　D. 维生素 B_{12}

E. 氢化可的松

第 3 节　血容量扩充药

血容量扩充药，又称为血浆代用品，是指能够维持血浆胶体渗透压，扩充血容量的药物。本类药主要用于治疗大量出血及大面积烧伤后因血容量不足所致的休克。目前常用药物有右旋糖酐和羟乙基淀粉等。

右旋糖酐（dextranum）

右旋糖酐是多分子葡萄糖的聚合物。临床常用的有中分子右旋糖酐 70、低分子右旋糖酐 40 和小分子右旋糖酐 10。

【药物作用】

1. 扩充血容量　静脉注射后不能透过血管壁，使血浆胶体渗透压升高，细胞外液中的水分吸收入血，迅速扩充血容量。其作用强度、持续时间与分子质量呈正相关，中分子右旋糖酐作用最强，持续时间长达 12 小时；低分子右旋糖酐次之，小分子右旋糖酐作用最差。

2. 改善微循环　右旋糖酐分子可覆盖在红细胞表面，使红细胞不易聚集，并使血容量增加及血液稀释，故可改善微循环。

3. 抗凝血　右旋糖酐分子可覆盖在血小板的表面和损伤的血管内膜上，抑制血小板和纤维蛋白的聚集，阻止血栓形成，同时血液稀释，微循环改善都有助于阻止血栓形成，故可防止休克后期弥散性血管内凝血。

4. 渗透性利尿　小分子右旋糖酐的分子较小，易从肾小球滤过，产生强大的渗透性利尿作用。低分子右旋糖酐利尿作用较弱，中分子右旋糖酐无利尿作用。

【用途】

(1) 临床常用于大量失血或失血浆（如烧伤）的低血容量性休克患者。一般用中分子、低分子右旋糖酐疗效较好。

(2) 用于治疗休克（如感染性休克），以低分子和小分子右旋糖酐的疗效较好。

(3) 用于预防外科手术后的血栓形成及某些血栓栓塞性疾病如心肌梗死和脑血栓形成等的治疗，以低分子及小分子右旋糖酐的抗凝效果较好。

(4) 小分子右旋糖酐可用于防治急性肾衰竭。

【不良反应及用药注意】

(1) 过敏反应：偶有过敏反应如荨麻疹、发热，偶见血压下降、呼吸困难，严重者出现过敏性休克。首次用药需做皮试，皮试阴性者注射完毕后需观察半小时，无任何不适方可离开。静脉滴注要缓慢。

(2) 凝血障碍和出血：用量过大可出现凝血障碍，需用抗纤维蛋白溶解药对抗。

(3) 与硫喷妥钠混合产生沉淀，与维生素 B_{12}、双嘧达莫混合可发生变化，影响本品药效。

(4) 血小板减少、出血性疾病、心功能不全禁用。

考点：右旋糖酐的用途

羟乙基淀粉（hetastarch）

羟乙基淀粉又名淀粉代血浆，706 代血浆。本品由玉米淀粉制成，为葡萄糖聚合物，分子质量为 25 000 ～ 45 000。其作用、用途与右旋糖酐相同。

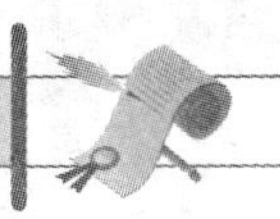

第 4 节　其他作用于血液和造血系统疾病的药物

重组人粒细胞集落刺激因子 (recombinant human granulocyte colony-stimulating factor，rhG-CSF)

重组人粒细胞集落刺激因子，又称非格司亭 (filgrastim)。其主要作用是促进粒细胞集落生成，使造血干细胞向中性粒细胞增殖、分化，促进骨髓释放成熟的粒细胞，同时具有增强中性粒细胞趋化及吞噬功能等作用。临床用于治疗各种原因引起的中性粒细胞减少症，如恶性肿瘤及白血病化疗、放疗引起的骨髓抑制，以及自体骨髓移植、再生障碍性贫血等引起的中性粒细胞减少。

粒细胞 - 巨噬细胞集落刺激因子 (granulocyte-macrophage colony stimulating factor，GM-CSF)

粒细胞 - 巨噬细胞集落刺激因子又称沙格司亭 (sargramostim)，是由基因重组技术制备而得，对骨髓细胞有广泛刺激作用，能刺激多种细胞如粒细胞、单核细胞、巨噬细胞和巨核细胞等的集落生成和增生。临床主要用于预防恶性肿瘤放疗、化疗等骨髓抑制疗法所引起的白细胞减少症；也可用于再生障碍性贫血、骨髓移植、肿瘤化疗等引起的中性粒细胞减少症。

肌苷 (inosine)

肌苷参与体内核酸代谢、能量代谢和蛋白质的合成，具有增强白细胞增生的作用；此外还能活化肝功能，加速肝细胞的修复。临床用于白细胞或血小板减少症，急慢性肝炎及肺源性心脏病的辅助治疗。

小结

常用的血容量扩充药有右旋糖酐和羟乙基淀粉，临床主要用于大量失血或失血浆的低血容量性休克。

促进白细胞生成药有重组人粒细胞集落刺激因子、粒细胞 - 巨噬细胞集落刺激因子及肌苷，临床用于各种原因引起的白细胞减少症的治疗。

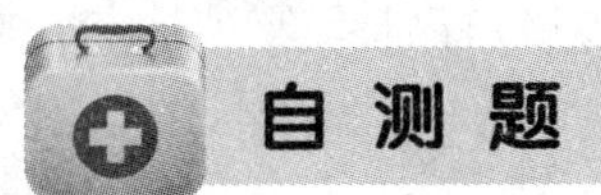

A_1 型题

1. 扩充血容量最有效的药物是
   A. 葡萄糖　B. 乳酸钠　C. 甘露醇　D. 右旋糖酐　E. 氯化钠
2. 可用于抢救低血容量性休克的药物是
   A. 葡萄糖　B. 右旋糖酐　C. 糖皮质激素　D. 肾上腺素　E. 氯化钠
3. 可促进白细胞生长、提高白细胞计数的药物是
   A. 阿司匹林　B. 尿激酶　C. 肌苷　D. 维生素 K　E. 氯化钠
4. 对肿瘤化疗引起的中性粒细胞减少症可选用何种药物
   A. 肌苷　B. 华法林　C. 糖皮质激素　D. 肾上腺素　E. 粒细胞 - 巨噬细胞集落因子

(丁春霞)

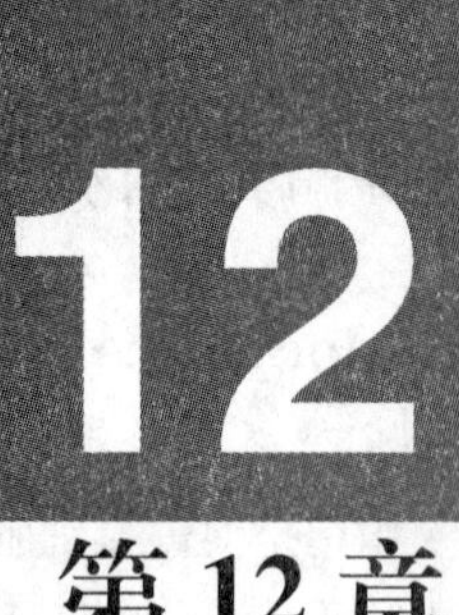

第12章 激素类药物

引言：激素是人体高度分化的内分泌细胞合成并直接分泌入血的化学信息物质，它通过调节各种组织细胞的代谢活动影响人体的生命活动。激素类药物主要是人或者动物的激素，还包括人工合成的拟似药及一些抗激素制剂。激素类药物可用其生理剂量补充体内激素的不足，成为替代疗法，但是更多的是用其超生理剂量治疗某些疾病；抗激素药物则用于内分泌器官功能亢进的治疗。

第1节 肾上腺皮质激素

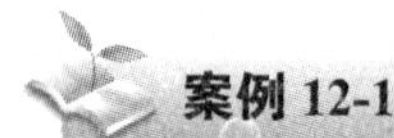

案例 12-1

患者，女性，50岁，每年冬季出现咳嗽、咳痰，痰液呈白色泡沫状或黏痰，近日来，常出现呼吸困难而就医，诊断为喘息性慢性支气管炎。遵医嘱气雾吸入倍氯米松，每次100μg，一日2～3次。

问题：1. 为什么倍氯米松可以治疗喘息性慢性支气管炎？

2. 不同疾病用糖皮质激素的用法与疗程是否相同？

肾上腺皮质激素是由肾上腺皮质所分泌的激素的总称，简称皮质激素，属于甾体类化合物。肾上腺皮质由外向内依次分为三类：①球状带：分泌盐皮质激素，如醛固酮和去氧皮质酮等，主要调节水盐代谢。②束状带：分泌糖皮质激素，主要调节糖、脂肪和蛋白质代谢。糖皮质激素的分泌和合成受脑垂体促皮质激素（ACTH）调节。③网状带：分泌性激素，主要是雄性激素和少量雌激素，分泌量少且生物活性低。临床常用的皮质激素是指糖皮质激素。

一、糖皮质激素类药

本类药物多为人工合成，口服、注射均易吸收，也可关节腔内注射和皮肤黏膜局部用药；药物吸收后大部分与血浆蛋白结合；主要经过肝脏代谢，肾脏排泄。可的松和泼尼松需经肝脏转化为氢化可的松和泼尼松龙才有活性，故严重肝功能不全者，不宜选用可的松和泼尼松。常用糖皮质激素类药物分类和比较见表12-1。

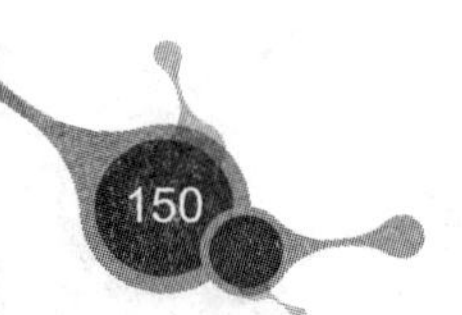

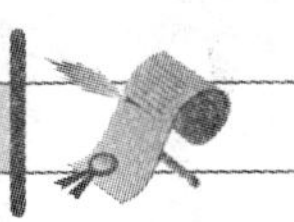

表 12-1 常用糖皮质激素类药物作用比较表

分类	常用药物	抗炎作用（比值）	水盐代谢（比值）	糖代谢（比值）	血浆半衰期（小时）	抗炎等效剂量（mg）
短效	氢化可的松（hydrocortisone）	1.0	1.0	1.0	1.5	20
	可的松（cortisone）	0.8	0.8	0.8	1.5	25
中效	泼尼松（prednisone）	3.5	0.6	3.5	>3.3	5.0
	泼尼松龙（prednisolone）	4.0	0.6	4.0	>3.3	5.0
	曲安西龙（triamcinolone）	5.0	0	5.0	>3.3	4.0
	曲安奈德（triamcinolone）	5.0	0	5.0	>3.3	4.0
长效	地塞米松（dexamethasone）	30	0	30	>5.0	0.75
	倍他米松（betamethasone）	25 ～ 35	0	30 ～ 35	>5.0	0.6
外用	氟氢可的松（fludrocortisone）	12	125	12		
	氟轻松（fluocinolone）	40				

【药物作用】

糖皮质激素的作用非常广泛，且随剂量的不同而异。在正常的生理状态下所分泌的糖皮质激素主要影响物质代谢。当超出生理剂量时，还具有抗炎、抗毒、抗免疫和抗休克等重要药物作用。

1. 抗炎作用 糖皮质激素具有强大的抗炎作用，能对抗各种原因（物理、化学、生物、免疫等）所引起的炎症反应，并对炎症各阶段具有抑制作用。在炎症早期降低毛细血管的通透性，减轻渗出、水肿，同时可抑制白细胞浸润及吞噬反应，从而改善红、肿、热、痛等症状；在炎症后期和慢性炎症能抑制毛细血管和成纤维细胞的增生，抑制胶原蛋白、黏多糖及肉芽组织生成，防止粘连及瘢痕形成，减轻后遗症。

2. 免疫抑制作用 糖皮质激素对免疫过程的许多环节均有抑制作用。小剂量主要抑制细胞免疫，大剂量可抑制体液免疫。其抗炎和抗免疫作用可减轻免疫性炎症反应，但不能增强机体的防御能力，也不能消除抗原物质。

3. 抗毒素作用 糖皮质激素能提高机体对细菌内毒素的耐受力，减轻细菌内毒素对机体的损害，并减少内热源的释放，在感染中毒时有解热和缓解毒血症的作用，但不能中和及破坏细菌内毒素，对细菌外毒素无作用。

4. 抗休克作用 超大剂量的糖皮质激素类药物广泛用于各种休克。其抗休克机制主要有：①稳定酶体膜，减少心肌抑制因子的形成；②降低血管对缩血管活性物质的敏感性，使微循环血流动力学恢复正常，改善微循环；③直接兴奋心脏，增强心肌收缩力、增加心排血量，扩张痉挛血管、增加肾血流量；④糖皮质激素的抗炎、抗毒、抗免疫作用均有利于控制、缓解休克症状。

5. 对代谢的影响

(1) 糖代谢：增加肝糖原、肌糖原含量，减少糖的分解利用，升高血糖并产生尿糖。

(2) 蛋白质代谢：促进肝外蛋白分解，抑制蛋白合成，久用可致生长缓慢、皮肤变薄、肌肉萎缩、骨质疏松、淋巴组织萎缩和伤口愈合迟缓等。

(3) 脂肪代谢：促进脂肪分解，抑制其合成。久用能增高血胆固醇含量，并激活四肢皮下酯酶的活性，使四肢脂肪减少，还使脂肪重新分布于面、胸、背、臀部，形成向心性肥胖。

(4) 水和电解质代谢：有较弱的盐皮质激素样作用，长期使用导致水钠潴留、低血钾；并减少小肠对钙的吸收，促进尿钙排泄，引起低血钙，长期用可致骨质疏松。

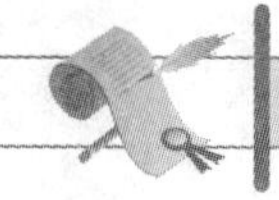

6. 对血液与造血功能的影响 糖皮质激素可刺激骨髓造血功能，使红细胞、血小板、中性粒细胞、血红蛋白和纤维蛋白原含量增加，使淋巴细胞、单核细胞、嗜酸粒细胞数降低。

7. 其他作用

考点：肾上腺糖皮质激素的药物作用

(1) 对中枢神经系统的影响：能提高中枢神经的兴奋性，可致欣快感、失眠、激动等，偶可诱发精神病和癫痫，大剂量可诱发儿童惊厥。

(2) 对消化系统的影响：促进胃酸、胃蛋白酶的分泌，可提高食欲，促进消化，大剂量或长期应用可诱发或加重消化性溃疡。

【用途】

1. 替代疗法 主要用于急、慢性肾上腺皮质功能不全，脑垂体前叶功能减退及肾上腺次全切除术后。

2. 治疗严重感染 主要用于严重感染伴有休克的患者，如中毒性菌痢、中毒性肺炎、败血症、暴发型流行性脑脊髓膜炎、急性粟粒型结核病等严重感染。通过其抗炎、抗毒、抗休克等作用，增强机体对有害刺激的耐受力，保护心、脑等重要器官，减少组织损害，有利于帮助患者度过危险期。但必须合用足量、有效的抗菌药物。

对病毒感染一般不用糖皮质激素，但是对于严重病毒感染（如严重的传染性非典型性肺炎、病毒性肝炎、流行性腮腺炎、乙型脑炎），用糖皮质激素可迅速控制症状，防止或减轻并发症和后遗症，可酌情慎重使用。

3. 预防炎症后遗症 对某些重要器官或部位的炎症，早期应用糖皮质激素，可减轻症状，防止粘连和瘢痕等后遗症的发生。例如，结核性脑膜炎、心包炎、风湿性心瓣膜炎、损伤性关节炎、睾丸炎、虹膜炎、角膜炎、视神经炎和视网膜炎等，但角膜溃疡者禁用。

4. 过敏性疾病和自身免疫性疾病

(1) 过敏性疾病：如多发性皮肌炎、类风湿关节炎、系统性红斑狼疮等自身免疫性疾病，用糖皮质激素可缓解症状，但不能根治，且停药后易复发。

(2) 过敏性疾病：对血清病、药物过敏性皮炎、荨麻疹、血管神经性水肿、过敏性鼻炎、顽固性支气管哮喘等，在使用肾上腺素受体激动药和抗组胺药治疗无效或症状加剧时，可加用糖皮质激素辅助治疗。

(3) 器官移植：糖皮质激素可抑制异体植皮和器官移植手术后机体的免疫排斥反应，与环孢素 A 等药物合用疗效更佳。

5. 治疗休克 感染性休克，早期、大剂量、突击使用，配合足量有效的抗菌药，效果最好；对过敏性休克，在使用肾上腺素的基础上，加用糖皮质激素，有良好的增效作用；对心源性休克和低血容量休克，必须同时进行病因治疗。

6. 血液病 对再生障碍性贫血、血小板减少症、过敏性紫癜、粒细胞减少症等有效，但停药后易复发。对急性淋巴细胞性白血病，尤其是儿童急性淋巴细胞性白血病，疗效较好。

7. 局部应用 局部用药治疗接触性皮炎、湿疹、肛门瘙痒、牛皮癣等，还可局部用于眼前部的炎症如结膜炎、角膜炎和虹膜炎，可迅速起效，对于眼后部的炎症如脉络膜炎、视网膜炎需全身或球后给药。

链接

糖皮质激素作用记忆歌诀

皮质激素四大抗，炎、毒、免疫、休克抗；另外还有三个对，造血、血液把病防，代谢、消化和中枢，不良反应要谨防。

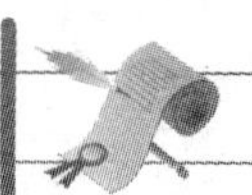

【不良反应及注意事项】

考点：糖皮质激素的用途

1. 长期大剂量用药引起的不良反应

(1) 类肾上腺皮质功能亢进综合征（柯兴综合征）：长期大剂量应用糖皮质激素可出现水肿、低血钾、高血糖、高血压、皮肤变薄、满月脸、水牛背、向心性肥胖、多毛、痤疮、肌无力和肌肉萎缩等，停药后可自行消退。用药期间应每天监测血压、记录出入液体量，定期测体重，检测血糖、尿糖、血清钾、血清钠水平。必要时可加用抗高血压药、降血糖药治疗，并采用低盐、低糖、高蛋白、高纤维素饮食，多食含钾丰富的果蔬，摄入足够热量，必要时加用氯化钾。对长期用激素的患者采用中西医结合，加用滋阴潜阳的中药可减轻以上症状。

(2) 诱发或加重感染：长期应用可诱发或加重感染，可使体内潜在的感染病灶扩散，特别是原有疾病已致抵抗力下降者，如肾病综合征、肺结核、再生障碍性贫血患者等。若长期用药，需排除潜在的感染，特别注意对潜在结核病灶的防治，必要时需合用足量有效的抗菌药物。

(3) 消化系统并发症：可诱发或加重消化性溃疡，对少数患者可诱发胰腺炎或脂肪肝。应定期做大便潜血试验加服抗酸药及胃黏膜保护药。

(4) 心、脑血管系统并发症：可诱发高血压和动脉粥样硬化，还可引起脑卒中、高血压性心脏病、血管脆性增加、诱发血栓形成等。

(5) 骨质疏松及椎骨压迫性骨折、伤口愈合迟缓：骨质疏松常见于儿童、绝经期妇女和老人，应适当补充维生素 D 和钙剂。长期用药股骨头坏死发生率会增加。

(6) 其他：精神失常、白内障、青光眼、诱发糖尿病、癫痫、孕妇早期应用可致畸胎。还可影响儿童生长发育。

2. 停药反应

(1) 医源性肾上腺皮质萎缩和功能不全：长期应用超生理剂量糖皮质激素的患者，由于外源性糖皮质激素反馈性抑制腺垂体 ACTH 的分泌，使内源性皮质激素释放减少及肾上腺皮质萎缩，骤然停药或减量过快，出现食欲不振、恶心、体重减轻、肌肉无力、肌肉或关节痛、低血压、低血糖、甚至是休克等，当机体遇到应激状态时更容易出现，需及时抢救。如长期应用糖皮质激素，不可骤然停药，需缓慢递减，且停用激素后需连续应用 ACTH 7 天左右；在停药 1 年内如遇应激情况，应及时补充糖皮质激素。

考点：糖皮质激素的不良反应及防治

(2) 反跳现象：长期用药患者对糖皮质激素产生了依赖性或病情未被完全控制，突然停药或减量过快可致原疾病加重或复发。常需加大剂量再进行治疗，待症状缓解后再缓慢减量。

【禁忌证】

肾上腺皮质功能亢进、重症高血压、活动性消化性溃疡、糖尿病、精神病、癫痫、骨折、创伤修复期、新近胃肠吻合术、角膜溃疡、孕妇、抗菌药不能控制的感染如水痘、麻疹、真菌感染等禁用。但当病情危及生命时，虽有禁忌证仍需使用，待危险期过后应尽早停药。

链接

糖皮质激素不良反应的歌诀

感染扩散诱溃疡，亢奋骨疏尿有糖。
低钾潴钠高血压，脸胖肌瘦长痤疮。
久用渐停避反跳，不良反应要谨防。

【用法与疗程】

1. 大剂量突击疗法 用于急、危、重病例，如严重感染、休克、哮喘持续状态等危及生命疾病的抢救。常于短时间内给予大剂量糖皮质激素。一般选用氢化可的松静脉给药，首剂 200mg ～ 300mg，1 天量可达 1g 以上，疗程不超过 3 天。

2. 一般剂量长期疗法 用于结缔组织病、肾病综合征、顽固性哮喘和淋巴细胞性白血病等。常选用泼尼松，口服，疗程为 6 ～ 12 个月，甚至终身服药，一般用药原则是起始用量要足，减撤药要慢、维持用药要久。开始每次 10mg ～ 20mg，一天三次，显效后逐渐减量到维持量。

3. 小剂量替代疗法 用于腺垂体功能减退、慢性肾上腺皮质功能减退症（艾迪生病）及肾上腺皮质次全切除术后等原发性或继发性皮质功能不全。常选用可的松（每天 12.5mg ～ 25mg）或氢化可的松（每天 10mg ～ 20mg）。

4. 隔日疗法 用于需要长期治疗的疾病，是最安全有效的给药方法。根据糖皮质激素分泌的昼夜节律性，隔日上午 8 点顿服两日总量，可减少外来药物对脑垂体的负反馈抑制，从而减轻对肾上腺皮质功能的抑制。常选用泼尼松和泼尼松龙，对需长期用皮质激素治疗者，宜先采用每日分次给药，等病情控制后再改用隔日疗法。

二、盐皮质激素类药

盐皮质激素主要有醛固酮（aldosterone）和去氧皮质酮（deseoxycortone）两种。他们对维持机体正常的水、电解质代谢起着重要的作用。

醛固酮主要作用于肾脏远曲小管，促进远曲小管对 Na^+、Cl^- 的重吸收和 K^+、H^+ 的排出，产生保钠排钾的作用。去氧皮质酮在体内的分泌量甚小。临床主要用替代疗法，治疗慢性肾上腺皮质功能减退症和治疗低血钠症。用药过量可引起水钠潴留，导致高血压、水肿、低血钾，严重者可致心力衰竭。

三、促 皮 质 素

促皮质素（corticotrophin，ACTH）是由腺垂体在下丘脑促皮质激素释放激素（CRH）的作用下合成和分泌的一种激素，是维持肾上腺正常形态和功能的重要激素。本药口服易被消化酶破坏，须注射给药。

ACTH 能促进肾上腺皮质合成和分泌糖皮质激素，但对肾上腺皮质功能完全丧失者无效。临床可用于诊断脑垂体前叶 - 肾上腺皮质功能状态及检测长期使用糖皮质激素停药前后的皮质功能水平，以防治因停药而发生皮质功能不全。

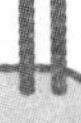

小结

糖皮质激素虽复杂，归类记忆更方便

1. 药物分四类：短效（的松类）、中效（尼松类）、长效（米松类）、外用（氟松类）。

2. 作用四大抗（超生理剂量）：抗炎、抗毒、抗免疫、抗休克。

三大对：对血液、对代谢、对其他。

3. 不良反应

(1) 四个一：一进，一退，一缓，一反。

一进：类肾上腺皮质功能亢进症。

一退：肾上腺皮质萎缩和分泌功能减退。

一缓：伤口愈合迟缓。

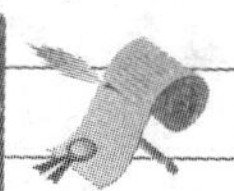

一反：停药反跳现象。

(2) 四诱发：①诱发或加重感染；②诱发或加重糖尿病、高血压；③诱发或加重溃疡病；④诱发或加重精神病。

4. 五用法：

(1) 小量替代：肾上腺皮质功能减退等。

(2) 大量突击：严重感染或休克。

(3) 正量久用：自身免疫疾病、炎症后遗症等。

(4) 两日总量一次晨用（隔日疗法）。

(5) 局部外用。

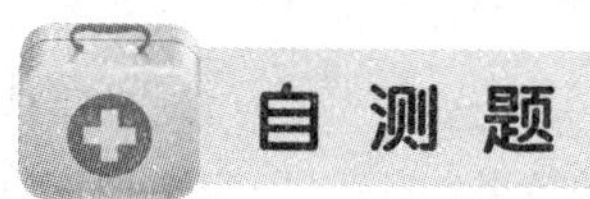

自测题

选择题

A_1 型题

1. 糖皮质激素类药物隔日疗法的给药时间最好在隔日
   A. 早上 3 ～ 4 点
   B. 下午 3 ～ 4 点
   C. 早上 8 ～ 9 点
   D. 中午 12 点
   E. 晚上 8 ～ 10 点
2. 糖皮质激素的抗毒素作用机制主要是
   A. 中和细菌内毒素
   B. 对抗细菌外毒素
   C. 加速内毒素的破坏速度
   D. 抑制内毒素在体内的生成
   E. 提高机体对细菌内毒素的耐受力
3. 长期应用糖皮质激素治疗的患者宜给予
   A. 低盐、低糖、高蛋白饮食
   B. 低盐、高糖、高蛋白饮食
   C. 低盐、高糖、低蛋白饮食
   D. 高盐、高糖、低蛋白饮食
   E. 高盐、低糖、低蛋白饮食
4. 治疗感染中毒性休克使用糖皮质激素应注意
   A. 应用小剂量　　B. 缓慢停药
   C. 合用足量有效抗菌药　D. 合用肾上腺素
   E. 合用多巴胺
5. 糖皮质激素对血液和造血系统的作用是
   A. 刺激骨髓造血功能
   B. 减少红细胞和血红蛋白
   C. 减少中性粒细胞
   D. 减少血小板
   E. 增加肾上腺皮质功能亢进者淋巴细胞
6. 长期使用糖皮质激素，突然停药或减量过快不会引起
   A. 肾上腺皮质功能萎缩或功能不全
   B. 肾上腺皮质功能亢进
   C. 原病情恶化
   D. 原病情复发
   E. 反跳现象
7. 糖皮质激素和抗生素合用治疗严重感染的目的是
   A. 增强抗生素的抗菌作用
   B. 增强机体防御功能
   C. 拮抗抗生素的某些副作用
   D. 用激素缓解症状，用抗生素控制感染
   E. 增强机体免疫功能
8. 泼尼松用于炎症后期的目的是
   A. 促进炎症消散
   B. 降低毛细血管通透性
   C. 降低毒素对机体的损害
   D. 稳定溶酶体膜
   E. 抑制成纤维细胞增生和肉芽组织形成
9. 应用糖皮质激素时，采用隔日疗法的目的是
   A. 防止发生类肾上腺皮质功能亢进症
   B. 防止诱发或加重感染
   C. 与内源性糖皮质激素产生协同作用
   D. 防止肾上腺皮质功能减退症

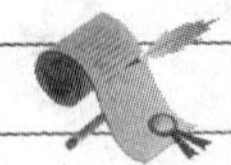

E. 减少糖皮质激素的肝脏代谢

10. 糖皮质激素诱发加重感染的主要原因为
    A. 激素用量不足，无法控制症状
    B. 激素能促使许多病原微生物繁殖
    C. 使用激素时，未用足量、有效的抗菌药物
    D. 由于激素抑制炎症反应和免疫反应，降低了机体的防御功能
    E. 激素使胃酸释放增多

11. 下述不属于糖皮质激素所引起的不良反应是
    A. 高血压　B. 高血糖
    C. 高血钾　D. 低血钙
    E. 低血磷

A_2 型题

12. 患者，男性，60 岁。患有风湿性关节炎，口服泼尼松和布洛芬等非甾体抗炎药 5 个月，今日突发自发性胫骨骨折，其原因可能与应用哪种药物有关
    A. 阿司匹林　B. 吲哚美辛
    C. 泼尼松　D. 保泰松
    E. 布洛芬

13. 患者，女性，25 岁。平素易患咽炎，扁桃体炎，近日不规则低热 3 个月，膝、踝关节红肿、热、痛明显，小腿有散在的红斑，心肺 (-)，WBC 增多，诊断为风湿热，该患者患有慢性迁延性肝炎多年，不宜选用的药物是
    A 氢化可的松　B 阿司匹林
    C 泼尼松　D 布洛芬
    E 泼尼松龙

14. 患者，女性，30 岁。低热伴关节肿痛 3 个月，轻度贫血，抗核抗体 (+)，抗双链 DNA 抗体 (+)，疑患系统性红斑狼疮，治疗首选的药物是
    A. 非甾体抗炎药
    B. 糖皮质激素
    C. 免疫抑制剂
    D. 抗生素
    E. 柳氮磺胺吡啶

（朱　婕）

第 2 节　甲状腺激素类药与抗甲状腺药

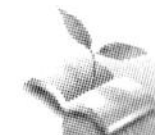
案例 12-2

患者，男性，40 岁，常感饥饿，食欲大增，身材日渐消瘦，常有心悸、怕热、口渴、疲乏、大便次数增多等现象。今晨突然手脚发抖、倒地不起，紧急送医，诊断为甲状腺功能亢进症。医嘱给予甲硫氧嘧啶和普萘洛尔联合治疗，持续用药 3 个月症状明显改善，但出现了咽喉肿痛。

问题： 1. 为什么甲硫氧嘧啶合用普萘洛尔可治疗甲亢？
2. 用药 3 个月症状改善后，为何出现了咽喉肿痛？

甲状腺激素是由甲状腺合成、储存和分泌的一种激素，包括甲状腺素（T_4，又称四碘甲状腺原氨酸，thyroxine）和三碘甲状腺原氨酸（T_3，triiodothyronine），他们都是由甲状腺球蛋白上的酪氨酸经碘化、缩合而形成的含碘氨基酸，其中 T_4 约占总量的 90%，T_3 分泌量少，但其活性是 T_4 的 5 倍。T_4 在外周脱碘可转变为 T_3。甲状腺激素合成和分泌是由下丘脑 - 腺垂体调控，当血中 T_4 和 T_3 的浓度过高时又可对下丘脑及腺垂体产生负反馈作用（图 12-1）。甲状腺激素可通过胎盘屏障，少量经乳汁排泄、妊娠和哺乳期妇女慎用。

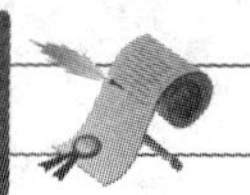

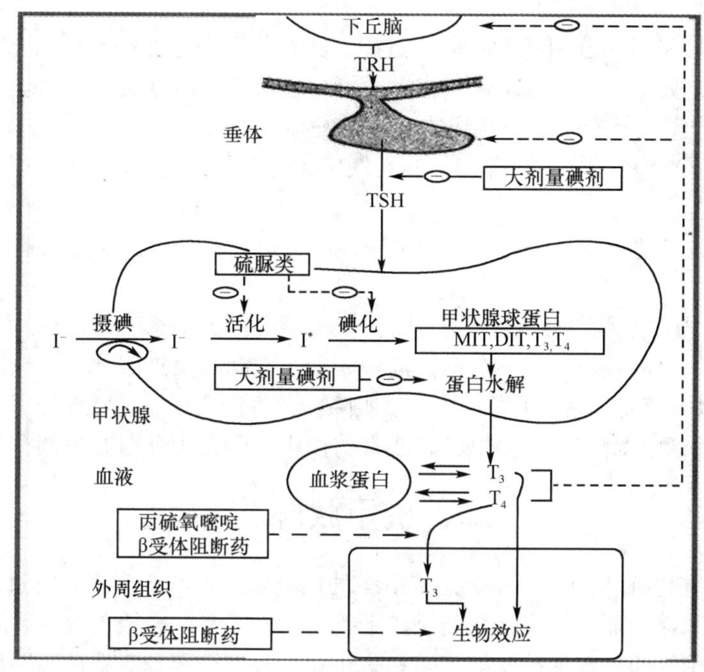

图 12-1　甲状腺激素的合成、分泌、调节及抗甲状腺药物作用环节示意图

一、甲状腺激素类药

甲状腺激素类药物主要包括动物甲状腺脱脂、干燥、研碎制得的甲状腺片（thyroxine），以及人工合成的左甲状腺素（left thyroid）和碘赛罗宁（liothyronine）。

【药物作用】

1. 维持正常生长发育　甲状腺激素能促进蛋白质合成、骨骼生长及神经系统的发育，此作用在出生后最初的 4 个月最为明显。甲状腺功能低下时，小儿可致呆小病（克汀病），表现为身材矮小、肢体粗短、智力发育低下；成人可引起黏液性水肿，表现为中枢神经兴奋性降低、记忆力减退等。T_4 和 T_3 还可加速胎儿肺的发育，新生儿呼吸窘迫综合征常与 T_4、T_3 不足有关。

2. 促进代谢　甲状腺激素能促进蛋白质、糖、脂肪代谢，加速物质氧化，增加耗氧量，产热量增多，提高基础代谢率。患者甲状腺功能亢进时会出现饥饿、怕热、出汗、多食、多便、消瘦等症状。

3. 提高交感神经系统的敏感性　甲亢时机体对交感神经递质及肾上腺髓质激素的敏感性增高，出现情绪激动、失眠、心率加快、收缩压升高、神经过敏等症状。

【用途】

1. 呆小症　确诊后应尽早用药，婴幼儿时期治疗越早越好，若尽早治疗，发育可基本正常。若治疗过晚，躯体虽可发育正常，但智力仍然低下。

2. 黏液性水肿　一般服用甲状腺片，从小剂量开始，逐渐增大至足量。可消除水肿、脉缓、困倦等症状。

3. 单纯性甲状腺肿　服用甲状腺片，既可补充内源性的不足，又能负反馈抑制促甲状腺激素（TSH）的分泌，以缓解甲状腺组织代偿性增生肥大。

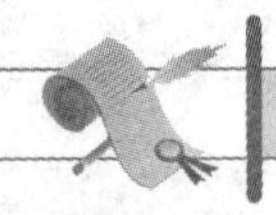

考点：甲状腺激素的作用及用途

【不良反应】

甲状腺激素过量可引起甲状腺功能亢进症，表现为基础代谢率增高、心悸、多汗、发热、体重下降、急躁、失眠、神经过敏、手指震颤等，严重者可出现腹泻、呕吐、发热、脉搏快而不规则等。老年人及有心血管疾病的人易诱发心律失常、心绞痛、心力衰竭、心肌梗死，故需严密观察（重点检测心率和心律）。一旦发生，应立即停药，并给予β受体阻断药对抗。

【用药注意】

(1) 甲状腺激素类药物最好清晨空腹服用，以免影响睡眠。药品宜放置于棕色瓶内，室温下避光保存。

(2) 糖尿病、冠状动脉粥样硬化性心脏病、快速型心律失常患者禁用；孕妇、哺乳期妇女、老年人慎用；应从小剂量开始，逐渐增大剂量。服药期间不要加服碘，以免诱发甲亢。

(3) 香豆素类、苯妥英钠、阿司匹林及口服降糖药等能与甲状腺激素竞争血浆蛋白结合，使血中游离甲状腺激素增多，增强甲状腺激素的作用，联合用药时必须调整剂量。

二、抗甲状腺药

甲状腺功能亢进症（简称甲亢）是指由多种病因导致甲状腺激素分泌过多引起以代谢紊乱为特征的临床综合征。抗甲状腺药是能干扰甲状腺激素的合成与释放、缓解甲亢症状的药物。目前常用的药物包括硫脲类、碘和碘化物、放射性碘和β受体阻断药四类。

（一）硫脲类

硫脲类是常用的抗甲状腺药，可分为两类：①硫氧嘧啶类：常用药物甲硫氧嘧啶（methylthiouracil）、丙硫氧嘧啶（propylthiouracil，PTU）；②咪唑类：常用药物甲巯咪唑（thiamazole，他巴唑，tapazole）、比卡马唑（carbimazole，甲亢平）。

【药物作用】

1. 抑制甲状腺激素合成　抑制甲状腺过氧化物酶催化的酪氨酸的碘化及耦联，抑制 T_4 和 T_3 的合成。不影响碘的摄取，因此对已合成的 T_4 和 T_3 无效。用药 2～3 周才能改善症状，基础代谢率恢复正常需 1～2 个月。

2. 抑制外周组织的 T_4 转化为 T_3　丙硫氧嘧啶能抑制外周组织的 T_4 转化为活性较高的 T_3，因此在重症甲亢、甲状腺危象、妊娠甲亢时常被列为首选药。

3. 免疫抑制作用　硫脲类有轻度的免疫抑制作用，可降低循环血液中的甲状腺刺激性免疫球蛋白（TSI）的水平，因甲亢的发病与异常免疫反应有关，所以本类药物除控制甲亢症状外，对病因也有一定的治疗作用

【用途】

1. 甲亢的内科治疗　适用于轻症或不适宜手术和放射性碘治疗的轻、中度甲亢患者，也可以作为放射性碘治疗的辅助治疗。开始治疗时给予大剂量药物，1～3 个月后症状明显减轻，基础代谢率接近正常时，药量即可递减，直至维持量，疗程 1～2 年，疗程过短易复发。如遇感染或其他应激状况可酌情增加剂量。

2. 甲状腺手术前准备　对甲状腺次全切除术的患者，为减少患者在麻醉和手术后的并发症，防治甲状腺危象，术前应服用硫脲类药物，使甲状腺功能恢复或接正常水平。

3. 甲状腺危象　甲亢患者可因精神刺激、手术、感染、创伤等原因，使甲状腺激素突然大量释放入血，导致患者出现高热、虚脱、肺水肿、心力衰竭、电解质紊乱等而危及生命。除了大量给予碘剂和采取其他综合治疗外，应大剂量服用硫脲类阻断甲状腺激素的合成。

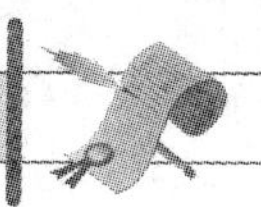

【不良反应与用药注意】

1. 过敏反应　常见瘙痒、皮疹、荨麻疹等，少数伴有发热，停药后可自行消退，也可给予抗组胺药；少数可发生剥脱性皮炎等严重过敏反应，需停药并给予糖皮质激素。

2. 消化道反应　表现为厌食、呕吐、腹泻、腹痛等，可在进餐时服用。

3. 粒细胞减少症　为严重不良反应，发生率 0.3% ～ 0.6%。多于用药后 2 ～ 3 个月发生，老年人较易发生。若用药后出现咽痛或发热，应立即检查血常规，停药后可恢复，有时需要加用糖皮质激素。还应注意观察有无感染征象，必要时进行保护性隔离，预防交叉感染，并加用抗菌药物。

4. 甲状腺肿和甲状腺功能减退　为用药剂量过大所致，引起腺体代偿性增生，腺体增大、充血，及时停药后可自行自愈，严重者可产生压迫症状。对甲状腺功能减退者，可考虑代替疗法。

本类药物易进入乳汁和通过胎盘屏障，妊娠期妇女慎用，哺乳期妇女、结节性甲状腺肿合并甲亢及甲状腺癌患者禁用。

口服抗凝药会使本类药物的作用增强；配伍磺胺类、对氨基水杨酸、对氨基苯甲酸、保泰松、苯巴比妥类、酚妥拉明、磺酰脲类及维生素 B_{12} 等会进一步抑制甲状腺功能。

考点： 硫脲类的作用、用途及主要不良反应

（二）碘和碘化物

碘是人体内必需的微量元素之一，正常人需碘 100 ～ 150μg/d。目前常用复方碘口服液（卢戈液，compound iodine）、碘化钾（potassium iodide）、碘化钠（sodium iodide）等。

【药物作用】

本类药物剂量不同，作用也不同。

1. 促进甲状腺激素合成　小剂量碘是合成甲状腺激素的原料。

2. 抗甲状腺作用　大剂量碘化物对甲亢患者和正常人均能产生抗甲状腺作用，主要是抑制甲状腺球蛋白水解酶而抑制 T_3、T_4 释放入血；抑制 TSH 的分泌，使甲状腺变小、变硬、血管减少，有利于手术的顺利进行。

【用途】

1. 单纯性甲状腺肿　在食盐中加入碘化钠，预防单纯性甲状腺肿。对早期病例疗效好，晚期病例腺体肿大不易完全消退，可考虑手术治疗。

2. 甲亢术前准备　在硫脲类药物控制症状的基础上，术前 2 周加服碘剂，以利于手术进行并减少出血。

3. 甲状腺危象　大剂量碘剂可阻止甲状腺激素的释放，可将碘化钾加入 10% 葡萄糖溶液中静脉注射；也可用复方碘口服液。需要同时合用硫脲类药物及其他综合治疗措施。

【不良反应与用药注意】

1. 过敏反应　少数对碘过敏的患者在用药几小时内即可发生血管神经性反应，表现为上呼吸道刺激症状、黏液性水肿、皮疹、药热等，停药后可自行消退，严重者可出现上呼吸道黏膜水肿及喉头水肿，加服食盐或大量饮水可促进碘排泄，必要时可给予抗组胺药。

2. 慢性碘中毒　长期应用可引起慢性碘中毒，出现口内铜腥味、口腔及咽喉灼烧感、唾液分泌增多、眼刺激症状等，停药后可自行消退。

3. 诱发甲状腺功能紊乱　长期服用可诱发甲亢，但也有报道碘化物可诱发甲状腺肿大及甲状腺功能减退。碘化物能进入乳汁并通过胎盘屏障，可引起新生儿甲状腺肿，严重者可压迫气管而致命，故孕妇及哺乳期妇女慎用。

考点： 不同剂量碘的药物作用和用途有何不同

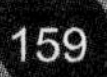

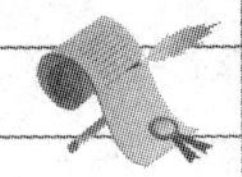

（三）放射性碘

常用的放射性碘 ^{131}I，其 $t_{1/2}$ 为 8 天。口服或静脉注射 $Na^{131}I$ 溶液后，^{131}I 被甲状腺摄取，其在甲状腺中主要释放 β 射线（占 99%）和 γ 射线。β 射线在组织中的射程为 0.5 ～ 2mm，其辐射作用只限于甲状腺内，增生组织对射线敏感性高，可使滤泡上皮破坏、萎缩、分泌减少。γ 射线射程远，在体表可测得，作为射线跟踪，用于检查甲状腺功能。^{131}I 适用于不宜手术、术后复发或其他药物无效及过敏者。一般用药后 1 个月开始显效，经 3 ～ 4 个月可达最大疗效。

应严格控制剂量，防止甲状腺功能低下，一旦发生可补充甲状腺激素。

（四）β 受体阻断药

β 受体阻断药如普萘洛尔是甲亢及甲状腺危象时的辅助治疗药。其可阻断心脏 β_1 受体，减慢心率；阻断中枢 β 受体，减轻焦虑；抑制外周组织的 T_4 转化为 T_3，可有效对抗甲亢所致的心率加快、心肌收缩力增强等交感神经兴奋症状。本类药适用于不宜手术、不宜用硫脲类及 ^{131}I 治疗的甲亢患者。但单用时其控制症状的作用有限，与硫脲类药物合用则疗效迅速而显著。

考点：抗甲状腺药的分类及临床应用

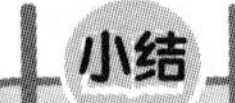
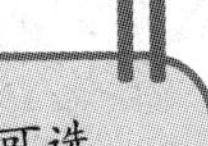

小结

甲状腺激素可维持正常的生长发育、促进代谢等，当甲状腺功能亢进时，可选择抗甲状腺药，不同的抗甲状腺药，药物作用、临床应用略有不同。

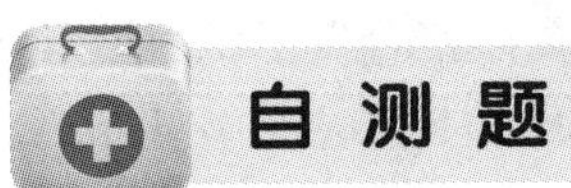

选择题

A_1 型题

1. 硫脲类药物抗甲状腺激素的作用是
   A. 抑制促甲状腺激素的合成
   B. 抑制甲状腺激素的释放
   C. 抑制甲状腺对碘的摄取
   D. 抑制甲状腺激素的贮存
   E. 促进甲状腺激素的代谢
2. 甲亢手术治疗的术前准备宜选用
   A. 单独使用大剂量碘
   B. 单独使用小剂量碘
   C. 硫脲类与大剂量碘联合使用
   D. 单独使用硫脲类
   E. 小剂量碘与 ^{131}I 联合使用
3. 甲状腺手术后甲亢复发，应选择
   A. 甲硫氧嘧啶　B. 碘
   C. ^{131}I　D. 普萘洛尔
   E. 地塞米松
4. 甲亢伴有窦性心动过速的内科治疗最好选用
   A. 甲巯咪唑加普萘洛尔
   B. 大剂量的碘剂
   C. 甲巯咪唑
   D. 普萘洛尔
   E. 放射性碘 ^{131}I
5. 硫脲类药物的不良反应不包括
   A. 过敏反应　B. 发热
   C. 粒细胞缺乏症　D. 诱发甲亢
   E. 咽痛
6. 大剂量碘抗甲状腺的主要作用是
   A. 抑制甲状腺激素的合成
   B. 抑制甲状腺激素的释放
   C. 抑制免疫球蛋白的合成
   D. 抑制碘泵摄取
   E. 抑制促甲状腺激素释放
7. 不属于治疗甲状腺功能亢进的药物是
   A. 硫脲类　B. 碘化物

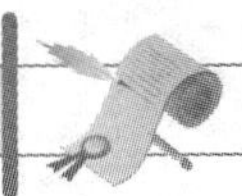

C. 放射性碘　　D. β 受体阻断药
E. 甲状腺素

8. 应用硫脲类的甲亢患者于手术前 2 周加服大量碘剂的目的是
A. 缩短术前准备时间
B. 有协同作用，增强硫脲类的作用
C. 减少硫脲类的不良反应
D. 使腺体缩小变韧，利于手术
E. 防治术后甲亢复发

9. ^{131}I 的主要不良反应是
A. 肝损害　　B. 粒细胞缺乏
C. 甲状腺功能减退　　D. 诱发心绞痛
E. 肾损害

A_2 型题

10. 患者，女性，43 岁，患有甲亢 3 年，需行甲状腺部分切除术，正确的术前准备是
A. 术前两周给丙硫氧嘧啶
B. 术前给两周给卡比马唑
C. 术前两周给丙硫氧嘧啶 + 小剂量的碘
D. 术前两周给丙硫氧嘧啶 + 普萘洛尔
E. 用丙硫氧嘧啶，待基础代谢率恢复正常后术前两周加大剂量的碘

11. 患者，张某，14 岁，女学生，GrAves 病（甲状腺功能亢进），治疗宜选用
A. ^{131}I 治疗
B. 硫脲类抗甲状腺药物
C. 镇静剂
D. 立即手术治疗
E. 鼓励多食海带

12. 患者，女性，长期工作压力大，近期明显消瘦、多汗、多食、心悸，双手常不自主地颤抖，颈部肿大，经检查 T_3、T_4 明显高于正常，诊断为甲状腺功能亢进，医生应给予
A. 大剂量碘　　B. 地塞米松
C. 丙硫氧嘧啶　　D. 硝苯地平
E. 氯丙嗪

13. 患者，女性，有甲亢病史，今日突然出现高热、大汗淋漓、心动过速，并出现频繁的呕吐，后出现昏迷，休克，紧急送医，医生诊断为甲状腺危象，医生应给予
A. 大剂量碘 + 硫脲类
B. 单独使用大剂量碘
C. 使用硫脲类
D. 单独使用小剂量碘
E. 单独使用 β 受体阻断药

14. 患者，男性，近期频繁出汗减少且怕冷，体温低，容易困倦，胃口欠佳，体重增加，面部表情淡漠，面颊及眼睑水肿面色苍白，就医检查，医生诊断为黏液性水肿，应给予
A. 甲状腺片　　B. 碘
C. 西咪替丁　　D. 呋塞米
E. 阿司匹林

（朱　婕）

第 3 节　降血糖药

糖尿病是多种原因引起的胰岛素绝对或相对不足，导致糖、蛋白质、脂肪、水和电解质等代谢异常，主要表现为高血糖的临床综合征，典型症状为“三多一少”：多尿、多饮、多食、消瘦，可分为 1 型糖尿病（胰岛素依赖型）和 2 型糖尿病（非胰岛素依赖型）。糖尿病的治疗要从五方面着手：控制饮食、适当运动、糖尿病教育、血糖监测、使用降血糖药物。临床常用降血糖药有胰岛素和口服降血糖药两大类。

案例 12-3

患者，女性，55 岁。多食、多尿 20 天。体重由 55kg 降为 45kg，近两日出现恶心、呕吐。查体：空腹血糖 8.8mmol/L，餐后血糖 12.6mmol/L，尿糖（++++），尿酮（++），临床诊断：1 型糖尿病伴酮症酸中毒。

问题： 1. 此患者是否首选胰岛素治疗？
2. 使用胰岛素时，要注意哪些问题？

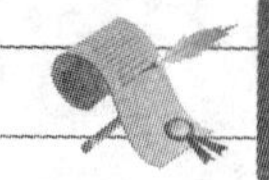

3. 使用胰岛素出现低血糖反应，应如何处理？

一、胰 岛 素

胰岛素（insulin）

胰岛素是由胰岛B细胞合成、分泌的一种多肽类激素，药用胰岛素有动物胰岛素（从猪、牛的胰腺中提取）和人胰岛素（通过基因重组技术生物合成）两类。

胰岛素口服易被消化酶破坏，须注射给药。皮下注射吸收快，半衰期短。为延长其作用时间，常结合碱性蛋白质，并加入微量锌使其稳定，制成中效和长效制剂（表12-2）。

表12-2 临床常用胰岛素制剂及用法

分类	药物	制剂及规格	用法及用量
短效	正规胰岛素（regular insulin）	注射剂：400U/10ml、800U/10ml	皮下注射：每日3～4次，餐前15～30分钟注射，使用剂量应个体化，按患者尿糖多少确定剂量
中效	低精蛋白锌胰岛素（isophane insulin）	注射剂：400U/10ml	皮下注射：每日早餐前半小时注射1次，从小剂量开始，用量根据尿糖而定
	珠蛋白锌胰岛素（globin zinc insulin）	注射剂：400U/10ml	皮下注射：每日3～4次，餐前注射，按患者尿糖多少确定剂量
长效	精蛋白锌胰岛素（protamine zinc insulin）	注射剂：400U/10ml	皮下注射：于早餐前30～60分钟注射，按患者尿糖多少确定剂量

【药物作用】

1. 降低血糖 促进糖原合成及储存，加速葡萄糖的有氧氧化和无氧酵解；并抑制糖原分解及糖异生，降低血糖。

考点：胰岛素的药物作用

2. 促进脂肪合成 胰岛素可促进脂肪合成，抑制脂肪分解，减少游离脂肪酸和酮体的生成。

3. 促进蛋白质合成 增加氨基酸的转运和促进蛋白质合成，抑制蛋白质分解。

4. 促进钾离子转运 促使细胞外液钾离子进入细胞内，纠正细胞内缺钾，降低血钾。

【用途】

1. 糖尿病 对各型糖尿病均有效，主要用于：①1型糖尿病患者，胰岛素是最重要的治疗药物，需终身用药；②经控制饮食和使用口服降糖药治疗无效的2型糖尿病患者；③糖尿病伴有严重感染、高热、创伤及妊娠患者；④糖尿病伴有并发症者，如酮症酸中毒、高渗性昏迷等。

考点：胰岛素的临床用途

2. 纠正细胞内缺钾 普通胰岛素10U与10%氯化钾10ml、10%葡萄糖溶液500ml组成极化液，用于防治心肌梗死时的心律失常。也可与ATP、辅酶A组成能量合剂，用于心、肝、肾疾病的辅助治疗。

链接

1. 肾上腺素、苯妥英钠、噻嗪类利尿剂、糖皮质激素、促肾上腺皮质激素、胰高血糖素、甲状腺素、雌激素、口服避孕药等可不同程度地升高血糖浓度，合用时应调整这些药或胰岛素的剂量。

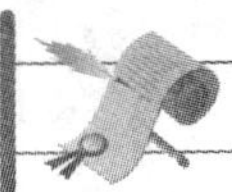

2. 口服降糖药与胰岛素有协同降血糖作用。

3. 抗凝血药、水杨酸盐、磺胺类药及抗肿瘤药甲氨蝶呤等可与胰岛素竞争和血浆蛋白结合，从而使血液中游离胰岛素水平增高，可增强胰岛素降血糖作用。

4. β 受体阻断药可阻止肾上腺素升高血糖的反应，干扰机体调节血糖功能，与胰岛素同用可增加低血糖的危险，而且可掩盖低血糖的症状，延长低血糖时间。合用时应注意调整胰岛素剂量。

5. 中等量至大量的乙醇可增强胰岛素引起的低血糖的作用，可引起严重、持续的低血糖，在空腹或肝糖原贮备较少的情况下更易发生。

6. 吸烟可通过释放儿茶酚胺而拮抗胰岛素的降血糖作用，吸烟还能减少皮肤对胰岛素的吸收，所以正在使用胰岛素治疗的吸烟患者突然戒烟时，应观察血糖变化，考虑是否需要适当减少胰岛素用量。

【不良反应及用药注意】

1. 低血糖反应　是胰岛素最常见和最严重的不良反应，由胰岛素剂量过大或饮食过少所致，表现为饥饿感、头晕、出汗、心悸、震颤等症状，严重者可引起昏迷、惊厥及休克，抢救不及时可引起脑损伤，甚至死亡。一般轻者可及时摄食或饮用糖水，严重时应立即静脉注射 50% 葡萄糖。长效胰岛素降低血糖作用缓慢，一般不出现上述症状，而主要表现为头痛、精神情绪失常和运动障碍。

2. 局部反应　表现为红肿、皮下结节或皮下脂肪萎缩，见于多次皮下注射部位，应经常更换注射部位。女性多于男性。

考点： 胰岛素引起低血糖反应的表现及预防和处理

3. 过敏反应　局部过敏仅为注射部位及周围出现丘疹、瘙痒，全身过敏一般反应为荨麻疹、血管神经性水肿，偶有过敏性休克。对严重的过敏反应需用抗组胺药和糖皮质激素治疗，并更换高纯度胰岛素制剂或人工胰岛素。

4. 胰岛素耐受性（胰岛素抵抗）　分为两型：①急性型：由于创伤、感染、手术、情绪激动等多种因素引起血液中抗胰岛素作用物质增多，使胰岛素作用减弱，需要加大胰岛素的剂量，去除诱因后抵抗可自行消失；②慢性型：与体内产生胰岛素抗体或体内胰岛素数目减少等有关，宜更换胰岛素制剂或加用口服降血糖药。

5. 其他　应用胰岛素时必须注意定期检查尿糖、血糖、肾功能、眼底视网膜血管、血压和心电图等，以便了解病情及并发症。

链接

胰岛素泵

胰岛素泵又称“人工胰”，是运用计算机程序控制，按照医生指令，根据患者病情需要，模拟生理状态下胰岛素分泌模式，不间断地向患者体内输入基础胰岛素。患者进餐后，根据进餐的多少，自动输入追加量的胰岛素，有效而平稳地控制患者血糖 24 小时在正常或接近正常范围内波动，避免了多次注射胰岛素给患者带来的痛苦以及常规治疗时血中胰岛素水平不平稳的弊端，大大减少了低血糖的发生。

链接

胰岛素抵抗（insulin resistance，IR）

胰岛素抵抗是指胰岛素作用的靶器官对胰岛素作用的敏感性下降，即正常剂量的胰岛素产生低于正常生物学效应的一种状态。目前认为，IR 不仅是 2 型糖尿病的发病基础，更是贯穿多种代谢相关疾病的主线，是连接它们的纽带，为这些疾病的共同病理生理基础。中医药对IR的研究虽起步较晚，但近年来的研究渐趋活跃，并逐渐成为中医药防治糖尿病科研的热点。

二、口服降血糖药

口服降糖药具有口服有效，使用方便的优点，但作用慢而弱。目前临床上使用的口服降糖药主要有磺酰脲类、双胍类、α-葡萄糖苷酶抑制药、胰岛素增敏剂、促胰岛素分泌药等。

链接

口服降糖药的发展史

1918年胍类化合物被发现有降血糖的作用；1930年，人们发现磺胺药物可引起低血糖，到1954年人类合成了第一个磺酰脲类药物，至此拉开了研制口服降糖药的序幕。近年来，胰岛素增敏药、促胰岛素分泌药（餐时血糖调节药）的研制成功又为糖尿病提供了新的治疗药物。

（一）磺酰脲类

第一代药物有甲苯磺丁脲（tolbutamide，甲糖宁）、氯磺丙脲（chlorpropamide）等，因其作用时间长、易出现低血糖反应，现已少用。

第二代药物有格列本脲（glibenclamide，优降糖）、格列吡嗪（glipizide，美吡达）、格列波脲（glibornuride，克糖利）、格列齐特（gliclazide，达美康）等，降糖作用强，耐受性好，广泛用于临床。

【药物作用】

1. 降血糖作用 对正常人和胰岛功能尚存的患者有效，对1型糖尿病及胰腺切除者单独应用无效。本类药物的主要作用是刺激胰岛B细胞分泌胰岛素释放入血而发挥降血糖作用，也能抑制胰高血糖素的分泌，增加靶细胞对胰岛素的敏感性，从而降低血糖。

2. 抗利尿作用 氯磺丙脲能促进抗利尿激素分泌，减少水的排泄而发挥抗利尿作用。

3. 对凝血功能的影响 格列齐特能降低血小板黏附力，促进纤溶酶原的合成，改善微循环。对预防或减轻糖尿病患者微血管并发症有一定作用。

【用途】

1. 糖尿病 主要用于胰岛功能尚存的2型糖尿病且单用饮食控制无效者。

2. 尿崩症 氯磺丙脲可减少尿量，与氢氯噻嗪合用可提高疗效。

【不良反应及用药注意】

1. 低血糖反应 过量可发生持续性低血糖，老年人及肝肾功能不良者易发生。轻者及时进食即可纠正，重者需给予葡萄糖治疗。格列本脲、格列齐特等第二代药物较少引起低血糖。

2. 消化道反应 可出现恶心、呕吐、食欲不振、腹痛、腹泻等。

3. 过敏反应 出现皮疹、粒细胞减少、血小板减少、胆汁郁积性黄疸及肝损害。应定期检查血常规和肝功能。

4. 其他 大剂量氯磺丙脲可引起精神错乱、嗜睡、眩晕和共济失调等症状。

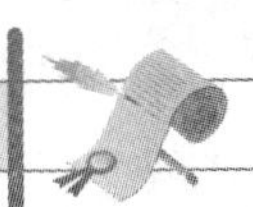

考点：磺酰脲类的用途及主要不良反应

（二）双胍类

双胍类包括二甲双胍（metformin，甲福明）、苯乙双胍（phenformin，苯乙福明）等。

【药物作用和用途】

对正常人血糖几无影响，对 2 型糖尿病有降血糖作用。对胰岛功能完全丧失者仍有降血糖作用。主要是通过：①促进组织细胞对葡萄糖的摄取和利用，促进肌肉组织糖的无氧酵解；②减少肝脏产生葡萄糖；③抑制肠道对葡萄糖的吸收，从而有效降低血糖；④抑制胰高血糖素释放。本类药主要用于轻症 2 型糖尿病，尤其是肥胖和单用饮食控制无效者。

【不良反应及用药注意】

严重的不良反应是乳酸性酸中毒、酮血症等，表现为呕吐、腹痛、神志障碍等。尤其在肝肾功能不全、心力衰竭、急性感染等缺氧情况下易诱发。其他尚有胃肠反应，如食欲不振、恶心、呕吐、腹泻、口苦、金属味等，饭后服可减轻，减量或停药后即消失。长期使用可减少维生素 B_{12} 吸收，引起巨幼红细胞性贫血。

（三）α - 葡萄糖苷酶抑制药

常用药物有阿卡波糖（acarbose，拜糖平）、伏格列波糖（voglibose，倍欣）、米格列醇（miglitol）等。

【药物作用和用途】

其作用是通过竞争性抑制小肠 α- 葡萄糖苷酶的活性，使淀粉类转化为单糖的过程减慢，从而延缓葡萄糖的吸收，降低餐后血糖，单独使用不引起低血糖反应是其最大特点。临床主要用于治疗糖尿病餐后高血糖，既可单用也可与其他降血糖药合用治疗 2 型糖尿病。服药期间增加饮食中淀粉比例，并限制单糖摄入量可提高疗效。饮食以淀粉为主食的患者效果好。

【不良反应及用药注意】

不良反应有消化道反应，表现为恶心、呕吐、食欲减退，因产气增多，可出现腹胀、腹痛、腹泻、排气增多等。进餐第一口食物时，嚼碎药物可占据肠道受体，以增加疗效，减少不良反应。其他有乏力、头痛、眩晕、皮肤瘙痒或皮疹等。孕妇、哺乳妇女禁用。

（四）胰岛素增敏剂

常用药物有罗格列酮（rosiglitazone）、吡格列酮（pioglitazone）、曲格列酮（troglitazone）、环格列酮（ciglitazone）等。

【药物作用和用途】

特异性提高机体对胰岛素的敏感性，改善胰岛 B 细胞功能，有效降低血糖、血脂，是治疗伴有胰岛素抵抗的 2 型糖尿病的一线用药，无论单独还是联合治疗（可与磺酰脲类或二甲双胍合用）都能取得较好的效果，但无内源性胰岛素存在时无效。本类药尚有抑制血小板聚集、抑制炎症反应和内皮细胞增生的作用，从而发挥抗动脉粥样硬化作用。

【不良反应及用药注意】

本类药物安全性和耐受性好。主要不良反应有嗜睡、肌肉或骨骼痛、头痛和胃肠道反应等，低血糖反应发生率低。必须注意的是曲格列酮对极少数高敏人群有明显的肝毒性，可引起肝功能衰竭甚至死亡。用药期间应定期检查肝功能。

（五）促胰岛素分泌药

常用药物有瑞格列奈（repaglinide）和那格列奈（nateglinide）等。其作用机制通过刺激胰岛 B 细胞释放胰岛素降低血糖。起效快，餐时或餐后立即服药，在餐后血糖升高时恰好促进胰岛素分泌增多，故又称速效餐时血糖调节药。本类药作用维持时间短，在空腹时不再刺激胰岛素分泌，既可降低餐后血糖，又极少发生低血糖。适用于2型糖尿病降低餐后血糖，与双胍类药物有协同作用。

考点：口服降血糖药的种类及各类特点

小结

临床上常用的降血糖药有胰岛素和口服降血糖药。胰岛素降血糖作用强，主要用于1型糖尿病、出现合并症和严重并发症的2型糖尿病患者，正确选择给药时间、剂量和剂型对疗效有重要意义，其不良反应有低血糖及过敏反应等。口服降血糖药作用弱，但能口服，临床上主要用于2型糖尿病；磺酰脲类、餐时血糖调节药等促进胰岛素分泌的药物对胰岛功能完全丧失的患者无效，胰岛素增敏药和双胍类则仍然有效。糖尿病药物治疗必须配合控制饮食和运动。

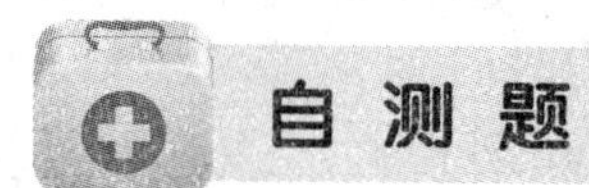

选择题

A_1 型题

1. 降血糖作用强的是
   A. 胰岛素　B. 甲苯磺丁脲
   C. 格列齐特　D. 苯乙双胍
   E. 阿卡波糖
2. 胰岛素制剂最常用的给药途径是
   A. 口服　B. 肌内注射
   C. 皮下注射　D. 静脉注射
   E. 静脉滴注
3. 用胰岛素治疗过程中若出现饥饿、心悸、昏迷、震颤、惊厥，应立即给予
   A. 肾上腺素皮下注射
   B. 异丙肾上腺素肌内注射
   C. 可的松肌内注射
   D.50% 葡萄糖静脉注射
   E.10% 葡萄糖酸钙静脉注射
4. 治疗糖尿病昏迷宜选用
   A. 胰岛素　B. 格列本脲
   C. 甲苯磺丁脲　D. 苯乙双胍
   E. 阿卡波糖
5. 抢救糖尿病酮症酸中毒首选
   A. 碳酸氢钠　B. 甘露醇
   C. 胰岛素　D. 抗生素
   E. 多巴胺
6. 胰岛素最常见的不良反应是
   A. 过敏反应　B. 低血糖反应
   C. 耐受性　D. 低血钾反应
   E. 局部硬结

A_2 型题

7. 患者，男性，17岁。患糖尿病2个月，有酮症酸中毒病史，每日进主食量400g，血糖波动大，身高172cm，体重46kg，最适宜的治疗是
   A. 控制饮食　B. 加强运动
   C. 胰岛素　D. 双胍类降糖药
   E. 磺脲类降糖药
8. 患者，男性，50岁。半年前体检发现2型糖尿病，无口渴、多尿症状。坚持饮食控制及运动锻炼，近3个月空腹血糖5.0 ~ 6.0mmol/L(90 ~ 108mg/dl)，餐后血糖10.0 ~ 13.0mmol/L(180 ~ 234mg/dl)，空腹血糖正常，餐后血糖升高，拟加用
   A. 双胍类降血糖药　B. 磺脲类降糖药
   C.α- 葡萄糖苷酶抑制剂　D. 短效胰岛素
   E. 中效胰岛素
9. 患者，男性，53岁，2型糖尿病，控制饮食无效，体重超重，过度肥胖，选哪种降糖药为最佳
   A. 格列齐特　B. 格列苯脲
   C. 甲福明　D. 格列吡嗪
   E. 甲苯磺丁脲

（曹　晶）

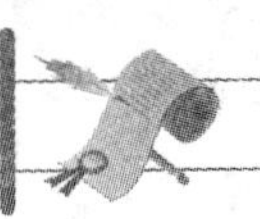

第 4 节 性激素与抗生育药

性激素（sex hormones）是性腺所分泌的甾体激素，包括雌激素、孕激素和雄激素，前两者合称为女性激素。目前临床应用的性激素类药物是人工合成品及其衍生物。

一、性 激 素

（一）雌激素类药物

天然雌激素雌二醇（estradiol）、雌酮和雌三醇，易被肝破坏，故口服效果远较注射差。人工合成品有：炔雌醇（ethinyl estradiol）、炔雌醚（quinestrol）及戊酸雌二醇（estradiol valerate）、己烯雌酚（diethylstilbestrol）等，在肝内破坏较慢，口服效果好，作用较持久。

【药物作用】

1. 对生殖系统的作用 促进女性生殖器官和第二性征的发育和成熟，并保持之；促进子宫和输卵管的活动，并增强子宫平滑肌对缩宫素的敏感性；与孕激素配合维持月经周期。

2. 抑制排卵 较大剂量可通过负反馈抑制下丘脑 - 腺垂体系统，抑制排卵；还具有对抗雄激素作用。

3. 对乳腺的作用 小剂量能刺激乳腺导管及腺泡的生长发育；大剂量抑制催乳素对乳腺的刺激作用，减少乳汁分泌。

4. 对代谢的影响 增强骨质钙化，加速骨骺闭合。

【用途】

1. 治疗子宫发育不全、卵巢功能不全 原发性或继发性卵巢功能低下患者以雌激素替代治疗，可促进外生殖器、子宫及第二性征的发育。与孕激素类合用，可产生人工月经周期。

2. 治疗围绝经期综合征 围绝经期综合征是更年期妇女因雌激素分泌减少，垂体促性腺激素分泌增多，造成内分泌平衡失调的现象。采用雌激素替代治疗可抑制垂体促性腺激素的分泌，从而减轻各种症状，并能防止由雌激素水平的降低所引起的病理性改变。此外，局部用药对老年性阴道炎及女阴干枯症等有效。

3. 治疗功能性子宫出血 促进子宫内膜增生，修复出血创面。

4. 治疗乳房胀痛及退乳 部分妇女停止授乳后可发生乳房胀痛，可用大剂量雌激素抑制乳汁分泌，减轻胀痛。

5. 治疗晚期乳腺癌 绝经五年以上的乳腺癌可用雌激素治疗，但绝经期以前的患者禁用。

6. 治疗前列腺癌 大剂量雌激素类可使症状改善，肿瘤病灶退化。

7. 其他 还可用于痤疮、骨质疏松症、避孕等。

链接

围绝经期综合征

围绝经期综合征又称更年期综合征（MPS），是指妇女绝经前后出现性激素波动或减少所致的一系列以自主神经系统功能紊乱为主，伴有神经心理症状的一组症候群。

围绝经期综合征的临床表现：

1. 月经紊乱 一般表现多为月经周期不规则，持续时间及月经量不一，最后绝经。

2. 潮热、出汗 阵发性潮热为最早出现的症状，表现为面部和颈胸部皮肤阵阵发红，继之出汗。患者会感到烦躁、头痛、眩晕、心悸和恶心等。持续时间为数秒至数分钟，每

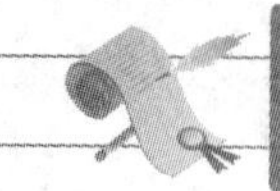

日发作数次，重者10次以上。

3. 精神、神经症状　精神过敏、情绪不稳定。记忆力减退及注意力不集中。

4. 其他　易发生动脉粥样硬化、心肌缺血、心肌梗死、高血压、骨质疏松等。

【不良反应及用药注意】

(1) 常见恶心、厌食、呕吐，尤以早晨多见。采用注射用药或从小剂量开始，逐渐增加剂量可减轻反应。

(2) 长期大量应用可引起子宫内膜过度增生导致子宫出血，故有子宫出血倾向及子宫内膜炎者慎用。

(3) 除前列腺癌及绝经期后乳腺癌患者外，禁用于其他肿瘤患者。

考点：雌激素类药的药物作用和用途

(二) 雌激素拮抗药

本类药物是指能与雌激素受体结合，从而拮抗雌激素作用的一类药物。目前已用于临床的有氯米芬 (clomifene，克罗米芬) 和他莫昔芬 (tamoxifen)。

氯米芬具有较弱的拟雌激素活性，但有较强的拮抗雌激素作用。因阻断下丘脑的雌激素受体，拮抗雌激素的负反馈调节作用，促进腺垂体分泌促性腺激素，从而诱发排卵。主要用于无排卵性不孕症、功能性子宫出血、晚期乳腺癌等。大量持续服用可引起卵巢肿大。卵巢囊肿和肝功能异常者禁用。

(三) 孕激素类药物

天然孕激素 (progestogens) 主要是黄体酮 (progesterone，孕酮)，由卵巢黄体分泌，含量很低。临床应用的为人工合成品，可分为两大类：① 17α- 羟孕酮类，如甲羟孕酮 (medroxyprogesterone，安宫黄体酮 provera)、甲地孕酮 (megestrol，妇宁片)；② 17α- 去甲睾酮类，如炔诺酮 (norethisterone，妇康片)、双醋炔诺酮 (norethistereneacetate)、炔诺孕酮 (norgestrel，甲炔诺酮)。

【药物作用】

1. 对子宫的作用　①月经后期：促使子宫内膜由增生期转变为分泌期，有利于孕卵着床和胚胎发育；②抑制子宫收缩，降低子宫对缩宫素敏感性，有安胎作用。

2. 对卵巢的影响　抑制垂体分泌黄体生成素，抑制排卵。

3. 对乳腺的影响　促进乳腺腺泡发育，为哺乳作准备。

4. 对代谢的影响　竞争性地对抗醛固酮，从而促进 Na^+ 和 Cl^- 的排泄并利尿。

【用途】

1. 治疗先兆性流产和习惯性流产　由于黄体功能不足所致的先兆流产与习惯性流产，孕激素类可以安胎，但对习惯性流产，疗效不确实。

链接

先兆性流产和习惯性流产

孕妇妊娠不满28周，胎儿尚未具备独立生存能力而中断妊娠，称为流产，俗称“小产”。

先兆流产主要表现为停经后虽然妊娠反应呈阳性，但仍出现少量阴道出血，并可伴有下腹痛和下坠感等流产先兆。有些孕妇出现这样的状况不会危及胎儿的生命，可继续妊娠；而有些孕妇出血量会越来越大，下腹疼痛也随之增加，形成了流产的趋势。先兆流产的原因比较多，如孕卵异常、内分泌失调、胎盘功能失常、血型不合、母体全身性疾病、过度精神刺激、生殖器官畸形及炎症、外伤等，均可导致先兆流产。

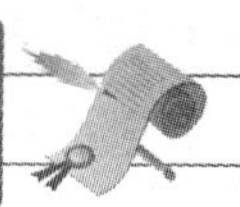

习惯性流产是指连续自然流产3次及3次以上者。近年常用复发性流产取代习惯性流产，改为2次及2次以上的自然流产。习惯性流产的原因大多为孕妇黄体功能不全、甲状腺功能低下、先天性子宫畸形、子宫发育异常、宫腔粘连、子宫肌瘤、染色体异常、自身免疫等。

2. 治疗功能性子宫出血 因黄体功能不足所致子宫内膜不规则的成熟与脱落而引起子宫出血时，应用孕激素类可使子宫内膜协调一致地转为分泌期，可维持正常的月经。

3. 治疗痛经和子宫内膜异位症 与雌激素制剂合用，抑制排卵并减轻子宫痉挛性收缩从而止痛，也可使异位的子宫内膜退化。

4. 其他 还可用于治疗子宫内膜腺癌、前列腺增生或癌症、避孕。

考点：孕激素类药的用途

链接

子宫内膜异位症

子宫内膜异位症（endometriosis）是指有活性的内膜腺体和间质出现在子宫内膜以外的位置而形成的一种女性常见妇科疾病。目前对此病发病的机制有多种说法，其中被普遍认可的是子宫内膜种植学说，即月经期子宫内膜经输卵管反流至盆腔异位生长或子宫内膜因手术种植在手术切口。本病多发生于生育年龄的女性，青春期前不发病，绝经后异位病灶可逐渐萎缩退化。

子宫内膜异位症的主要病理变化为异位内膜周期性出血及其周围组织纤维化，形成异位结节，痛经、慢性盆腔痛、月经异常和不孕是其主要症状。

【不良反应及用药注意】

较少，偶见头晕、恶心及乳房胀痛等。长期应用可引起子宫内膜萎缩，月经量减少，并易诱发阴道真菌感染。19 - 去甲睾酮类可使女性胎儿男性化，不宜用于先兆流产和习惯性流产。大剂量时可致肝功能障碍。

（四）孕激素拮抗剂

米非司酮，见抗生育药。

（五）雄激素类药

天然雄激素为睾酮（testosterone，睾丸素）。临床常用的为人工合成的甲睾酮（methyltestosterone，甲基睾丸素）、丙酸睾酮（testosterone propionate，丙酸睾丸素）和苯乙酸睾酮（testosterone phenylacetate，苯乙酸睾丸素）。

【药物作用】

1. 对生殖系统的作用 促进男性性征和生殖器官发育成熟，促进精子的生成及成熟。睾酮还可抑制垂体前叶分泌促性腺激素（负反馈），对女性可减少雌激素分泌。本类药尚有抗雌激素作用。

2. 同化作用 显著促进蛋白质合成（同化作用），减少氨基酸分解（异化作用），使肌肉增长，体重增加，体力改善。

3. 刺激骨髓造血功能 在骨髓功能低下时，较大剂量雄激素可直接刺激骨髓造血，特别是促进红细胞的生成。

4. 其他 增加肾脏对钙、磷的吸收，利于骨骼发育和骨折愈合。

【用途】

1. 治疗睾丸功能不足 无睾症、类无睾症、隐睾症，作替代疗法。

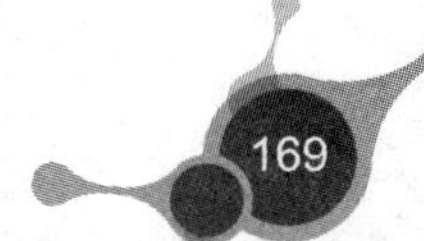

2. 治疗功能性子宫出血 利用其抗雌激素作用使子宫平滑肌及其血管收缩，内膜萎缩而止血。

3. 治疗晚期乳腺癌 对晚期乳腺癌或乳腺癌转移者，采用雄激素治疗可使部分案例的病情得到缓解。

4. 治疗再生障碍性贫血及其他贫血 用丙酸睾酮或甲睾酮可使骨髓功能改善。

5. 治疗虚弱 治疗病后虚弱、老年人骨质疏松症。

6. 治疗绝经期综合征 与雌激素合用。

链接

骨质疏松症

骨质疏松症以全身骨量减少，骨组织微结构退变为特征，引起骨强度降低、脆性增加及骨折危险性增加。骨质疏松症可分为原发性、继发性及特发性三种类型。其中原发性骨质疏松症发病率最高，是随着年龄增长必然发生的一种生理性退行变化。治疗骨质疏松症的药物主要有骨吸收抑制药、骨形成促进药和骨矿化促进药等。

【不良反应及用药注意】

1. 女性男性化 如长期应用于女性患者可能引起痤疮、多毛、声音变粗、闭经、乳腺退化、性欲改变等男性化现象，应立即停药。

2. 黄疸 多数雄激素能干扰肝内毛细胆管的排泄功能，引起胆汁郁积性黄疸。

3. 其他 孕妇及前列腺癌患者禁用。因有水、钠潴留作用，肾炎、肾病综合征、肝功能不良、高血压及心力衰竭患者也应慎用。

链接

兴 奋 剂

兴奋剂在英语中称为"Dope"，是指违反医学和体育道德，用来提高运动成绩的物质和方法。使用兴奋剂会对人的身心健康产生许多直接的危害，许多危害甚至是终身的，不可恢复的。兴奋剂的种类很多，常见的有合成类固醇类药物、β受体阻断药、利尿药等。

作为兴奋剂使用的合成类固醇类药物，其衍生物和商品剂型品种特别繁多，多数为雄性激素的衍生物。这是目前使用范围最广，使用频度最高的一类兴奋剂，也是药检中的重要对象。

（六）同化激素类药

同化作用较好，而雄激素样作用较弱的睾酮衍生物，即同化激素（anabolic hormone），如苯丙酸诺龙（nandrolone phenylpropionate）、司坦唑醇（stanozolol，康力龙）及美雄酮（metandienone，去氢甲基睾丸素）等。本类药能促进蛋白质合成；加速骨钙化和骨生长；促进组织新生和肉芽形成。主要用于蛋白质同化或吸收不良，以及蛋白质分解亢进或损失过多等情况，如营养不良、严重烧伤、手术后慢性消耗性疾病、骨折不易愈合、老年骨质疏松和肿瘤恶病质、小儿发育不良等患者。服用时应同时增加食物中的蛋白质成分。

长期应用可引起水钠潴留及女性轻微男性化现象，有时引起肝内毛细胆管胆汁淤积而发生黄疸。肾炎、心力衰竭和肝功能不良者慎用，孕妇及前列腺癌患者禁用。

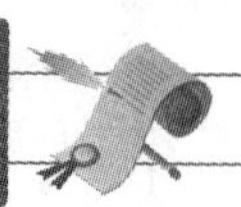

二、抗生育药（计划生育用药）

生殖过程包括精子和卵子的形成与成熟、排卵、受精、着床，以及胚胎发育等多个环节。阻断其中任何一个环节都可以达到避孕和终止妊娠的目的。

本类药作用部位示意图见图 12-2。

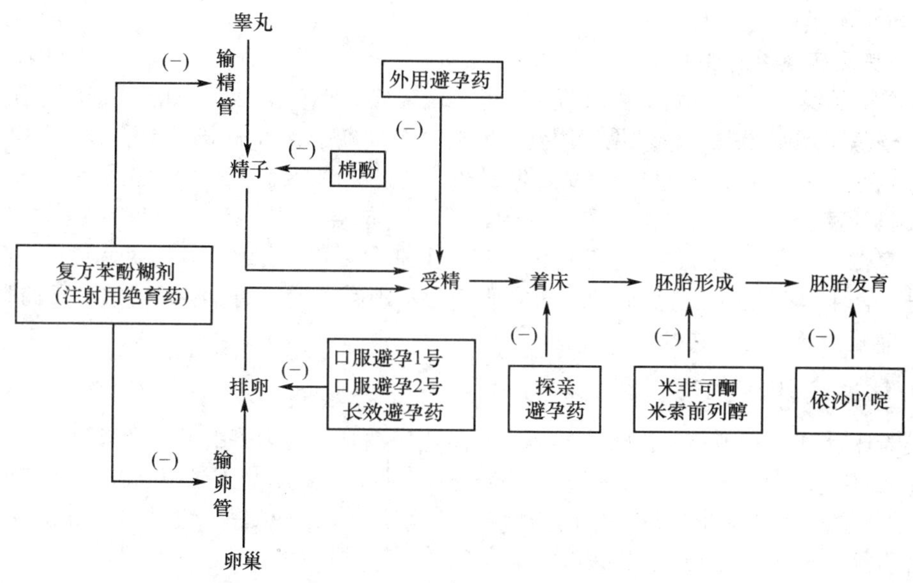

图 12-2　生殖过程与计划生育用药作用部位示意图

（一）主要抑制排卵的计划生育用药

本类药包括复方炔诺酮片（norethisterone compound，口服避孕片 1 号）、复方甲地孕酮片（megestrol compound，口服避孕片 2 号）、复方甲基炔诺酮、复方己酸孕酮注射液（delalutin compound，避孕针 1 号）等。本类药也有埋植剂，可植入臂内侧或左肩胛部皮下。根据药效长短及使用方法可分为三类（表 12-3）。

表 12-3　临床常用计划生育用药的制剂及用法

制剂名称	成分		用法
	孕激素（mg）	雌激素（mg）	
短效口服避孕药			口服：从月经周期第 5 日起，每晚服 1 片，连服 22 日，不能间断。如停药 7 日仍不来月经，应即服下一周期的药
复方炔诺酮片	炔诺酮 0.6	炔雌醇 0.035	
复方甲地孕酮片	甲地孕酮 1.0	炔雌醇 0.035	
复方炔诺孕酮 1 号片	炔诺孕酮 0.3	炔雌醇 0.03	
长效口服避孕药			口服：月经周期第 5 日服 1 片，以后每隔 25 日或 28 日服药 1 片
复方炔诺孕酮 2 号片	炔诺孕酮 10.0	炔雌醚 2.0	
复方氯地孕酮片	氯地孕酮 12.0	炔雌醚 3.0	
长效注射避孕药			于月经周期第 5 日深部肌内注射 2 支，以后每隔 28 日或于每次月经周期第 11 ～ 12 日注射 1 支
复方己酸孕酮注射液	己酸孕酮 250.0	戊酸雌二醇 5.0	
复方甲地孕酮注射液	甲地孕酮 25.0	雌二醇 3.5	

【药物作用与用途】

目前应用的女性计划生育用药以此类为主。主要通过抑制卵泡的生长成熟，并抑制黄体生成素（LH）释放，两者协同而抑制排卵。还可干扰生殖过程的其他环节，如抑制子宫内膜的正常增殖，影响受精卵着床；抑制子宫和输卵管的正常活动，改变受精卵在输卵管的运行速度，以致受精卵不能适时地到达子宫；使宫颈黏液变得更黏稠，使精子不易进入子宫腔等。本类药主要用于避孕。

【不良反应及用药注意】

1. 类早孕反应 少数妇女在用药初期可出现轻微的类早孕反应，如恶心、呕吐及挑食等。

2. 子宫不规则出血 较常见于用药后最初几个周期中，可加服炔雌醇。

3. 闭经 有 1% ～ 2% 服药妇女发生闭经。如连续两个月闭经，应停药。

4. 乳汁减少 少数哺乳妇女乳汁减少。

5. 其他 可能出现痤疮、皮肤色素沉着，个别人可致血压升高。肝炎、肾炎、高血压、糖尿病、哺乳期不宜用。乳房肿块、子宫肌瘤及宫颈癌患者禁用。呕吐严重者可加服维生素 B_6。漏服会导致避孕失败。

（二）抗着床计划生育用药

抗着床计划生育用药又称探亲避孕药，能快速抑制子宫内膜的发育和分泌功能，干扰孕卵着床而产生避孕作用。本类药应用不受月经周期的限制，无论在排卵前、排卵期或排卵后服用，都可影响孕卵着床。常用药物有甲地孕酮（megestrol）、炔诺孕酮（norgestrel）及左炔诺孕酮（levonorgestrel）（表 12-4）。

表 12-4 抗孕卵着床药的剂量及用法

药物	剂量（mg）	使用方法
甲地孕酮（探亲避孕1号片）	2.0	探亲当日中午服1片，以后每晚服1片，至分居，次日晨再服1片
炔诺孕酮（探亲避孕片）	5.0	同居当晚服1片，同居10日以内，每晚1片，连服10日，同居半个月，连服14片。超过半个月者，服完14片后接服避孕片1号或2号
左炔诺孕酮	0.75	口服，0.75mg/次，12小时后可重复一次。只作无保护的性生活后紧急避孕药，首次剂量服用越早越好

（三）外用计划生育用药

外用计划生育用药主要有壬苯醇醚（nonoxinol）、孟苯醇醚（menfegol）和烷苯醇醚（alfenoxynol），是目前使用最普遍的外用杀精子药。通过杀死精子，或使精子失去游动、穿透卵子的能力而无法受精。

不良反应为阴道局部有刺激反应，表现为分泌物多、外阴瘙痒，多次使用后可逐渐消失。

（四）主要影响精子的计划生育用药

棉酚（gossypol）可影响精子的生成过程，使精子数量减少甚至消失，但不影响男性第二性征，一般停药3个月内精子的生成过程恢复正常。不良反应有乏力、食欲减退、恶心、呕吐、心悸等。

（五）抗早孕药

抗早孕药是在妊娠期的前12周内，能产生完全流产的终止妊娠药物。如早期使用，其效果相当于一次正常月经，又称催经止孕药。本类药物可通过阻断孕酮对子宫平滑肌的抑

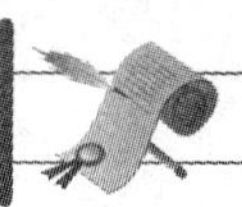

制作用或增强前列腺素对子宫平滑肌的兴奋作用，使子宫收缩活动增强而终止妊娠。常用药物有米非司酮和米索前列醇。

米非司酮（息隐）

米非司酮（mifepristone）为炔诺酮的衍生物，为孕激素受体的阻断剂。本药可对抗黄体酮对子宫内膜作用，能抗孕卵着床，单用可作为房事后避孕的有效措施。妊娠早期应用可使子宫收缩加强，并软化、扩张子宫颈，可用于终止早期妊娠，具有抗早孕作用。主要作为非手术抗早孕药，用于终止停经 49 天内的妊娠。也可用于避孕失败后预防妊娠的补救措施（紧急避孕）。与前列腺素类药物合用可提高完全流产率，降低不良反应发生率。

主要不良反应为引起子宫出血时间延长。可能会有些特殊的风险，如败血症等。

米索前列醇

米索前列醇（misoprostol）为前列腺素 E_1 的衍生物，对妊娠子宫有显著收缩作用。因此被用于抗早孕和引产，与米非司酮合用能提高终止妊娠效果。

米非司酮与米索前列醇联合应用已成为目前终止早期妊娠最成功的抗早孕药。其特点是：完全流产率高；对母体无明显不良反应；流产后月经能迅速恢复；对再次妊娠无影响。米非司酮通过抗孕激素作用，阻断内源性黄体酮对子宫内膜的作用，增强子宫平滑肌收缩活动，松弛宫颈，以利于胚泡排出体外。米索前列醇具有增强子宫收缩活动和促进宫颈扩张的作用。米非司酮与米索前列醇联合应用适于停经 49 日内的早期妊娠。

考点：常用计划生育用药的用法

小结

性激素有雌激素、孕激素和雄激素。主要作用是促进性器官的发育成熟和维持第二性征，常用于原发性性器官发育不全的替代疗法。雌激素对促性腺激素有负反馈作用，可用于治疗绝经期综合征、乳房胀痛等。孕激素有安胎作用，用于先兆性流产。人工合成的睾酮衍生物，同化作用较强，可用于慢性消耗性疾病、老年骨质疏松和肿瘤恶病质等的治疗。

女用计划生育用药主要是通过抑制促性腺激素的分泌，而抑制排卵，达到避孕效果。棉酚是通过抑制睾丸的精子发生过程，而失去生育能力。抗早孕药米非司酮和米索前列醇可终止早期妊娠。

自测题

选择题

A_1 型题

1. 雌激素临床多用于
   A. 子宫内膜异位症　B. 先兆流产
   C. 功能性子宫出血　D. 痛经
   E. 习惯性流产
2. 退乳可选择
   A. 己烯雌酚　B. 黄体酮
   C. 甲地孕酮　D. 苯丙酸诺龙
   E. 炔诺酮
3. 外科手术后体质消瘦者宜可选用
   A. 己烯雌酚　B. 炔雌醇
   C. 甲睾酮　D. 苯丙酸诺龙
   E. 黄体酮
4. 关于雄性激素的作用，说法错误的是
   A. 促进男性性器官发育

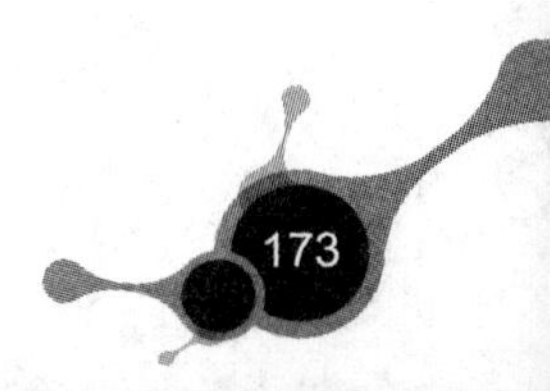

B. 维持男性第二性征

C. 抑制骨骼生长

D. 刺激骨髓造血功能

E. 促进蛋白质的合成

5. 抗着床计划生育用药的主要优点是

A. 效果可靠　　B. 使用方便

C. 毒性低　　D. 不受经期周期限制

E. 价廉

A_2 型题

6. 患者，女性，28 岁，停经 70 天，3 天前出现少量的阴道出血伴有下腹部疼痛，妇科检查：患者子宫颈口未开，羊膜囊未破裂，子宫大小和停经月份相符，尿妊娠试验阳性，超声波检查有胎心和胎动波。诊断为：先兆流产。医生应该用什么药物治疗

A. 己烯雌酚　　B. 黄体酮

C. 炔诺酮　　D. 甲睾酮

E. 苯丙酸诺龙

7. 患者，女性，26 岁，近 3 个月月经周期缩短。妇科检查示无生殖器官器质性病变。基础体温双向性。子宫内膜活检示分泌反应落后 3 日。诊断为“排卵性月经失调”。下列不适合用于治疗的是

A. 小剂量雌激素　　B. 氯米芬

C. 炔雌醇　　D. 复方口服避孕药

E. 黄体酮

（曹　晶）

13

第 13 章　抗微生物药

感染性疾病是严重危害人类健康的常见病、多发病，也是多种疾病终末期的主要并发症和致死原因。抗微生物药物在防治感染性疾病中发挥了重要作用，为降低感染性疾病的病死率作出了巨大贡献。第一个抗生素青霉素 G 的上市开创了抗生素的时代，树立了人类医药发展史上新的里程碑。目前，抗微生物药物种类、品种日益增多，新的抗微生物药物层出不穷，虽为抗感染治疗提供了更多的选择余地，但也带来了更多值得重视的新问题。细菌耐药性问题已成为全球面临的严峻问题。同时，抗微生物药物不合理使用，不仅造成患者经济的浪费，也给患者带来了更大的痛苦，出现了对某些感染无药可用，医生束手无策的尴尬境况。人们也如梦初醒，开始扭转药物万能、药物无害的观念。如何合理使用抗微生物药，已经成为 21 世纪全球关注的热点。

链接

滥用抗菌药的危害

我国是抗菌药使用大国，也是抗菌药滥用最严重的国家之一。每年因滥用抗菌药造成的死亡人数达 (8 ～ 10) 万人，而真正需要使用抗菌药的患者不足 20%，80% 以上属于滥用。滥用抗菌药的危害有以下几点：①加快细菌产生耐药性；②毒性反应增多；③过敏反应增加；④长期大剂量使用导致二重感染；⑤造成巨大的资源浪费。据统计，每年因抗生素滥用导致医疗费用增长 800 亿元，仅超前使用第三代头孢菌素，全中国一年就多花费 7 亿多元人民币。

抗微生物药是一类能对病原微生物具有抑制或杀灭作用，用于防治感染性疾病的药物。用于体表、器械和周围环境抗病原微生物的药物称为消毒防腐药。用于体内抗病原微生物、寄生虫及肿瘤细胞的药物称为化学治疗药。其治疗方法称为化学治疗（简称化疗）。在应用抗微生物药时，需注意机体、病原微生物和药物三者之间的相互关系（图 13-1)。注意调动机体的防御能力，避免或减少药物的不良反应，控制病原微生物的耐药性，使药物充分发挥治疗作用。

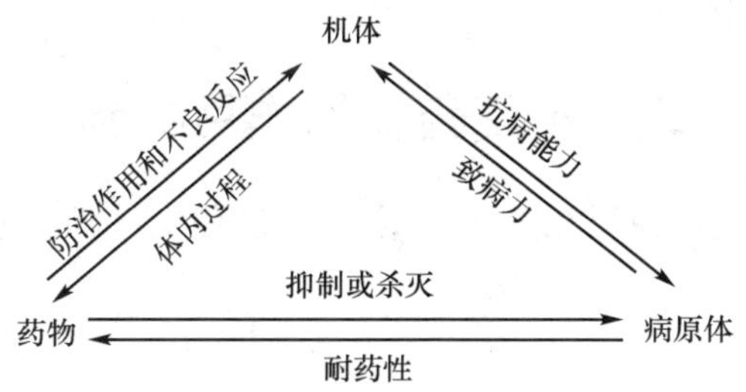

图 13-1　机体、病原微生物和抗微生物药三者之间的关系

第 1 节　抗菌药物概论

一、基本概念和常用术语

1. 抗菌药　是指对细菌具有抑制或杀灭作用的药物，包括抗生素和人工合成的抗菌药。

2. 抗生素　是由某些微生物（如细菌、真菌、放线菌等）在代谢过程中产生的具有抑制或杀灭其他病原微生物作用的物质。抗生素分天然、半合成两类。

3. 抑菌药　是指只能抑制细菌的生长繁殖而无杀灭作用的药物。

4. 杀菌药　是指不仅能抑制细菌的生长繁殖，还具有杀灭作用的药物。

5. 抗菌活性　是指抗菌药物抑制或杀灭病原微生物的能力。抗菌活性分别用最低抑菌浓度（MIC）和最低杀菌浓度（MBC）表示。

6. 最低抑菌浓度　是指能够抑制病原微生物生长的最低药物浓度。

7. 最低杀菌浓度　是指能够杀灭病原微生物或使病原微生物数减少 99.9% 的最低药物浓度。

8. 抗菌谱　是指抗菌药物的抗菌范围。药物对不同种类微生物的选择性不同，仅对某一种或某类致病微生物有效的抗菌药物称为窄谱抗菌药，如异烟肼仅对结核分枝杆菌有作用；对多种致病微生物有效的抗菌药物则称为广谱抗菌药，如四环素类抗生素。抗菌谱是临床选择用药的重要依据。

9. 耐药性　病原体与抗微生物药物长期或反复接触后，对抗微生物药物的敏感性降低甚至消失的现象称为耐药性，又称抗药性。如病原体对某种抗微生物药产生耐药性，同时对其他抗微生物药物也同样耐药，则称交叉耐药性。

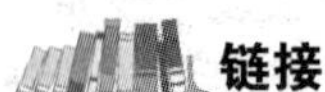
链接

超 级 细 菌

英国卡迪夫大学、英国健康保护署和印度马德拉斯大学的医学研究机构在一些前往印度进行医疗旅行的整容者和外科手术者身上发现一种特殊的细菌。这种细菌名为新德里金属β内酰胺酶-1（简称 NDM-1），含有一种罕见酶，能够进入大多数细菌的 DNA 线粒体中存活，从而使细菌产生广泛的耐药性，人被感染后很难治愈甚至死亡。NDM-1 的复制能力很强，传播速度快且容易出现基因突变，是非常危险的一种超级细菌。NDM-1 是滥用抗生素产生的，在这场特殊博弈中，人类是超级细菌的幕后推手。因此，应该采取措施，坚决制止滥用抗生素。

考点： 抗生素、抗菌谱及耐药性的概念

10. 抗菌后效应　是指药物与细菌短暂接触，当血药浓度低于最低抑菌浓度或被消除后，细菌的生长仍受到持续抑制的效应。

二、抗菌药物的作用机制

抗菌药主要通过干扰病原微生物的生化代谢过程，从而产生杀菌或抑菌作用（图 13-2）。

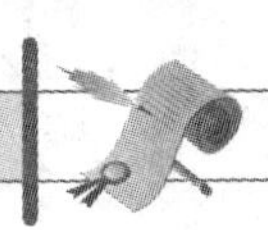

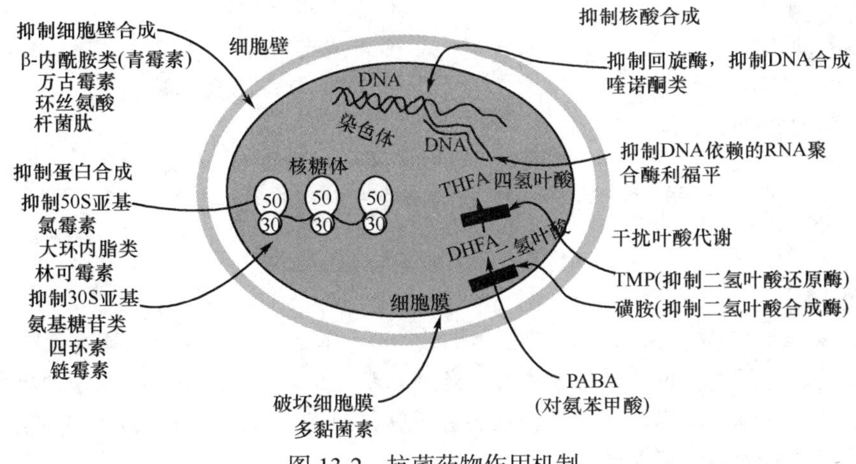

图 13-2　抗菌药物作用机制

1. 抑制细菌细胞壁的合成　细菌的外边有一层坚韧而富有弹性的细胞壁，它具有维持细菌正常形态和功能的作用。β- 内酰胺类抗生素抑制细菌细胞壁黏肽的合成，造成细胞壁缺损而导致细菌裂解死亡。

2. 抑制细菌蛋白质的合成　大环内酯类、林可霉素、氨基糖苷类、四环素类、氯霉素等药物通过抑制细菌蛋白质合成的不同环节而达到抗菌作用。

3. 影响细菌细胞膜的通透性　细菌细胞膜是一种半透膜，具有运输物质和渗透屏障的功能。多黏菌素类等药物可增加细菌细胞膜的通透性，导致菌体内物质外漏而死亡。

4. 抑制细菌核酸的合成　磺胺类药物、甲氧苄啶可分别抑制二氢叶酸合成酶与二氢叶酸还原酶，妨碍细菌叶酸的代谢过程，进而导致核酸合成受阻而产生抗菌作用；喹诺酮类、利福平药物可分别抑制 DNA 回旋酶与依赖 DNA 的 RNA 多聚酶，从而抑制细菌核酸的合成而呈现抗菌作用。

小结

抗微生物药是一类能对病原微生物具有抑制或杀灭作用，用于防治感染性疾病的药物。在应用抗微生物药时，需注意机体、病原微生物和药物三者之间的相互关系。注意调动机体的防御能力，避免或减少药物的不良反应，控制病原微生物的耐药性，使药物充分发挥治疗作用。

自测题

A_1 型题

1. 有关化疗药物、机体、病原体三者之间的关系，叙述错误的是

A. 机体对病原体有防御能力

B. 化疗药物对病原体有抑制或杀灭作用

C. 病原体对机体有致病性

D. 机体对化疗药物可产生耐药性

E. 化疗药物对机体可产生不良反应

2. 病原体与抗微生物药物长期或反复接触后，对抗微生物药物的敏感性降低甚至消失的现象称

A. 习惯性　　B. 耐受性

C. 过敏性　　D. 成瘾性

E. 耐药性

3. 抗菌谱是指

A. 抗菌药物的杀菌力

B. 是指抗菌药物的抗菌范围

C. 抗菌药物的疗效

D. 抗菌药物的安全性

E. 病原体对药物的不敏感性

第 2 节　β- 内酰胺类抗生素

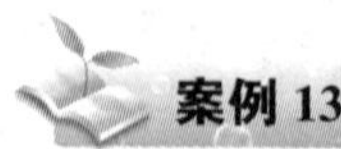

案例 13-1

患者，女性，19 岁。因咽痛、发热、寒战、周身不适来诊，经医生检查诊断为急性扁桃体炎。无药物过敏史，遵医嘱给予青霉素治疗，护士注入皮试液 50U，5 分钟后患者出现皮肤瘙痒、呼吸困难、胸闷、发绀、面色苍白、脉搏细弱、血压下降、烦躁不安等反应。

问题： 1. 应用青霉素的依据是什么？

2. 青霉素还可以用于哪些疾病？其抗菌机制是什么？

3. 该患者出现了什么反应？如何防治？

β- 内酰胺类抗生素是一类化学结构中含有 β- 内酰胺环的抗生素，包括青霉素类、头孢菌素类、其他 β- 内酰胺类抗生素等。β- 内酰胺环与其抗菌作用有关，一旦破裂即抗菌活性消失。

一、青霉素类

青霉素类药物按其来源不同，可分为天然青霉素和半合成的青霉素两类。

（一）天然青霉素

青霉素 G（penicillin G，苄青霉素）

临床用青霉素系从青霉菌培养液中提取，属于有机酸。其钠盐和钾盐易溶于水，水溶液性质不稳定，在室温中放置 24 小时，大部分降解失效，并产生具有抗原性的物质，不但疗效低，还易发生过敏反应，故常将其制成性质稳定的粉针制剂，其溶液现用现配。青霉素不耐热，也易被酸、碱、醇、重金属、氧化剂及青霉素酶所破坏。最适 pH 为 5 ～ 7.5，过高或过低都会加速青霉素降解，故静脉滴注时最好置于 0.9% 氯化钠注射液（pH 为 4.5 ～ 7.0）中稀释。

【体内过程】

口服易被胃酸和消化酶破坏，故不宜口服，须注射使用。肌内注射吸收快而完全，约 30 分钟血药浓度达高峰，吸收后广泛分布于各种组织中，但不易透过血 - 脑屏障，当脑膜有炎症时，透入量增加，脑脊液中可达血浓度的 60% ～ 70%，达到有效抗菌浓度。几乎全部以原形随尿排泄，其半衰期为 0.5 ～ 1 小时，但因抗菌后效应等原因，有效抗菌时间可维持 4 ～ 6 小时。

【抗菌谱】

青霉素抗菌作用强大，但抗菌谱较窄。主要作用于大多数革兰阳性球菌，如溶血性链球菌、肺炎链球菌、草绿色链球菌、不产酶的金黄色葡萄球菌；革兰阳性的杆菌，如白喉棒状杆菌、炭疽芽孢杆菌、产气荚膜芽孢梭菌、破伤风芽孢梭菌等；革兰阴性球菌，如脑膜炎奈瑟菌、淋病奈瑟菌；螺旋体如梅毒螺旋体、回归热螺旋体、钩端螺旋体和放线菌等。

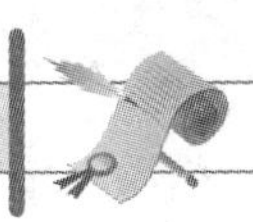

金黄色葡萄球菌等耐药菌与青霉素反复接触后可产生青霉素酶（β- 内酰胺酶类），能裂解青霉素的 β- 内酰胺环，使其抗菌活性降低或消失，产生耐药性。

链接

青霉素的发现

1928 年 9 月，英国细菌学家弗莱明 (Fleming) 在实验室中用培养皿培养葡萄球菌，离开时他忘记了给一个培养皿盖上盖子。几天后，当他再次返回实验室时，发现一种特异现象，在正常生长金葡菌的器皿上长出了一个青绿色的真菌菌落，奇怪的是在真菌菌落附近的金黄色葡萄球菌菌落被溶解，相距较远者则完好无损。他立刻意识到这一真菌菌落产生了能够杀死金黄色葡萄球菌的物质并将之命名为“青霉素”。

牛津大学的病理学家弗洛里 (Florey) 和德国生物化学学家钱恩 (Chain) 于 1940 年成功提取了青霉素，1941 年青霉素投入使用并获得成功。由此开创了抗生素治疗的新纪元。这一造福人类的贡献使弗莱明、弗洛里和钱恩共同获得了 1945 年诺贝尔生理学或医学奖。

【抗菌机制】

青霉素与敏感菌胞质膜上的青霉素结合蛋白 (PBPs) 结合，抑制转肽酶的活性，阻止了细菌细胞壁黏肽的生物合成，造成细胞壁缺损，细胞壁丧失维持菌体高渗状态的功能，水分不断渗入，菌体膨胀、变形，破裂而死亡，属于繁殖期杀菌剂。

【用途】

1. 革兰阳性球菌感染　如溶血性链球菌感染引起的咽炎、扁桃体炎、中耳炎、组织蜂窝组织炎、心内膜炎、猩红热等；草绿色链球菌和肠球菌引起的心内膜炎，应与链霉素或庆大霉素合用。肺炎链球菌引起的大叶性肺炎、支气管炎、中耳炎等。葡萄球菌的敏感菌株引起的疖、痈、骨髓炎、呼吸道感染、败血症等。

2. 革兰阳性杆菌感染　如白喉、炭疽、气性坏疽和破伤风等。因青霉素对这些细菌产生的外毒素无作用，必须合用相应的抗毒素。

3. 革兰阴性球菌感染　如脑膜炎奈瑟菌引起的脑膜炎；淋病奈瑟菌引起的淋病。

4. 螺旋体感染　如梅毒、钩端螺旋体病、回归热等。

5. 放线菌感染　如局部肉芽肿样炎症、脓肿等。需大剂量、长疗程用药。

护考链接

考点：青霉素的抗菌谱及适应证

患者，女性，35 岁。近几天出现咽痛伴中等程度发热、食欲缺乏、乏力、全身不适等症状，咽部充血，扁桃体肿大，上有假膜，细菌学检查发现白喉杆菌，诊断为普通型咽白喉，最好选用下列哪种治疗方案

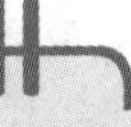

A. 红霉素＋白喉抗毒素　　B. 庆大霉素＋白喉抗毒素
C. 土霉素＋白喉抗毒素　　D. SMZ ＋ TMP
E. 青霉素＋白喉抗毒素

解析：青霉素是白喉杆菌引起的白喉的首选药。但因青霉素对白喉杆菌产生的外毒素无作用，必须合用白喉抗毒素。故选 E。

【不良反应及用药注意】

1. 过敏反应　为青霉素类最常见的不良反应，发生率较高。以皮肤样过敏和血清病样

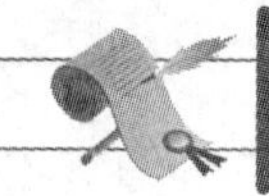

反应多见，轻者表现为荨麻疹、皮炎、药热、血管神经性水肿等，停药并服用抗组胺药即可缓解。严重者可出现过敏性休克，表现为面色苍白、出冷汗、心悸、胸闷、呼吸困难、发绀、脉搏细弱、血压下降、昏迷等，若抢救不及时，可因呼吸和循环衰竭而死亡。其防治措施如下。

(1) 严格掌握适应证，杜绝滥用。

(2) 用药前详细询问患者用药过敏史，有青霉素过敏史者禁用，有其他药物过敏史或变态反应疾病者需谨慎用药。

(3) 凡初次用药者、用药过程中更换不同批号或厂家者、中断给药超过 72 小时而又重复用药者，用药前均需做皮肤过敏试验。皮肤过敏试验阳性者禁用，皮肤过敏试验阴性者也可发生过敏性休克，故注射后观察 30 分钟，无反应者方可离去。少数患者皮肤过敏试验时也可能出现过敏性休克。所以，在使用青霉素时，应做好抢救准备，避免在不具备抢救条件下使用。

(4) 避免在饥饿状态下注射青霉素，避免局部使用，避免与其他药物混合使用。

(5) 一旦发生过敏性休克，应及时抢救。立即皮下或肌内注射 0.1% 肾上腺素 0.5ml ～ 1.0ml，必要时可稀释后缓慢静脉注射，并可酌情使用糖皮质激素、H_1 受体阻断药等药物。同时配合吸氧、人工呼吸等措施，必要时可气管切开，以维持呼吸和循环功能。

考点：青霉素过敏性休克的防治措施及用药注意

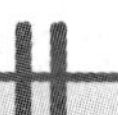

护考链接

医生为某患者开具医嘱青霉素肌内注射，护士在核对医嘱时，注意到该患者无青霉素用药史记录，医生也未开具青霉素皮试医嘱。此时护士应首先

A. 拒绝转抄医嘱　　B. 向护士长报告

C. 为患者行青霉素皮试　　D. 告知患者及家属

E. 向医师提出加开皮试医嘱

解析：医生为患者开青霉素，没开皮试液，护士应向医师提出加开皮试医嘱。故选 E。

2. 赫氏反应　应用青霉素治疗螺旋体感染初期，可出现症状加重的现象，表现为全身不适、发热、寒战、肌痛、咽痛、心跳加快等症状，严重时可危及生命，称为赫氏反应，原因是大量螺旋体被青霉素杀死后释放的物质所导致的变态反应。

3. 青霉素脑病　大量而快速地静脉给药或鞘内注射时，可引起头痛、肌肉痉挛、抽搐、昏迷等中枢神经系统反应，类似癫痫发作，称为青霉素脑病。若出现青霉素脑病，应及时停药并对症治疗。因老年人的耐受性降低，肾功能不全的患者排泄延缓，更易发生青霉素脑病，临床用药时尤应注意。

4. 其他　肌内注射时可出现局部红肿、疼痛、硬结、甚至引起周围神经炎等，以钾盐多见。大量静脉给予青霉素钾盐、钠盐时，可引起高钾、高钠血症，用药期间需定期检测血清钾和血清钠，禁用青霉素钾盐静脉推注，以防出现高血钾。尤其是合并心血管疾病的感染患者，防止出现水、钠潴留及血钾过高。

（二）半合成青霉素

半合成青霉素是在天然青霉素母核 6- 氨基青霉烷酸（6-APA）的基础上连接不同的侧链 R 而得到的一类青霉素。其抗菌机制和不良反应与天然青霉素相似，弥补了天然青霉素抗菌谱窄（主要对革兰阳性菌有效）、不耐酸（不能口服）、不耐酶（对耐药菌无效）等不足，但过敏反应仍较多见，并与天然青霉素有交叉过敏反应，故在注射之前必须做皮试。

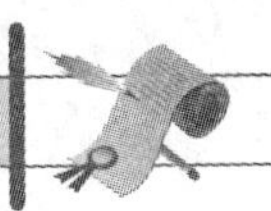

半合成青霉素的分类和作用特点见表 13-1。

表 13-1 半合成青霉素的分类和作用特点

类别	药名	作用特点及用途
耐酸青霉素	青霉素 V（penicillin V）	①耐酸可口服，但不耐酶；②抗菌谱与青霉素相似但活性不及青霉素；③用于革兰阳性球菌引起的轻度感染
耐酸耐酶青霉素	苯唑西林（oxacillin） 氯唑西林（cloxacillin） 氟氯西林（flucloxacillin） 双氯西林（dicloxacillin）	①耐酸可口服；②对革兰阳性菌的作用不如青霉素，但对产生 β-内酰胺酶的金黄色葡萄球菌有效；③主要用于耐青霉素的金黄色葡萄球菌感染，如肺炎、心内膜炎、败血症等
广谱青霉素	氨苄西林（ampicillin） 阿莫西林（amoxicillin）	①耐酸可口服，但不耐酶，对耐药金黄色葡萄球菌无效；②抗菌谱广，对革兰阳性菌和革兰阴性菌均有杀灭作用，对革兰阴性菌的作用优于青霉素，但对铜绿假单胞菌无效；③用于各种敏感菌引起的伤寒、副伤寒、呼吸道、泌尿道和胆道等感染
抗铜绿假单胞菌的广谱青霉素	羧苄西林（carbenicillin） 磺苄西林（sulbenicillin） 哌拉西林（piperacillin） 替卡西林（ticarcillin） 呋布西林（furbucillin）	①不耐酸，均需注射给药，不耐酶，对耐药金黄色葡萄球菌无效；②抗菌谱广，对革兰阳性菌作用与青霉素近似，对革兰阴性菌作用强，特别是对铜绿假单胞菌有强大作用；③主要用于铜绿假单胞菌感染及某些革兰阴性菌感染
抗革兰阴性杆菌青霉素	美西林（mecillinam） 匹美西林（pivmecillinam） 替莫西林（temocillin）	①对革兰阴性杆菌作用强，对铜绿假单胞菌无效，对革兰阳性菌作用弱；②主要用于革兰阴性杆菌所致的泌尿道、皮肤软组织感染

二、头孢菌素类

头孢菌素类是在基本化学结构 7- 氨基头孢烷酸（7-ACA）上引入不同的侧链而制成的一类半合成抗生素，又称先锋霉素类。本类药具有抗菌谱广、杀菌力强、过敏反应发生率低、对 β- 内酰胺酶稳定性高等优点，故临床应用较为广泛。

根据头孢菌素类药物的抗菌特点、对 β- 内酰胺酶的稳定性、肾毒性及临床应用的差异将其分为四代，各代作用特点及用途见表 13-2。

表 13-2 头孢菌素类药物的作用特点及用途

分类	常用药物	作用特点及用途
第一代	头孢噻吩（cefalothin） 头孢氨苄（cefalexin） 头孢唑啉（cefazolin） 头孢羟氨苄（cefadroxil） 头孢拉定（cefradine）	①对革兰阳性菌（包括耐青霉素的金黄色葡萄球菌）作用强，对革兰阴性菌作用弱，对铜绿假单胞菌无效；②对 β- 内酰胺酶稳定，但不及第二、三、四代，对革兰阴性菌产生的 β- 内酰胺酶不稳定；③肾毒性较第二、三、四代大；④主要用于耐青霉素的金黄色葡萄球菌及革兰阳性菌引起的呼吸道、泌尿道、皮肤软组织等感染
第二代	头孢孟多（cefamandole） 头孢呋辛（cefuroxime） 头孢克洛（cefaclor）	①对革兰阳性菌的作用较第一代稍弱，对革兰阴性菌的作用较第一代强，对部分厌氧菌有效，但对铜绿假单胞菌无效；②对 β- 内酰胺酶较稳定，但不及第三、四代；③肾毒性较第一代小；④广泛用于敏感菌所致的呼吸道、皮肤软组织、胆道、泌尿道及其他组织器官等感染

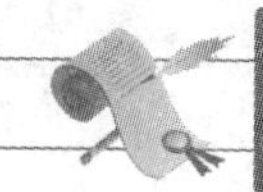

续表

分类	常用药物	作用特点及用途
第三代	头孢噻肟（cefotaxime） 头孢他啶（ceftazidime） 头孢曲松（ceftriaxon） 头孢哌酮（cefoperazone）	①对厌氧菌及革兰阴性菌作用强，对铜绿假单胞菌有较强的作用，但对革兰阳性菌作用不及第一、二代；②组织穿透力强，分布广泛，半衰期长；③对多种β-内酰胺酶高度稳定；④对肾基本无毒性；⑤主要用于敏感菌的重症感染及以革兰阴性杆菌为主要致病菌，兼有厌氧菌和革兰阳性菌的混合感染
第四代	头孢匹罗（cefpirome） 头孢吡肟（cefepime） 头孢克定（cefpirome）	①广谱、高效，对革兰阳性菌的作用增强，对革兰阴性菌的作用比第三代强；②对β-内酰胺酶稳定性最高；③无肾毒性；④主要用于对第三代耐药的革兰阴性杆菌引起的重症感染。由于穿透力强，脑脊液浓度高，细菌性脑膜炎效果更佳

【不良反应及用药注意】

1. 过敏反应　表现为药热、皮疹、荨麻疹等，严重者可发生过敏性休克。与青霉素类有部分交叉过敏现象，故青霉素过敏者慎用。一但过敏，抢救原则同青霉素。

2. 肾损害　第一、二代药物可致肾损害，表现为蛋白尿、血尿、血中尿素氮升高，甚至肾衰竭。长期应用时应定期检测肾功能。避免与损害肾脏的氨基苷类、高效利尿药等合用，以免加重肾毒性。肾功能严重不全者禁用。

3. 胃肠道反应　口服制剂可引起恶心、呕吐、食欲不振等胃肠道反应，饭后服用可减轻。

4. 二重感染　长期应用可引起菌群失调，导致二重感染，出现腹痛、腹泻、腹胀、发热等假膜性肠炎症状，应立即停药，除对症治疗外，须用万古霉素和甲硝唑治疗。

5. 双硫仑样反应　服药期间饮酒或含乙醇的饮料可出现此反应。表现为颜面或全身皮肤潮红、头晕、头痛、心悸、恶心、发热、胸闷、呼吸困难、意识障碍、大小便失禁及休克等，又称戒酒样反应（图 13-3）。故用药期间或停药 3 ～ 7 天内应禁酒。

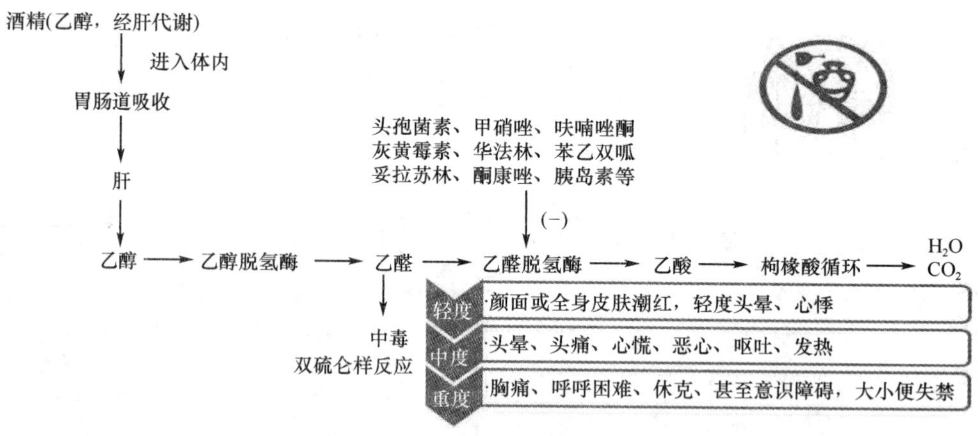

图 13-3　双硫仑样反应发生机制及临床表现示意图

6. 其他　长期大量使用头孢孟多、头孢哌酮可引起低凝血酶原血症或血小板减少，与抗凝血药、水杨酸制剂等合用时，可致出血倾向，可用维生素 K 防治。

考点：头孢菌素类的特点、不良反应

三、其他β-内酰胺类抗生素

（一）碳青霉烯类

碳青霉烯类包括亚胺培南（imipenem）、美罗培南（meropenem）、帕尼培南（panipenem）

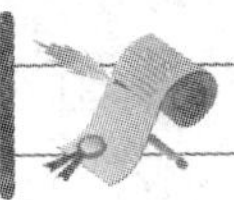

等。本类药物具有抗菌谱广、抗菌活性强，对β-内酰胺酶高度稳定，毒性低等优点。亚胺培南在体内被肾脱氢肽酶水解灭活，与抑制肾脱氢肽酶的西司他丁合用后，因肾内灭活减少而增效。主要用于多重耐药菌引起的严重感染及需氧菌和厌氧菌的混合感染。常见的不良反应有恶心、药疹、静脉炎、转氨酶升高等。大剂量可致肾损害、惊厥及意识障碍等中枢神经系统反应。

（二）头霉素类

头霉素类目前常用的是头孢西丁（cefoxitin）、头孢美唑（cefmetazole）。

本类药物抗菌谱广，对革兰阳性菌、革兰阴性菌均有较强杀菌作用，抗厌氧菌作用强，对β-内酰胺酶高度稳定。主要用于治疗腹腔、盆腔、妇科的需氧菌和厌氧菌的混合感染。不良反应有皮疹、静脉炎、蛋白尿、嗜酸粒细胞增多等。

（三）氧头孢烯类

氧头孢烯类主要包括拉氧头孢（latamoxef）和氟氧头孢（flomoxef）。

本类药物抗菌谱广，对革兰阳性菌、革兰阴性杆菌、厌氧菌和脆弱类杆菌均有较强的抗菌活性。主要用于敏感菌所致的呼吸道、泌尿道、胆道、妇科感染及脑膜炎败血症等。不良反应以皮疹多见，偶见低凝血酶原血症和出血症状，可用维生素K防治。

（四）单环类

单环类主要有氨曲南（aztreonam）和卡芦莫南。

本类药物抗菌谱窄，对需氧革兰阴性菌有强大的杀菌作用，具有耐酶、低毒等特点。可用于对青霉素和头孢菌素过敏的患者。常用于敏感菌所致的泌尿道、下呼吸道、胆道、盆腔、皮肤软组织感染及败血症、脑膜炎等。不良反应少而轻，偶见皮疹、转氨酶升高等。

（五）β-内酰胺酶抑制药

本类药物包括克拉维酸（clavulanic acid）、舒巴坦（sulbactam）、他唑巴坦（tazobactam）等。抗菌活性较弱，抗菌谱较窄，可通过抑制β-内酰胺酶而保护一些不耐酶的抗生素免受破坏，常与青霉素类或头孢菌素类合用，组成复方制剂，发挥抑酶、增效的作用。常用的复方制剂有阿莫西林与克拉维酸钾配伍口服制剂奥格门汀（augmentin，安美汀）；氨苄西林与舒巴坦配伍，以1∶1组成的制剂称舒他西林（sultamicillin）；以2∶1组成者称优立新（unasyn）；与头孢哌酮配伍的制剂称舒巴哌酮（sulperazone）等。本类药广泛用于呼吸道、泌尿道及皮肤和软组织等部位的感染。

小结

β-内酰胺类抗生素是一类化学结构中含有β-内酰胺环的抗生素，包括青霉素类、头孢菌素类和其他β-内酰胺类抗生素等。本类药物基本结构相同，作用相似，主要作用于革兰阳性菌，为繁殖期杀菌药。青霉素G为治疗革兰阳性敏感菌的首选药；半合成青霉素弥补了天然青霉素不耐酸、不耐酶、抗菌谱窄等缺点，但过敏反应仍较多见，并与天然青霉素有交叉过敏反应，故在注射之前必须做皮试；头孢菌素类抗菌谱较广，临床应用广泛，对β-内酰胺酶稳定，过敏反应少，与青霉素类有部分交叉过敏现象，故青霉素过敏者慎用。

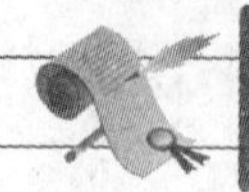

自测题

选择题

A_1 型题

1. 关于青霉素G的叙述错误的是
   A. 水溶液性质不稳定
   B. 可引起过敏反应
   C. 无需现用现配
   D. 不耐酸，口服可被胃酸破坏
   E. 不耐酶，β-内酰胺酶可使其失去活性
2. 青霉素G的抗菌作用机制是
   A. 抑制菌体DNA合成
   B. 阻碍菌体细胞壁的生物合成
   C. 抑制菌体蛋白质合成
   D. 抑制菌体RNA合成
   E. 影响菌体细胞膜通透性
3. 青霉素对下列哪种病原体无效
   A. 淋球菌　B. 破伤风杆菌
   C. 伤寒杆菌　D. 螺旋体
   E. 放线菌
4. 金黄色葡萄球菌对青霉素G产生耐药性的原因是产生
   A. 钝化酶
   B. 转移酶
   C. β-内酰胺酶（青霉素酶）
   D. 合成酶
   E. 磷酰化酶
5. 治疗破伤风首选
   A. 青霉素　B. 红霉素
   C. 链霉素　D. 青霉素+破伤风抗毒素
   E. 红霉素+破伤风抗毒素
6. 青霉素对下列何病无效
   A. 扁桃体炎　B. 中耳炎
   C. 支原体肺炎　D. 流行性脑脊髓膜炎
   E. 大叶性肺炎
7. 关于青霉素的叙述，下列选项错误的是
   A. 青霉素G与半合成青霉素之间有交叉过敏反应
   B. 青霉素的过敏性休克只发生在首次给药后
   C. 对青霉素产生耐药性的金黄色葡萄球菌感染可用苯唑西林（苯唑青霉素）或红霉素
   D. 多数敏感菌不易对青霉素产生耐药性
   E. 青霉素为杀菌剂
8. 治疗梅毒与钩端螺旋体病应首选
   A. 四环素　B. 青霉素G
   C. 庆大霉素　D. 氨苄西林
   E. 红霉素
9. 防治青霉素过敏反应的措施中哪一项是错误的
   A. 过敏性休克时首选肾上腺素
   B. 用药前详细询问患者用药过敏史
   C. 避免局部使用
   D. 用药过程中更换不同批号者需做皮试
   E. 青霉素G皮试阳性时改选半合成青霉素
10. 对肾有毒性的抗生素是
   A. 青霉素　B. 广谱青霉素类
   C. 耐酶青霉素类　D. 第一代头孢菌素类
   E. 第三代头孢菌素类
11. 下列哪项不是头孢菌素的不良反应
   A. 过敏反应　B. 肾损害
   C. 肝损害　D. 胃肠反应
   E. 二重感染
12. 克拉维酸与阿莫西林配伍应用的主要药理学基础是
   A. 可使阿莫西林口服吸收更好
   B. 可使阿莫西林自肾小管分泌减少
   C. 克拉维酸可抑制β-内酰胺酶
   D. 可使阿莫西林用量减少，毒性降低
   E. 克拉维酸抗菌谱广，抗菌活性强

A_2 型题

13. 患者，女性，35岁。因肾病综合征伴肾功能不全入院，近几日出现尿急、尿痛、尿频症状，诊断为铜绿假单胞菌引起的尿路感染，应选用下列何药来控制尿路感染
   A. 庆大霉素
   B. SMZ+TMP
   C. 多黏菌素E（抗敌素）
   D. 羧苄西林
   E. 头孢氨苄

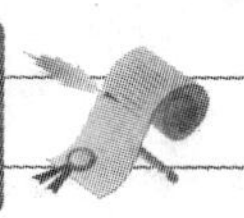

第 3 节　氨基糖苷类抗生素

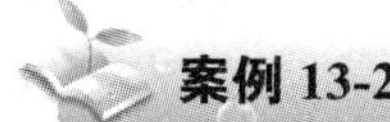
案例 13-2

患者，男性，6 岁，因有明显的结核病接触史，被乡医诊断为肺结核病。于是开始了抗结核的治疗过程。1 个月之后，患儿母亲发现，原本聪明伶俐的儿子说话、听力似乎与往常有所不同。于是，前往上级医院就诊。

问题：上级医院最有可能的诊断是什么？医院做出的第一措施是什么？

一、氨基糖苷类的共同特点

氨基糖苷类抗生素是一类由氨基糖分子和氨基环醇以苷键相连接而成的碱性抗生素。本类药物包括两大类：①天然类：如庆大霉素、链霉素、新霉素。②半合成类，如阿米卡星等。由于结构相似，本类药有许多共同之处，表现如下：

1. 药动学　口服难吸收，仅用于肠道感染或肠道术前准备。全身感染需注射给药，不易透过血 - 脑屏障，易透过胎盘屏障故孕妇慎用。主要以原形由肾排泄，适用于泌尿道感染，同服碳酸氢钠碱化尿液，可增强其抗菌活性。

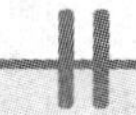
护考链接

氨基糖苷类治疗泌尿系感染时加用碳酸氢钠的目的是

A. 减轻肾损害　　B. 减轻第Ⅷ对脑神经损害
C. 增强抗菌作用　　D. 促进药物吸收
E. 避免细菌耐药

解析：同服碳酸氢钠碱化尿液，可增强其抗菌活性。故选 C。

2. 抗菌谱　较广，主要对各种革兰阴性杆菌有强大的杀菌作用。庆大霉素、妥布霉素、阿米卡星等对铜绿假单胞菌有较。链霉素、卡那霉素及阿米卡星对结核分枝杆菌有效。

3. 抗菌机制　是抑制菌体蛋白质合成，属于静止期杀菌药。本类药物之间有部分或完全交叉耐药性。

4. 不良反应

(1) 耳毒性：可引起前庭神经损害与耳蜗神经损害，其中前庭神经损害出现较早，表现为眩晕、恶心、呕吐、眼球震颤、共济失调等。耳蜗神经损害较迟，表现为耳鸣、听力减退，严重者可致耳聋。应用氨基糖苷类药物期间，应注意听力监测，一旦出现眩晕、耳鸣、听力减退等耳聋先兆时，应及时停药。避免与有耳毒性的药物如呋塞米、依他尼酸、红霉素、甘露醇等合用，也应避免与能掩盖其耳毒性的镇静催眠药及抗组胺药如苯海拉明等合用。

链接

药源性耳聋

药源性耳聋是由于用药不当引起的听力损害，已成为发展中国家导致耳聋的主要原因之一。在我国 7 岁以下的耳聋患儿中，有 30% ～ 40% 为药物所引起。在 2005 年央视春晚上表演“千手观音”的 21 名舞蹈演员全部是聋哑演员，其中 18 名因药物致聋。有耳毒性的药物如氨基糖苷类抗生素、万古霉素类抗生素及高效利尿药等，其中最严重的是氨基糖苷类抗生素。药源性耳聋的治疗较为困难，一般听力下降通常是不可逆转的，目前主要通过佩戴助听器进行矫正。

(2) 肾毒性：表现为蛋白尿、管型尿、血尿等，严重者可致无尿、氮质血症和肾衰竭，庆大霉素和阿米卡星较易发生。应用氨基糖苷类药物期间，应注意观察尿量、尿色的改变，定期检查肾功能，以防止肾脏损害。避免同时应用能增加肾毒性的药物如第一代头孢菌素、右旋糖酐、万古霉素、多黏菌素、两性霉素等。老年人及幼儿、哺乳期妇女慎用，孕妇禁用。

(3) 阻断神经肌肉接头：大剂量腹膜内或胸膜内应用或静脉滴注速度过快可出现心脏抑制、血压下降、肢体瘫软无力、呼吸困难甚至呼吸停止等。应立即注射新斯的明和葡萄糖酸钙抢救，并配合其他抢救措施。疗程须控制在1周之内，且老年人及肾功能减退者慎用，重症肌无力患者、儿童禁用。

考点：氨基糖苷类抗生素的不良反应及用药注意

(4) 过敏反应：可引起皮疹、药热等症状，甚至引起过敏性休克。发生率低但危险性大，抢救时除静脉注射钙剂外，余同青霉素。

二、常用药物的特点

链霉素（streptomycin）

链霉素对结核杆菌、革兰阴性杆菌作用强大，但不良反应多，以耳毒性常见，现已少用。临床主要用于：①抗结核，为一线用药，常与利福平、异烟肼合用以增强疗效，延缓耐药性的产生；②合用四环素类为治疗鼠疫的首选药；③合用青霉素用于溶血性链球菌、草绿色链球菌和肠球菌引起的心内膜炎。在本类药物中过敏反应发生率最高。用药前需做皮试。

庆大霉素（gentamicin）

庆大霉素抗菌谱较广，对多数革兰阴性杆菌有杀灭作用，如大肠杆菌、奇异变形杆菌、肺炎克雷伯菌、流感嗜血杆菌、布鲁菌属、沙雷菌属、铜绿假单胞菌等。对革兰阳性菌如耐青霉素的金黄色葡萄球菌及肺炎支原体也有效。主要用于革兰阴性杆菌感染，如败血症、骨髓炎、肺炎、腹腔感染、腹膜炎等，也用于铜绿假单胞菌感染，需与羧苄西林等合用；耐青霉素的金黄色葡萄球菌感染；口服用于肠道感染或用于结肠术前、术后预防感染。不良反应以耳毒性、肾毒性多见。

阿米卡星（amikacin，丁胺卡那霉素）

该药为卡那霉素的衍生物。抗菌谱广，对结核杆菌、铜绿假单胞菌有效，且不易耐药，故可用于耐庆大霉素的细菌感染，亦可作为二线抗结核药。不良反应以耳毒性多见。

妥布霉素（tobramycin）

该药抗菌作用与庆大霉素相似，抗铜绿假单胞菌的作用强于庆大霉素，主要用于铜绿假单胞菌及其他革兰阴性杆菌所致严重感染，不良反应与庆大霉素相似但较轻。

奈替米星（netilmicin）

奈替米星抗菌谱与庆大霉素相似，耐药性好，对耐其他氨基糖苷类的革兰阴性杆菌和耐青霉素类的金黄色葡萄球菌仍然有效，用于各种敏感菌引起的严重感染。在本类药物中

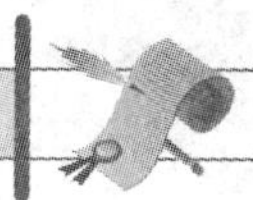

毒性发生率最低。

大观霉素（spectinomycin，淋必治）

本药属氨基环醇类抗生素，仅对淋球菌高度敏感，但细菌容易耐药。所以只限于对青霉素、四环素等耐药或过敏的淋病患者。本药仅对淋病奈瑟菌有较强抗菌活性，容易耐药。用于青霉素、四环素耐药或青霉素过敏的淋病患者。

小结

氨基糖苷类抗生素是一类由氨基糖分子和氨基环醇以苷键相连接而成的碱性抗生素。对革兰阴性菌的作用强于革兰阳性菌。抗菌作用机制是抑制菌体蛋白质合成，属于静止期杀菌药。主要不良反应是耳毒性、肾毒性、阻断神经肌肉接头和过敏反应等。

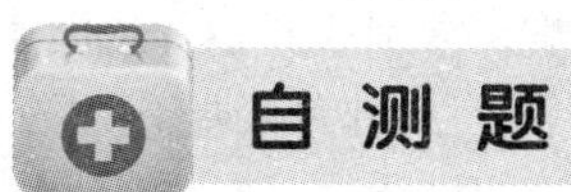

自 测 题

选择题

A_1 型题

1. 氨基糖苷类的共同不良反应除外
   A. 肝毒性　B. 耳毒性
   C. 肾毒性　D. 过敏反应
   E. 阻断神经肌肉接头
2. 鼠疫首选
   A. 链霉素　B. 卡那霉素
   C. 庆大霉素　D. 林可霉素
   E. 红霉素
3. 有关氨基苷类抗生素的叙述，错误的是
   A. 对革兰阴性菌作用强大
   B. 口服仅用于肠道感染和肠道术前准备
   C. 为静止期杀菌剂
   D. 各药物之间无交叉抗药性
   E. 抗菌机制是抑制菌体蛋白质合成
4. 关于氨基糖苷类抗生素下述哪项不正确
   A. 口服难吸收
   B. 主要从肾脏排出
   C. 抑制菌体蛋白合成
   D. 属于繁殖期杀菌药
   E. 在碱性环境中作用增强
5. 氨基糖苷类药物中过敏性休克发生率最高的是
   A. 庆大霉素　B. 妥布霉素
   C. 新霉素　D. 阿米卡星
   E. 链霉素
6. 庆大霉素与呋塞米合用有可能引起
   A. 作用增强　B. 耳毒性加重
   C. 肾毒性减轻　D. 作用时间延长
   E. 过敏反应发生率增加

A_2 型题

7. 患者，男性，60 岁。近期出现发热、脾大、瘀点等症状，心脏听诊可闻及杂音伴有乏力、纳差、苍白等，血培养为草绿色链球菌，诊断为细菌性心内膜炎，常选用下列何种方案治疗
   A. 庆大霉素＋红霉素
   B. 青霉素 G ＋ TMP
   C. 多西环素
   D. 青霉素 G ＋庆大霉素
   E. 青霉素 G ＋红霉素

第4节　其他抗生素

一、大环内酯类

大环内酯类是一类具有大环内酯结构的抗生素，主要包括红霉素、麦迪霉素、麦白霉素、螺旋霉素等天然品及罗红霉素、克拉霉素、阿奇霉素等半合成品。其共同特点：①抗菌谱较青霉素广，主要用于革兰阳性菌、某些厌氧菌、弯曲菌、衣原体和支原体等感染；②通过抑制菌体蛋白质的合成而迅速发挥抑菌作用，属快效抑菌药；③不耐酸，碱性条件下作用增强，难通过血 - 脑屏障，主要经胆道排泄；④不良反应以局部刺激性为主，可见肝损害；⑤本类药物间有交叉耐药现象。

红霉素（erythromycin）

红霉素是从链霉菌培养液中提取的碱性抗生素，碱性条件下抗菌作用增强。口服易吸收，但易被胃酸破坏，并受食物影响，常制成肠溶片或酯类制剂。红霉素能通过胎盘屏障，也可进入乳汁，不能透过血 - 脑屏障。大部分经肝代谢，经胆汁排泄，胆汁中浓度为血浆浓度的 30 倍，可形成肝肠循环。

【药物作用】

红霉素抗菌谱与青霉素类相似而稍广。对革兰阳性菌包括金黄色葡萄球菌、肺炎链球菌、白喉棒状杆菌等具有强大的抗菌作用；对革兰阴性菌如脑膜炎奈瑟菌、淋病奈瑟菌、百日咳杆菌、流感嗜血杆菌、弯曲菌、军团菌等有效；对衣原体、支原体、立克次体、厌氧菌等也有抑制作用。易产生耐药性，连用一般不超过 1 周，停药可逐渐恢复对其敏感性。

【用途】

用于对 β- 内酰胺类耐药的革兰阳性菌尤其是金黄色葡萄球菌感染和对青霉素过敏者；可作为支原体肺炎、军团菌肺炎、百日咳、白喉带菌者、弯曲菌所致的肠炎和败血症、沙眼衣原体所致的新生儿结膜炎或婴儿肺炎等的首选药。由于耐药性和胃肠反应严重，逐渐被半合成品取代。

【不良反应与用药注意】

1. 局部刺激性　胃肠道反应常见，常采用肠溶片，不宜与碳酸饮料同服，以免降低疗效及增加消化道反应；肌内注射疼痛剧烈，不宜肌肉注射；静脉滴注浓度过高或速度过快易发生血栓性静脉炎，应稀释后缓慢静脉滴注。

2. 肝毒性　大剂量或长期应用，尤其是在应用酯化红霉素时，可致转氨酶升高、胆汁淤积、肝大等肝损害。疗程以＜2 周为宜，并定期查肝功能，并注意有无皮肤和巩膜黄染、全身不适、厌食、恶心等症状，如有应立即通知医生。孕妇、婴幼儿慎用，肝功能不良患者禁用。

3. 耳毒性　大剂量给药、肝肾功能不全的患者、老年人使用后可发生，出现眩晕、听力减退等。多数停药后可恢复。

4. 过敏反应　偶见药热皮疹等。

考点：红霉素的用途及用药注意

5. 药物相互作用　红霉素乳糖酸粉针剂忌用 0.9% 氯化钠注射液溶解，因盐析反应易致沉淀，应先用注射用水配制成 5% 溶液，再加入 5% 葡萄糖注射液 500ml 静脉滴注。与青霉素类、氯霉素等合用可致拮抗作用，与四环素类联合则使肝损害加重，故不宜合用。

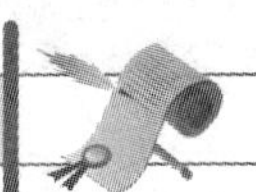

护考链接

下列何药不能用生理盐水溶解

A. 头孢氨苄　　B. 青霉素　　C. 红霉素

D. 克林霉素　　E. 链霉素

解析： 红霉素乳糖酸粉针剂忌用0.9%氯化钠注射液溶解，因盐析反应易致沉淀。故选C。

临床常用的大环内酯类抗生素的特点是：①抗菌谱及抗菌活性与红霉素相似或略强；②与红霉素间有交叉耐药性，但阿奇霉素等本身不易耐药且对红霉素所致耐药金黄色葡萄球菌敏感；③罗红霉素及阿奇霉素等不仅生物利用度高且半衰期长，如后者每日1次即可；④克拉霉素对肺炎支原体作用最强。

二、四环素类

四环素类根据来源不同，可分为天然品和半合成品两类。天然品包括四环素、土霉素等，半合成品有多西环素、美他环素和米诺环素等。本类药物对革兰阳性菌、革兰阴性菌、立克次体、支原体、衣原体、螺旋体、放线菌均有抑制作用，属于广谱抗生素。因不良反应多，临床应用受限，但半合成品具有抗菌活性较强、无交叉耐药性、不良反应轻、口服易吸收等优点，常用于立克次体、支原体、衣原体及回归热螺旋体等所致的感染。

四环素（tetracycline）

【体内过程】

口服易吸收但不完全，食物尤其是乳制品、豆制品和抗酸药可影响其吸收，多价阳离子如Mg^{2+}、Ca^{2+}、Fe^{2+}、Al^{3+}等能与四环素类抗生素形成络合物妨碍其吸收。故禁与含上述离子的药物或食物同服。吸收后广泛分布于各组织，可沉积于骨和牙组织内，但不易透过血-脑屏障。本药以原形由肾排泄，部分经胆汁排泄，可用于治疗泌尿道和胆道感染。

护考链接

不宜与牛奶、奶制品及抗酸药同服的是

A. 氨苄霉素　　B. 四环素　　C. 氯霉素

D. 链霉素　　E. 新霉素

解析： 食物尤其是乳制品、豆制品和抗酸药可影响四环素类的吸收，不宜同服。故选B。

【药物作用】

抗菌谱广，对G^+菌、衣原体、支原体、立克次体、螺旋体等均具抑制作用。但对结核杆菌、铜绿假单胞菌、真菌、病毒等无效。其作用机制是抑制菌体蛋白质合成，属快速抑菌药。

【用途】

主要作为立克次体、支原体、衣原体、某些螺旋体感染等非细菌性感染的首选药之一。

【不良反应与用药注意】

1. 局部刺激症状　口服引起恶心、呕吐、上腹不适、腹胀、腹泻等消化道症状，饭后服可减轻。静脉滴注易引起静脉炎，应稀释后缓慢静脉滴注。

2. 二重感染 长期大量口服后，消化道敏感菌株抑制，非敏感菌生长繁殖过剩，并趁机引起新的感染即称“二重感染”或“菌群失调症”（图 13-4）。常见白色念珠菌引起的鹅口疮、难辨梭状芽孢杆菌引起的假膜性肠炎等。抵抗力低下的老年人、幼儿、体质虚弱的患者易发生，合并应用糖皮质激素或抗肿瘤药物的患者更易引起。一旦发生应立即停药，白色念珠菌引起的鹅口疮须用抗真菌药治疗。难辨梭状芽孢杆菌引起的假膜性肠炎除对症治疗外，须用万古霉素和甲硝唑治疗。

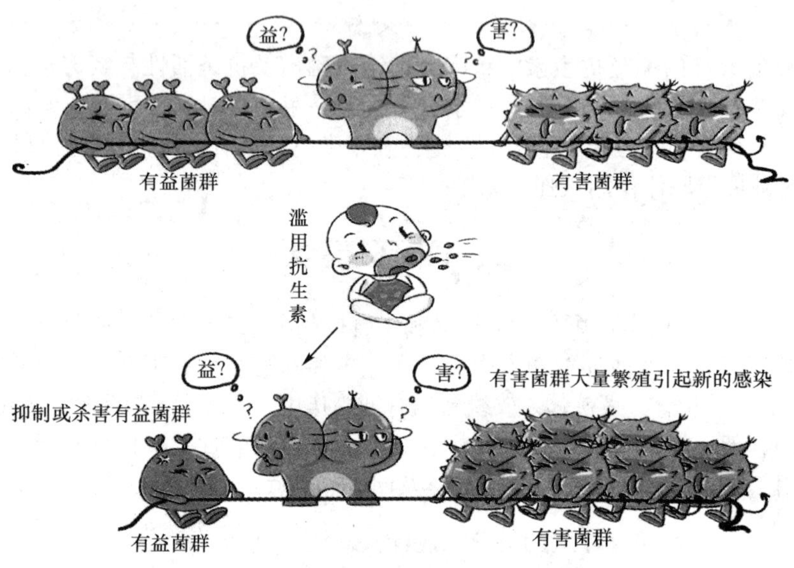

图 13-4　二重感染发生机制示意图

考点：四环素类的不良反应与用药注意

3. 影响骨、牙生长 四环素类药物能与新形成的骨、牙中沉积的钙结合，从而导致牙齿黄染，影响牙釉质发育和幼儿骨骼的发育。孕妇、哺乳妇女及 8 岁以下儿童禁用。

4. 肝肾毒性 大剂量长期口服或大剂量静脉给药（每日超过 1 ～ 2g），可引起肝细胞脂肪性坏死及肾损害。

多西环素（doxycycline，强力霉素）

多西环素口服吸收快而完全，受食物影响小，主要由胆汁排泄，可形成肝肠循环，少部分经肾排泄，故肾功能不全时仍可使用。其抗菌谱和四环素相似，抗菌活性较四环素强 2 ～ 10 倍，具有长效、速效、高效的特点。对耐天然四环素的金黄色葡萄球菌有效。已取代天然四环素用于各种适应证。特别适用于胆道感染和肾功能不全者的肾外感染。也可用于酒糟鼻、痤疮、前列腺炎和呼吸道感染。常见有胃肠道刺激症状及皮疹。二重感染少见。静脉注射时，可出现舌麻木及口腔异味感。易致光敏反应，应嘱患者用药后注意皮肤暴露部位避光。

米诺环素（minocycline）

本药抗菌谱与四环素相似，在本类药物中抗菌活性最强，对耐四环素、青霉素的金黄色葡萄球菌、链球菌、流感嗜血杆菌和大肠杆菌仍敏感。应用同多西环素。可引起前庭反应，如恶心、呕吐、眩晕、共济失调等。用药期间不宜从事高空、驾驶和精密作业。

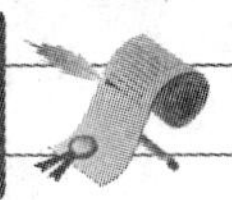

三、氯霉素（chloramphenicol）

【体内过程】

脂溶性高，口服易吸收。吸收后分布于全身组织和体液中，可透过血 - 脑屏障，脑脊液中浓度高。主要在肝脏与葡糖醛酸结合而失活，少量以原形由肾排泄。

【药物作用】

抗菌谱广，对革兰阳性菌和革兰阴性菌均有抑制作用，对革兰阴性菌作用强，尤其对伤寒沙门菌、流感嗜血杆菌、脑膜炎奈瑟菌作用强，对支原体、衣原体、立克次体、螺旋体等也有较好抑制作用。通过抑制菌体蛋白质合成而呈现抗菌作用，属快速抑菌药，高浓度时也有杀菌作用。

【用途】

1. 全身应用 治疗伤寒、副伤寒、脑膜炎。

2. 局部应用 治疗敏感菌所致的眼部感染及沙眼。

【不良反应与用药注意】

1. 抑制骨髓造血功能 为最严重的毒性反应，有两种临床表现：一种是可逆性的红细胞、白细胞、血小板减少，较为常见，发生率和严重程度与剂量和疗程有关，及时停药可逐渐恢复。另一种是用药后出现再生障碍性贫血，与剂量无关，可逆性极差，虽少见但死亡率高，可能与氯霉素直接导致骨髓组织损伤有关。因此，用药前、后及用药过程中，系统监测血常规，发现异常及时停药。用药时间不宜过长。

护考链接

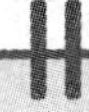

患者，男性，15 岁。因伤寒服用氯霉素，1 周后查血常规发现有严重贫血和白细胞、血小板减少，这种现象发生的原因可能是

A. 破坏了红细胞　　B. 缩短了红细胞的寿命

C. 抑制了骨髓造血功能　　D. 引起了变态反应

E. 抑制了肝药酶

解析：氯霉素最严重的毒性反应是抑制骨髓造血功能，可出现红细胞、白细胞、血小板减少等，故选 C。

2. 灰婴综合征 因新生儿、早产儿肝药酶系统发育尚不完善，与葡糖醛酸结合能力低，肾脏排泄功能也较差，大剂量应用氯霉素后可引起药物蓄积中毒。表现为恶心、呕吐、腹胀、发绀、进行性皮肤苍白、循环衰竭等，称为灰婴综合征。新生儿、早产儿、妊娠及哺乳期妇女禁用。

考点：氯霉素的不良反应与用药注意

3. 其他 主要有胃肠反应、过敏反应、视神经炎、二重感染、中毒性精神病等。应用期间出现腹痛、腹泻、腹胀、发热等假膜性肠炎症状，应立即停药，除对症治疗外，须用万古霉素和甲硝唑治疗。

四、林可霉素类

林可霉素类抗生素包括林可霉素（lincomycin，洁霉素）与克林霉素（clindamycin，氯洁霉素）。两者抗菌谱相同，克林霉素因抗菌作用强且毒性小而较林可霉素常用。

【体内过程】

口服易吸收，分布广泛，尤其是在骨组织中浓度高，可透过胎盘屏障，但不易透过血 -

脑屏障，毒性较小。

【药物作用和用途】

抗菌谱、抗菌机制与红霉素相似，为快效抑菌剂。对革兰阳性菌及大多数厌氧菌有较好的作用，对耐青霉素的耐药金黄色葡萄球菌有效。主要用于对β-内酰胺类抗生素无效或对其过敏的金黄色葡萄球菌感染，尤其对金黄色葡萄球菌引起的急、慢性骨髓炎和关节感染可为首选药，也可用于厌氧菌或者厌氧菌与需氧菌的混合感染，如盆腔炎、腹膜炎、吸入性肺炎、肺脓肿等。

【不良反应及用药注意】

可致胃肠道反应，表现为恶心、呕吐、腹痛、腹泻等。也可发生严重的假膜性肠炎，与不敏感的难辨梭状芽孢杆菌大量繁殖并产生外毒素有关，有致死的可能。偶见皮疹、骨髓抑制与肝毒性等。肝肾功能不全者慎用。可与红霉素、氯霉素竞争细菌核糖体的结合部位而相互拮抗，故不宜合用。静脉滴注过快可引起血压下降，甚至心跳、呼吸暂停，故应缓慢静脉滴注。

五、万古霉素类

万古霉素类包括万古霉素（vancomycin）、去甲万古霉素（norvancomycin）。

口服难吸收，肌内注射可致局部剧痛和组织坏死，故只能静脉给药。广泛分布于各组织，但不易透过血-脑屏障。

【药物作用和用途】

能抑制细菌细胞壁的合成，对繁殖期革兰阳性菌有强大的杀菌作用，包括耐药金黄色葡萄球菌，厌氧的难辨梭菌等都有较好的抗菌作用。属于快速杀菌剂。细菌一般对其不易产生耐药性。由于毒性大，主要用于敏感菌引起的严重感染，如败血症、肺炎、心内膜炎、结肠炎等及某些抗生素引起的假膜性肠炎。

护考链接

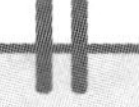

患者，男性，68岁。因患骨髓炎而服用克林霉素后，出现腹痛、腹泻、脓血便等症状，经诊断为假膜性肠炎，应该选用何药治疗

A. 氨苄西林　　B. 多黏菌素类　　C. 万古霉素

D. 阿米卡星　　E. 红霉素

解析：万古霉素的主要用于某些抗生素如克林霉素引起的假膜性肠炎。故选C。

【不良反应及用药注意】

1. 耳毒性　大剂量长时间应用可出现耳鸣、听力减退、甚至耳聋，监测听力常能较早发现，及时停药，一般可恢复听力。

2. 肾毒性　主要为肾小管损伤，轻者出现蛋白尿和管型尿，重者出现少尿、血尿、甚至肾衰竭。肾功能严重不全者禁用。

3. 其他　尚可发生恶心、寒战、药热、皮疹及血栓性静脉炎等。

使用万古霉素类药物期间注意听力损害和肾毒性。忌与氨基糖苷类抗生素合用，否则会加重耳、肾毒性。老年人、孕妇、哺乳期妇女、听力障碍和肾功能不全者慎用。

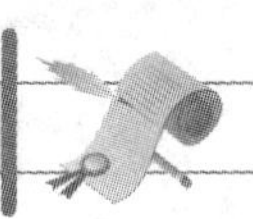

六、多黏菌素类

多黏菌素类抗生素是从多黏杆菌培养液中提取的碱性多肽类化合物。临床应用的是多黏菌素 E(polymyxin E，黏菌素，抗敌素）和多黏菌素 B(polymyxin B)，两者药理特点相似，对革兰阴性杆菌有杀灭作用，特别是对铜绿假单胞菌作用强大，不易产生耐药性。因毒性大，临床主要局部外用于敏感菌引起的五官、皮肤、黏膜感染及烧伤后铜绿假单胞菌感染。主要不良反应为肾毒性及神经系统毒性，肾毒性表现为蛋白尿、血尿等，肾功能不全应减量或禁用；神经系统毒性反应为眩晕、手足麻木、共济失调等，停药后可消失。也可出现瘙痒、皮疹、药热等；偶可诱发粒细胞减少和肝毒性。

小结

红霉素主要用于对β-内酰胺类耐药的金黄色葡萄球菌感染和对青霉素过敏者；也是支原体肺炎的首选药。胃肠道反应常见，口服宜用肠溶片且于饭后给药。忌用0.9%氯化钠注射液溶解。四环素类和氯霉素虽是广谱抗生素，但不良反应多，可引起二重感染，四环素类可影响骨骼、牙齿生长，孕妇、哺乳妇女及8岁以下儿童禁用。氯霉素除抑制骨髓造血功能，还能引起灰婴综合征。新生儿、早产儿、妊娠及哺乳期妇女禁用。

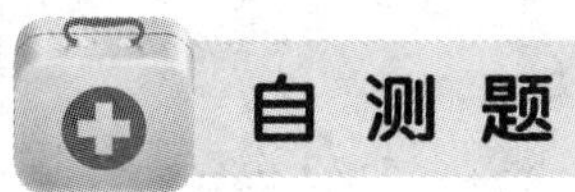

自测题

选择题

A_1 型题

1. 红霉素的抗菌机制是
   A. 影响细胞膜的通透性
   B. 抑制核酸代谢
   C. 抑制叶酸代谢
   D. 抑制菌体蛋白质的合成
   E. 抑制细胞壁的合成
2. 下列哪项不是红霉素的用途
   A. 耐药金黄色葡萄球菌　B. 百日咳
   C. 军团病　D. 结核病
   E. 支原体肺炎
3. 青霉素过敏的革兰阳性菌感染患者可选用
   A. 苯唑西林　B. 头孢氨苄
   C. 氨苄西林　D. 羧苄西林
   E. 红霉素
4. 支原体肺炎首选
   A. 链霉素　B. 头孢氨苄
   C. 庆大霉素　D. 羧苄西林
   E. 阿奇霉素
5. 红霉素和林可霉素合用可
   A. 扩大抗菌谱
   B. 增强抗菌活性
   C. 降低毒性
   D. 竞争结合部位，产生相互拮抗作用
   E. 降低细菌耐药性
6. 影响幼儿骨骼和牙齿发育的是
   A. 庆大霉素　B. 四环素
   C. 青霉素　D. 链霉素
   E. 新霉素
7. 不宜与牛奶、奶制品及抗酸药同服的是
   A. 氨苄霉素　B. 四环素
   C. 氯霉素　D. 链霉素
   E. 新霉素
8. 四环素与下列哪种药物合用可互相影响吸收
   A. 叶酸　B. 维生素 B_{12}
   C. 维生素 B_6　D. 氢氯噻嗪
   E. 硫酸亚铁
9. 氯霉素最严重的不良反应是
   A. 骨髓抑制　B. 肝脏损害

C. 肾脏损害　　D. 二重感染

E. 过敏反应

10. 克林霉素引起的假膜性肠炎应选用何药治疗

A. 林可霉素　　B. 氯霉素

C. 万古霉素　　D. 氨苄西林

E. 羧苄西林

11. 下列关于万古霉素的叙述，错误的是

A. 抗菌机制为抑制蛋白质合成

B. 对革兰阳性菌有强大抗菌作用

C. 对厌氧难辨梭菌有效

D. 避免与氨基苷类抗生素合用，以免增加耳、肾毒性

E. 主要用于革兰阳性菌引起的严重感染

A_2 型题

12. 患者，女性，35 岁。突发高热、皮疹、结膜充血并有焦痂，查体发现焦痂附近的淋巴结肿大、肝脾大，诊断为恙虫病（立克次体感染），应首选下列何种抗菌药治疗

A. 青霉素　　B. 螺旋霉素

C. 多西环素　　D. 红霉素

E. 妥布霉素

13. 患者，女性，42 岁。近几日出现发热，呈稽留热型，并伴有全身不适、乏力、食欲减退和咳嗽等症状，细菌学检查后诊断为伤寒，应选用下列何种抗菌药治疗

A. 四环素　　B. 头孢唑林

C. 氯霉素　　D. 红霉素

E. 庆大霉素

第 5 节　合成抗菌药

案例 13-3

患者，女性，4 岁。因尿频、尿急、尿痛 2 天来就诊，经血常规、尿常规等检查后，诊断为急性尿路感染。遵医嘱给予诺氟沙星治疗。

问题：诺氟沙星是哪类抗菌药？治疗方案对吗？为什么？

一、喹诺酮类抗菌药

（一）概述

喹诺酮类 (quinolones) 抗微生物药是含有 4- 喹诺酮母核的一类人工合成抗菌药物。根据药物合成先后及抗菌作用分为四代。

第一代　萘啶酸，国内已不再使用。

第二代　吡哌酸，抗菌谱比第一代有所扩大，对大多数革兰阴性杆菌有效，口服易吸收，不良反应少，血中药物浓度低，尿中药物浓度高，主要用于敏感的革兰阴性杆菌所致的尿道和肠道感染。现较少使用。

第三代　诺氟沙星、培氟沙星、依诺沙星、氧氟沙星、左氧氟沙星、环丙沙星、洛美沙星、氟罗沙星、司帕沙星等，分子中均有氟原子，统称为氟喹诺酮类。其特点为抗菌谱广、抗菌活性强、口服吸收好、体内分布广、半衰期较长。

第四代　莫西沙星、加替沙星、吉米沙星、克林沙星、格帕沙星、妥舒沙星等，称为新氟喹诺酮类。保持了原有氟喹诺酮类药的特点，抗菌谱更广，抗菌活性更高，明显增强了抗革兰阳性菌、抗厌氧菌、抗耐药菌的活性，降低了不良反应的发生率。

【药物作用】

(1) 对革兰阴性杆菌如大肠杆菌、痢疾志贺菌、铜绿假单胞菌、流感嗜血杆菌、肺炎克雷伯杆菌、奇异变形杆菌、百日咳杆菌、伤寒沙门菌、霍乱弧菌及军团菌等，有强大的

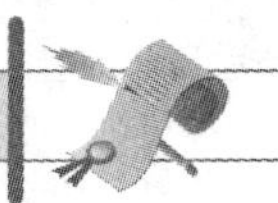

杀灭作用。

(2) 对革兰阴性球菌如淋病奈瑟菌、脑膜炎奈瑟菌等也有效。

(3) 对革兰阳性菌如金黄色葡萄球菌、链球菌、肺炎球菌、肠球菌等也有良好的抗菌作用。

(4) 某些氟喹诺酮类药对厌氧菌、结核杆菌、支原体、衣原体及立克次体等也有作用。

抗菌机制是抑制细菌 DNA 回旋酶，阻碍 DNA 的复制，导致病原体死亡。本类药属于广谱杀菌药。

细菌不易产生耐药性，与其他药物之间无交叉耐药性，但本类药物之间存在交叉耐药性。

【用途】

1. 呼吸系统感染　主要用于革兰阴性菌、支原体、衣原体、军团菌等感染所致的肺炎、支气管炎等。

2. 消化系统感染　用于革兰阴性杆菌如大肠杆菌、痢疾志贺菌、伤寒沙门菌等引起的腹泻、胃肠炎、细菌性痢疾、伤寒或副伤寒等疾病的治疗。

3. 泌尿生殖系统感染　用于铜绿假单胞菌、肠球菌、淋病奈瑟菌等引起的单纯性或复杂性尿路感染、前列腺炎、尿道炎或宫颈炎。

4. 骨骼系统感染　药物可渗入骨组织，用于急、慢性骨髓炎和骨关节炎的治疗。

5. 其他　五官科、皮肤软组织、外科伤口感染。化脓性脑膜炎、败血症，耐药结核杆菌和麻风杆菌的感染。

【不良反应与用药注意】

1. 胃肠道反应　常见味觉异常、食欲减退、胃部不适、疼痛、恶心、呕吐等。宜饭后给药。消化性溃疡者慎用。

2. 神经系统反应　表现为头晕、头痛、失眠、烦燥、焦虑等，严重时出现精神异常、抽搐、惊厥等。有癫痫史者禁用，忌与解热镇痛药合用。

3. 过敏反应　出现皮疹、红斑、瘙痒、血管神经性水肿等，个别患者出现光敏性皮炎。应避免阳光和紫外线直接或间接照射。过敏者禁用。

4. 骨、关节损伤　本类药物可影响软骨发育，引起关节肿胀、疼痛、骨损害等症状。故儿童、青少年、孕妇、哺乳期妇女禁用。长期用药要注意关节肿胀、疼痛和肌腱炎等，一旦出现立即报告医生。

5. 其他　大剂量或长期应用易致肝脏损害，引起氨基转移酶升高；肾脏损害，产生结晶尿、血尿、间质性肾炎等。肝、肾功能不良者慎用。

利福平、红霉素、氯霉素等抑制蛋白质合成的抗菌药可降低氟喹诺酮类药物的抗菌活性，应避免同时使用。

考点：氟喹诺酮类的不良反应及用药注意

（二）常用氟喹诺酮类药物

诺氟沙星（norfloxacin，氟哌酸）

食物影响其吸收，空腹比饭后服药血药浓度高 2 ～ 3 倍，对多数革兰阴性杆菌有较强的抗菌活性。用于敏感菌所致的肠道、泌尿生殖系统感染，也可外用治疗皮肤和眼部的感染。

氧氟沙星（ofloxacin，氟嗪酸）

氧氟沙星较诺氟沙星抗菌谱广，抗菌活性强，体内分布广泛，在胆汁、尿液中浓度最高，临床主要用于敏感菌所致的感染：①急、慢性支气管炎、肺炎、支气管扩张等呼吸道感染；②与其他抗结核病药合用治疗肺结核，疗效较好；③耐药菌所致伤寒；④前列腺炎、肾盂肾炎、淋病奈瑟菌及衣原体或支原体混合泌尿生殖系统感染；⑤肠道、胆道、腹腔、骨、关节、眼、

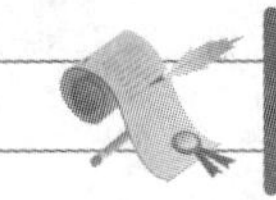

耳鼻喉、皮肤软组织感染等；⑥厌氧菌引起的感染。

左氧氟沙星（levofloxacin）

左氧氟沙星是氧氟沙星的左旋体，其抗菌谱与氧氟沙星相似，而抗菌活性是氧氟沙星的2倍，应用同氧氟沙星。不良反应是目前氟喹诺酮类药物中最小的。

环丙沙星（ciprofloxacin，环丙氟哌酸）

环丙沙星抗菌谱广，对革兰阳性菌和阴性菌均有强大杀灭作用，对革兰阴性杆菌抗菌活性是目前氟喹诺酮类药物中最高的，对支原体、衣原体也有作用，但对厌氧菌无效。口服吸收不完全，一般选择静脉滴注，用于治疗各种感染性疾病：①敏感菌所致的泌尿生殖道、肠道、呼吸道、胆道、盆腔、皮肤软组织、骨关节及眼耳鼻喉的感染；②多重耐药的伤寒杆菌所致伤寒；③支原体、衣原体、军团菌、结核菌的感染。

氟罗沙星（fleroxacin，多氟沙星）

氟罗沙星抗菌谱广，对革兰阴性菌和革兰阳性菌、结核分枝杆菌、厌氧菌、支原体、衣原体均具有强大抗菌活性，远远超过诺氟沙星、氧氟沙星和环丙沙星的抗菌作用。用于治疗泌尿生殖系感染、呼吸道感染、皮肤软组织感染、骨髓炎、化脓性关节炎、细菌性腹泻等。

司帕沙星（sparfloxacin，司氟沙星）

司帕沙星抗菌谱广，作用时间长，组织穿透力强，能迅速进入脑脊液等多种组织。对革兰阳性菌、厌氧菌、结核分枝杆菌、衣原体和支原体的抗菌活性显著强于环丙沙星；对军团菌和革兰阴性菌的抗菌活性与环丙沙星相同；对上述菌的抗菌活性优于诺氟沙星和氧氟沙星。用于敏感细菌所致的呼吸系统、泌尿生殖系统、消化系统、皮肤软组织感染和骨髓炎及关节炎等；也可治疗对异烟肼、利福平产生耐药的结核病。

莫西沙星（moxifloxacin）

莫西沙星对大多数革兰阳性菌和革兰阴性菌、厌氧菌、结核分枝杆菌、衣原体和支原体均有较强的抗菌活性。用于敏感细菌所致的急、慢性支气管炎和上呼吸道感染及泌尿生殖系统和皮肤软组织感染等。

加替沙星（gatifloxacin）

加替沙星抗菌谱广，尤其是增强了对革兰阳性菌和厌氧菌的抗菌活性。主要用于敏感菌所致的各种感染性疾病，包括慢性支气管炎急性发作、急性鼻窦炎、社区获得性肺炎、单纯性和复杂性尿路感染、急性肾盂肾炎、男性淋球菌性尿道感染或直肠感染和女性淋球菌性宫颈感染。

吉米沙星（gemifloxacin）

吉米沙星抗菌谱广，对革兰阳性菌如肺炎链球菌的抗菌活性比环丙沙星、司帕沙星、莫西沙星强。易穿透肺组织，药物浓度明显高于血浆，故对呼吸道感染，如社区获得性肺炎、慢性支气管炎急性发作、急性鼻窦炎等有良好的疗效。

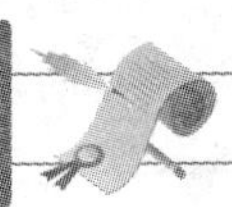

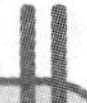

小结

喹诺酮类抗菌药是含有 4- 喹诺酮母核的一类人工合成抗菌药物。根据药物合成先后和化学结构等不同将喹诺酮类抗微生物药分为四代。本类药物具有抗菌谱广、抗菌活性强、口服吸收好、体内分布广、不良反应少等优点，主要用于呼吸系统感染、消化系统感染、泌尿生殖系统感染等。因本类药物可影响软骨发育，故儿童、青少年、孕妇、哺乳期妇女慎用。

自测题

选择题

A_1 型题

1. 喹诺酮类药物中可用于结核病治疗的药是
   A. 氧氟沙星　B. 吡咯酸
   C. 诺氟沙星　D. 萘啶酸
   E. 吡哌酸
2. 通过抑制 DNA 回旋酶发挥作用的药物是
   A. 红霉素　B. 环丙沙星
   C. 四环素　D. 氯霉素
   E. 磺胺嘧啶
3. 小儿禁用喹诺酮类药物的原因在于该类药物易引起
   A. 关节病变　B. 胃肠道反应
   C. 过敏反应　D. 肝功能损害
   E. 肾功能损害
4. 氟喹诺酮类药物对下列哪一病原体无效
   A. 大肠杆菌　B. 真菌
   C. 肺炎链球菌　D. 铜绿假单胞菌
   E. 结核分枝杆菌

A_2 型题

5. 患者，39 岁。因尿频、尿急、尿痛、发热就诊，用青霉素 G 治疗 3 天，疗效不好，可改用的药物是
   A. 林可霉素　B. 红霉素
   C. 万古霉素　D. 磺胺醋酰
   E. 氧氟沙星
6. 患者，男性，50 岁。突发高热伴发冷、寒战，继之出现腹痛、腹泻和里急后重，大便开始为稀便，很快转变为黏液脓血便，有左下腹压痛及肠鸣音亢进，诊断为急性细菌性痢疾，最好选用下列何种抗菌药控制感染
   A. 利福平　B. 诺氟沙星
   C. 红霉素　D. 氨苄西林
   E. 呋喃妥因

（吴丽萍）

二、磺胺类抗菌药

案例 13-4

小兰说："记得小时候，每次犯气管炎，医生就给开一些磺胺类药口服，觉得效果还不错。最近我又犯病了，要求医生再给开这种药，可医生说现在几乎不用这种药了。"

问题：1. 磺胺类药物的适应证有哪些？
　　2. 磺胺类药物有哪些不良反应？服用时应注意什么？
　　3. 磺胺类药物与甲氧苄啶的联用机制是什么？

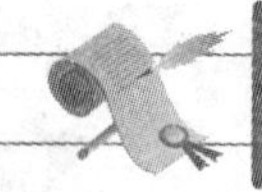

链接

多马克发现了磺胺药

20世纪初，人们对细菌性疾病束手无策。1932年某日，32岁的德国药物学家格哈德·多马克发现一种名叫“百浪多息”的染料对病菌有很好的杀伤力，于是他给患溶血性链球菌感染的小白鼠注射“百浪多息”，这些小白鼠存活时间大大延长，有的则奇迹般地活了下来。这一成功试验轰动了当时的欧洲。此时，他唯一的女儿因手指被刺破而感染，终日高热、昏睡。医生告诉多马克：“你女儿患的是败血症，溶血性链球菌已在血液中大量快速繁殖。可惜至今对这种病还没有特效药！”听到此话，多马克犹如五雷轰顶，稍稍冷静了一些后，他突然想到自己刚研制出的磺胺药。他毅然决定在女儿身上做一次试验。他给女儿注射了磺胺药液后，整整一夜守在女儿身旁观察。第二天早上，女儿苏醒了，轻轻地对他说：“爸爸，我舒服多了！”多马克欣喜若狂地说：“治好了我女儿的病，是对我发明的最高奖赏！”1939年，多马克为此获得了诺贝尔生理学或医学奖。

磺胺类药物是最早用于临床的人工合成抗菌药，因其制剂性质稳定、价格低廉、抗菌谱较广、使用方便等优点，自1935年合成并应用于防治感染性疾病，发挥了重要作用。尤其是1965年甲氧苄啶的问世，使磺胺类药物的抗菌作用增强了数倍至数十倍，临床应用更加广泛。但随着许多作用强大的合成抗菌药问世，磺胺类药物耐药率高、不良反应多等缺点日趋暴露，有被逐渐取代的趋势。

【药物作用及作用机制】

磺胺类药抗菌谱广，对多数革兰阳性菌和阴性菌均有抑制作用，各类磺胺药抗菌谱基本相同，仅抗菌活性略有差异，且之间有交叉耐药性。本类药物对沙眼衣原体、弓形体、放线菌、疟原虫及少数真菌有抑制作用；对支原体、立克次体、螺旋体无效，甚至可以促进立克次体生长。磺胺嘧啶银（SD-Ag）和磺胺米隆（SML）局部应用对铜绿假单胞菌有效。

四氢叶酸是细胞合成DNA的必需物质。哺乳动物能从食物中摄取叶酸并还原成四氢叶酸，但对磺胺药敏感的细菌，不能利用外源性叶酸，只能以环境中现有的二氢蝶啶、谷氨酸、对氨基苯甲酸（PABA）作为原料，在二氢叶酸合成酶的催化下生成二氢叶酸，再经二氢叶酸还原酶的催化下还原成四氢叶酸。磺胺类药与PABA结构相似，可与细菌细胞中的PABA竞争二氢叶酸合成酶，阻止细菌二氢叶酸的合成，从而发挥抑菌作用，属于慢效抑菌药。PABA与二氢叶酸合成酶的亲和力比磺胺药强数千倍，故使用磺胺药时应首剂加倍。

考点：磺胺药的抗菌机制及用磺胺药为何首剂加倍

常用磺类药物的特点及用途见表13-3。

考点：流行性脑脊髓膜炎的首选药及SMZ+TMP联用机制

表13-3 常用磺胺类药物特点及用途

分类	药物	特点	用途
全身感染用药	磺胺异噁唑（sulfafurazole，SIZ）	口服吸收快、排泄快、半衰期6～7小时，体内分布广，原形药物浓度较高，中效抑菌药	用于敏感菌所致泌的尿道感染
	磺胺嘧啶（sulfadiazine，SD）	口服吸收慢但完全，半衰期10～13小时，体内分布广，能透过血-脑屏障，脑脊液浓度高，中效抑菌药	流行性脑脊髓膜炎首选药，也可用于敏感菌所致感染
	磺胺甲噁唑（sulfamethoxazole，SMZ，新诺明）	口服吸收完全，半衰期10～12小时，体内分布广，可透过血-脑屏障和血眼屏障，半衰期与甲氧苄啶相近，两药制成复方新诺明	用于敏感菌所致的呼吸系统、泌尿系统等感染

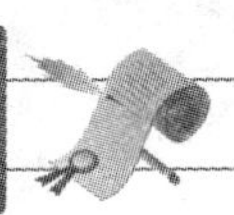

续表

分类	药物	特点	用途
肠道感染用药	柳氮磺胺吡啶（sulfasalazine，SASP）	口服不吸收，在结肠水解释放磺胺吡啶而发挥抗菌、抗免疫作用	主要用于治疗溃疡性结肠炎及肠道手术预防感染
局部外用药	磺胺米隆（sulfamylon，SML，甲磺灭脓）	组织穿透力强，迅速到达感染部位	用于烧伤后创面感染及化脓创面治疗
	磺胺嘧啶银（sulfadiazine silve，SD-Ag，烧伤宁）	对铜绿假单胞菌有效，并具有收敛作用	用于治疗Ⅱ度或Ⅲ度烧烫伤创面感染
	磺胺醋酰钠（sulfacetamide-sodium，SA-Na）	刺激性小，组织穿透力强	用于治疗敏感菌所致的眼部感染

护考链接

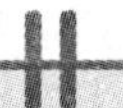

服用磺胺药时加服碳酸氢钠最主要的目的是

A. 增强抗菌疗效　　B. 加快药物吸收

C. 预防在尿中析出结晶损伤肾　　D. 防止过敏反应

E. 加速药物排泄

解析：磺胺类药物可引起肾损害，这与磺胺药及其乙酰代谢产物溶解度低在尿中易析出结晶有关，用药期间要多饮水并加服碳酸氢钠，可提高磺胺及其代谢物的溶解度，保护肾脏。故选 E。

【不良反应及用药注意】

1. 肾损害　磺胺类药的乙酰化代谢产物溶解度较低，在酸性尿液中易析出结晶损害肾，可引起腰痛、尿痛、血尿、结晶尿、尿少，甚至尿闭。故用药期间嘱患者：①多饮水；②同服等量的碳酸氢钠；③定期化验尿。

2. 过敏反应　以皮疹、药热多见，可见光敏性皮肤炎，严重者可出现渗出性多形性红斑、剥脱性皮炎和大疱表皮松解萎缩性皮炎，甚至死亡。故对磺胺药过敏者禁用。

3. 肝损害　可引起黄疸，尤其是新生儿或早产儿使用后，磺胺药与胆红素竞争血浆蛋白，使血中游离胆红素增加而引起胆红素脑病和高胆红素血症，还可使肝功能减退，严重者可发生急性重型肝炎。

4. 抑制骨髓造血功能　长期用药可引起粒细胞减少、血小板减少及再生障碍性贫血。用药期间要定期查血常规。葡萄糖 -6- 磷酸脱氢酶（G-6-PD）缺乏者可发生溶血性贫血。

5. 神经系统反应　头晕、头痛、疲倦、乏力等。

6. 其他　可引起胃肠道反应、关节痛、肌肉疼痛等。

7. 用药禁忌　对磺胺过敏及葡萄糖 -6- 磷酸脱氢酶缺乏者禁用；年老、体弱、小儿、肝肾功不全的患者慎用或禁用。

用药期间密切观察患者有无过敏、黄疸、咽痛、发热、疲乏等现象，外用磺胺类药物时要把脓液和坏死组织（内含 PABA）清理干净，以免降低疗效；用普鲁卡因、丁卡因做局麻时，不宜使用磺胺类药物，因这些药的分解产物中含有 PABA。

考点：磺胺类药物的主要不良反应及用药注意

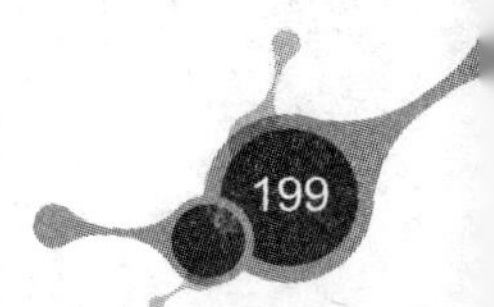

三、其他合成类抗菌药

甲氧苄啶（trimethoprim，TMP）

【药物作用和用途】

TMP 抗菌谱与磺胺类药基本相似，但抗菌作用较强，对多种革兰阳性菌及阴性菌有效，对大肠杆菌、变形杆菌、伤寒杆菌、痢疾杆菌、肺炎杆菌等作用强，对脑膜炎球菌、淋球菌作用较弱。其抗菌机制是抑制二氢叶酸还原酶，阻止四氢叶酸的合成，干扰菌体核酸和蛋白质的代谢，抑制细菌的生长繁殖。单用易产生耐药性，临床多与磺胺类药合用或制成复方制剂，可使细菌叶酸的合成受到双重阻断，产生协同效应，抗菌活性是两者单独应用时的数倍至数十倍，甚至呈现杀菌作用，减少耐药菌的产生。本药用于敏感菌所致的呼吸道、泌尿道、肠道、伤寒等感染，以及流行性脑脊髓膜炎的预防。

【不良反应及用药注意】

考点：TMP 的抗菌机制及为何使用 TMP 会引起巨幼红细胞性贫血

有恶心、呕吐、皮疹、血尿、过敏等反应；因本药抑制二氢叶酸还原酶，可干扰人体细胞的叶酸代谢，出现粒细胞减少，巨幼红细胞性贫血，致畸等。用甲氧苄啶期间，会出现胃肠道反应，嘱咐患者多饮水；注意观察有无过敏现象，一旦发现立即停药；若长期用药需同时服用亚叶酸钙，并需要定期检查血常规。妊娠期、哺乳期、早产儿及新生儿均不宜应用。

四、硝基呋喃类

国内呋喃类药物应用品种为呋喃西林、呋喃唑酮、呋喃妥因（表 13-4）。

表 13-4　常用呋喃类药物特点及用途

药物	特点	用途
呋喃妥因（furantoin，呋喃坦啶）	口服易吸收，尿中浓度较高，酸化尿液时抗菌活性增高	主要用于敏感菌引起的急性下尿路感染、慢性菌尿症和反复发作的慢性尿路感染
呋喃唑酮（furazolidone，痢特灵）	口服吸收少，肠内药物浓度高	主要治疗细菌性痢疾等肠道感染、贾第鞭毛虫感染；栓剂可治疗阴道滴虫感染等
呋喃西林（furacillin）	内服毒性大，仅作外用	用于化脓性中耳炎、结膜炎、泪囊炎、压疮和感染创口或膀胱冲洗等

【不良反应及用药注意】

1. 胃肠道反应　可出现恶心、呕吐、食欲减退和腹泻等。可与食物同服，减少对胃肠道的刺激。

2. 神经系统反应　可出现头痛、头晕、运动障碍等，剂量过大或肾功能不全可引起周围神经毒性症状。

3. 其他　偶见皮疹、药热等过敏反应，G-6-PD 缺乏者可出现溶血性贫血。应用呋喃妥因 6 个月以上者，可能发生弥漫性间质性肺炎或肺纤维化。

4. 用药禁忌　用药期间和停药后 5 日内，禁止饮酒，引起“双硫仑样”反应。新生儿、妊娠妇女、肾功能不全及对硝基呋喃类药过敏者禁用。

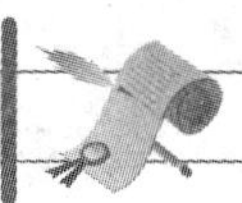

小结

磺胺类药物抗菌谱广，对多数革兰阳性菌和阴性菌均有抑制作用，主要用于敏感菌所致感染，其抗菌机制是抑制二氢叶酸合成酶，阻碍二氢叶酸的合成，进而影响核酸和蛋白质的合成，从而抑制细菌的生长繁殖。甲氧苄啶为磺胺增效剂，抗菌谱与磺胺类药基本相似，可抑制二氢叶酸还原酶，与磺胺类药合用，可使细菌叶酸的合成受到双重阻断，产生协同效应，抗菌活性增强数倍至数十倍，甚至呈现杀菌作用，减少耐药菌的产生。

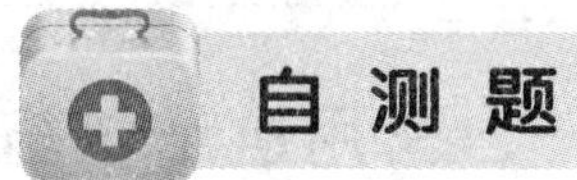

选择题

A_1 型题

1. 磺胺类药的抗菌机制是
   A. 抑制细菌二氢叶酸合成酶
   B. 抑制二氢叶酸还原酶
   C. 破坏细菌细胞壁
   D. 改变细胞膜通透性
   E. 抑制蛋白质合成
2. 新生儿用磺胺药容易出现胆红素脑病，是因为药物
   A. 减少胆红素的排泄
   B. 降低血 - 脑屏障功能
   C. 促进红细胞溶解
   D. 抑制肝药酶的活性
   E. 与胆红素竞争血浆蛋白结合部位
3. 磺胺类药损害肾脏是因为
   A. 过敏反应　B. 溶血性贫血
   C. 直接破坏肾单位　D. 析出结晶损害肾脏
   E. 以上都不是
4. TMP 的抗菌机制是
   A. 抑制细菌二氢叶酸合成酶
   B. 抑制二氢叶酸还原酶
   C. 破坏细菌细胞壁
   D. 改变细胞膜通透性
   E. 抑制蛋白质合成
5. 可用于防治烧伤或烫伤后创面感染的药物是
   A. 磺胺醋酰钠　B. 磺胺嘧啶银
   C. 柳氮磺吡啶　D. 磺胺甲噁唑
   E. 甲氧苄啶
6. 口服呋喃妥因可用于治疗
   A. 肠道感染　B. 泌尿道感染
   C. 全身感染　D. 呼吸道感染
   E. 眼部感染
7. 治疗流行性脑脊髓膜炎首选药是
   A. 头孢菌素　B. 红霉素
   C. 多西环素　D. 磺胺嘧啶
   E. 磺胺甲噁唑

A_2 型题

8. 患者，男性，43 岁，因泌尿道感染服用磺胺药物，护士指导其服药后多饮水的目的是
   A. 避免难以溶解，影响吸收
   B. 减轻服药引起的恶心
   C. 避免结晶析出，堵塞肾小管
   D. 增加药物疗效
   E. 避免损害肝脏功能

（吕　颖）

第 6 节　抗结核病药

结核病是由结核杆菌引起的慢性传染病，机体各组织器官都可感染，其中以肺结核最常见，其他尚有肠结核、骨结核、肾结核等。抗结核病药能抑制或杀灭结核分支杆菌，是

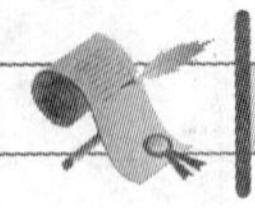

治疗结核病重要手段。目前临床常用的抗结核药种类很多，其中疗效高，不良反应少，患者易耐受的称为一线抗结核病药，如异烟肼、利福平、吡嗪酰胺、乙胺丁醇、链霉素等；毒性较大、疗效较差的称为为二线抗结核病药，如对氨基水杨酸、丙硫异烟胺、卡那霉素等。

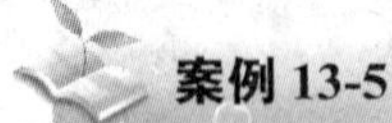
案例 13-5

患者，女性，59 岁。既往有癫痫病史，近 3 个月出现间断咳嗽、咳痰伴低热症状，给予抗生素及祛痰治疗，1 个月后症状不见好转，体重逐渐下降，后拍胸片诊为“浸润型肺结核”。

问题： 1. 该患者应慎用哪一种抗结核药物？

2. 如果用这种抗结核药引起中毒应用什么药来对抗？

一、常用抗结核药

异烟肼（isoniazid，INH，雷米封）

【药动学特点】

口服或注射易吸收，因组织穿透力强可迅速分布于各种体液或细胞中。主要在肝内乙酰化代谢后经肾排出。

【抗菌作用及用途】

异烟肼仅对结核杆菌具高度选择性，其作用机制是抑制细胞壁分枝菌酸的合成导致菌体死亡。因分枝菌酸为结核杆菌所特有，故对其他病原体无效，为繁殖期杀菌剂。单用易耐药，但与其他药物无交叉耐药性。

该药单选可作为预防或轻症患者的治疗，与其他一线药物联用则可用于全身性、各种类型的结核病。

【不良反应及用药注意】

1. 神经系统反应 可见头痛、头晕、失眠等。过量可致周围神经炎和中枢神经系统反应，表现为肢体麻木、刺痛及中枢兴奋甚至惊厥。用维生素 B_6 可对抗。对于未出现神经症状者则不宜加用维生素 B_6，因后者可加速异烟肼的代谢致抗结核作用减弱。

2. 肝损害 因在肝内代谢，久用可致肝损害，且与利福平合用时有加重的危险。肝功能不良者慎用。

考点： 异烟肼的作用特点、主要不良反应及用药注意

3. 其他 过敏反应少见也较轻；因干扰乙醇代谢，故服药期间须禁酒。

利福平（rifampicin，RFP，甲哌利福霉素）

本药为广谱抗生素，抗结核作用特点类似于异烟肼。临床用于各型结核病、耐药金黄色葡萄球菌感染、麻风病等。外用于眼部感染。

【不良反应及用药注意】

1. 肝损害 常见，且与异烟肼联合时发生率增高，故须定期监测。严重肝、胆疾病和孕妇禁用。5 岁前不宜用。

2. 消化道反应 因食物、PAS 会妨碍其吸收，须空腹口服。

3. 其他 药物本身或代谢产物可使排泄物及外分泌腺的分泌物着色为橘红色，宜事前告知。偶见过敏反应但轻微。

常用抗结核药比较见表 13-5。

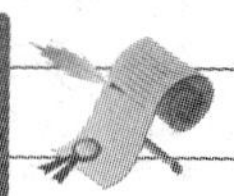

表 13-5　常用抗结核药比较

药物	抗菌谱	作用特点及用途	不良反应及用药注意
异烟肼（isoniazid，INH）	仅杀灭结核菌	干扰细菌细胞壁合成，穿透力强、分布广，用于全身各处、各种类型的结核	①外周神经炎，用维生素 B_6 可对抗；②肝损害
利福平（rifampicin，RFP）	广，包括G^+、G^-杆菌、衣原体等	阻止 mRNA 的合成，分布广，用于各型结核病、耐药金黄色葡萄球菌感染、麻风病、沙眼	①肝损害，尤其合用异烟肼时；②宜空腹用，不宜同服 PAS；③使尿、汗呈橘红色
吡嗪酰胺（pyrazinamide，PZA）	抑制结核杆菌	能进入细胞及脑脊液，与其他药无交叉耐药性	①肝损害；②诱发痛风；③肝病、痛风、孕妇禁用
链霉素（streptomycin，SM）	较广	不能口服、分布局限、易发生耐药，仅限于联合治疗的初治病例	①听力损害；②过敏反应；③阻断神经肌肉接头等。见氨基糖苷类
乙胺丁醇（ethambutol，EMB）	只抗结核杆菌	易进入细胞但不易进入脑脊液，耐药性产生缓慢，常联合用药	①引起视神经炎，多发于 2～6 个月之内，致视力下降、视野缩小、色盲等，需定期做眼科检查；②肝损害
对氨基水杨酸钠（sodium salicylate，PAS-Na）	只抑制结核杆菌	耐药性产生缓慢，常联合用药	①胃肠反应；②过敏反应；③肝损害，不宜与利福平同服
丙硫异烟胺（prothionamide）	只抑制结核杆菌	作用较弱，作为抗结核的二线用药，联合应用	①胃肠反应，合用碳酸氢钠可减轻；②肝损害

考点提示：抗结核病药的作用特点；异烟肼的主要不良反应

案例 13-5 分析

异烟肼的化学结构与维生素 B_6 相似，维生素 B_6 在体内参与神经递质的合成，异烟肼能竞争性抑制维生素 B_6 的作用，并促进维生素 B_6 的排泄，从而产生神经毒性。这种神经毒性更易出现在儿童、营养不良者及嗜酒者。癫痫、精神病患者、嗜酒者及孕妇慎用异烟肼。异烟肼大剂量中毒可用等剂量的维生素 B_6 对抗。

【用药注意】

(1) 抗结核药以口服为主，特殊部位（如结核病脑膜炎）和严重感染在必要时可静脉给药或肌内注射。对氨基水杨酸静脉滴注时用适量注射用水溶解后再加入 5% 葡萄糖液中，现用现配，避光保存，变色禁用。

(2) 定期检查肝肾功能，加强营养。

链接

世界防治结核病日

1882 年 3 月 24 日，德国科学家罗伯特·科赫宣布人类发现了结核杆菌是导致结核病的病原菌。为了纪念这一伟大发现，世界卫生组织与国际预防结核病和肺部疾病联盟将每年的 3 月 24 日确定为“世界防治结核病日”。

日前由于人口流动频繁和非规范的抗结核治疗，导致近年来结核病再次形成发病高峰，使结核病成为致死率最高的传染性疾病。全世界每年约有 1000 万人感染发病，死亡约 200 万人。

二、抗结核药的治疗原则

1. 早期 因早期体内结核菌处于繁殖期且对药物敏感，病灶区血供较好而药物易于渗入，易于发挥抑制或杀灭作用。

2. 联合 一般以异烟肼为基础合用其他药，目的在于提高疗效，降低毒性并延缓耐药性。

3. 适量 采用既可发挥有效抗菌作用又可减少毒副反应的剂量。

4. 规律 按病情需要确定药物品种、剂量、用法及疗程等，有规律地应用，切忌随意停药或换药，以防病情迁延或复发。目前，短疗程强化疗法（6 个月）是临床广泛采用的重要方案。

5. 全程 一切医疗活动均应在医务人员的督导之下进行，WHO 所推荐的治疗程序是控制结核病的首要策略，其成本 - 效益最佳。

链接

肺结核的治疗原则是"早期、联合、规律、全程、适量"。一般可分为两个阶段：①第 1 阶段为强化期，一般为 2 个月，常以异烟肼 (H)、利福平或利福喷汀 (R 或 L)、吡嗪酰胺 (Z) 3 种核心药及乙胺丁醇 (E) 或链霉素 (S) 等 3～4 种药物联合，简称 2HRZE(S) 方案。②第 2 阶段为持续期，一般为 4 个月，常联用异烟肼、利福平、乙胺丁醇 3 药，简称 4HRE 方案。

小结

临床使用的抗结核药分一线药物和二线药物。目前常用一线药物为异烟肼、利福平、吡嗪酰胺、乙胺丁醇、链霉素等；二线药物为对氨基水杨酸、丙硫异烟胺、卡那霉素等。二线药物疗效较差、毒性较大，不做常规用药，常和一线药物配伍使用。使用抗结核药应合理规范，对活动性结核病坚持早期、联用、适量、规律和全程使用敏感药物。

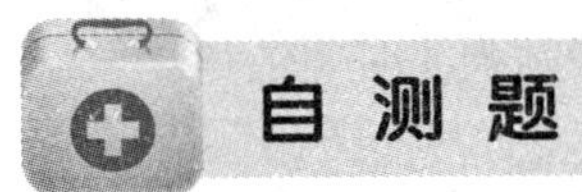

自测题

选择题

A_1 型题

1. 选择性高、穿透力强、毒性小的抗结核病首选药是
   A. 异烟肼　B. 链霉素
   C. 乙胺丁醇　D. 吡嗪酰胺
   E. 卡那霉素

2. 以下哪种药不属于第一线抗结核药
   A. 异烟肼　B. 链霉素
   C. 利福平　D. 乙胺丁醇
   E. 卡那霉素

3. 应用异烟肼时常合用维生素 B_6 的目的是
   A. 增强疗效　B. 防止周围神经炎
   C. 延缓抗药性　D. 减轻肝损害
   E. 以上都不是

4. 主要毒性是视神经炎的药物是
   A. 异烟肼　B. 利福平
   C 链霉素　D. 乙胺丁醇
   E. 吡嗪酰胺

5. 容易引起周围神经炎的药物是
   A. 乙胺丁醇　B. 链霉素
   C. 异烟肼　D. 利福平

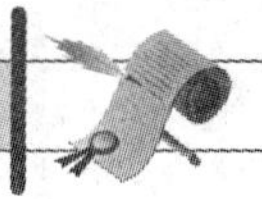

E. 卡那霉素

6. 乙胺丁醇突出的优点是

A. 抗结核作用强

B. 穿透力强

C. 容易透过血 - 脑屏障

D. 毒性小

E. 抗药性产生慢

7. 不属于肺结核化疗原则的是

A. 早期　B. 联用

C. 足量　D. 规律

E. 全程

8. 以下抗结核药物易引起第Ⅷ对脑神经受损的是

A. 异烟肼　B. 链霉素

C. 乙胺丁醇　D. 利福平

E. 吡嗪酰胺

9. 使用链霉素时需要监测

A. 视力　B. 听力

C. 肝功能　D. 血尿酸

E. 辨色力

A_2 型题

10. 患者，女性，40 岁，因患肺结核长期服抗结核药治疗，出现视野缩小、绿视等，确诊球后视神经炎，是由于用哪个药物引起

A. 利福平　B. 链霉素

C. 异烟肼　D. 乙胺丁醇

E. 吡嗪酰胺

（吕　颖）

第 7 节　抗真菌和抗病毒药

一、抗真菌药

真菌感染可分为浅部真菌感染和深部真菌感染两类。浅部真菌感染较多见，危险性小，常由各种癣菌侵犯皮肤、毛发、指（趾）甲，引起各种癣症。深部真菌感染发病率低，危害性大，常见致病菌为白色念珠菌和新型隐球菌，主要侵犯内脏器官和深部组织。抗真菌药是指具有抑制或杀死真菌生长或繁殖的药物。目前常用药物可分为：抗生素类、唑类、丙烯胺类、嘧啶类、棘白菌素类等。

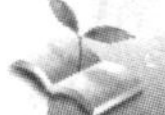

案例 13-6

患者，男性，58 岁。因糖尿病合并皮肤感染，自行长期服用四环素后咽部出现白色薄膜，不曾在意，近日因消化不良、腹泻来就医，诊断为白色念珠菌病。

问题： 1. 为什么患者咽部会出现白色念珠菌感染？

2. 应选择何药治疗？怎么对患者进行用药护理？

（一）常用的抗真菌药物

1. 抗生素类抗真菌药　常用药物的作用特点、用途及不良反应见表 13-6。

表 13-6　抗生素类抗真菌药

药物	作用特点	用途	不良反应
两性霉素 B（amphotericin B，庐山霉素）	广谱、强大、深、浅部真菌皆可。危重深部真菌感染首选	①静脉滴注可用于真菌性肺炎、心内膜炎、尿路感染；②鞘内注射可用于真菌性脑膜炎；③口服可用于肠道真菌感染；④与氟胞嘧啶和唑类合用可增效	①静脉滴注可出现寒战、高热、头痛；②肾毒性（剂量依赖性），用其脂质体可减少

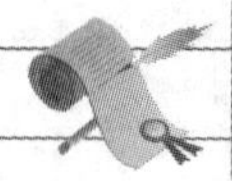

续表

药物	作用特点	用途	不良反应
制霉菌素（nystatin，米可定）	抗菌活性强大。毒性大，不能注射	①局部可用于口腔、皮肤及阴道感染；②口服可用于肠道或食管念珠菌病	较大剂量口服可发生胃肠道反应
灰黄霉素（grifulvin，Fulcin）	抗浅表真菌，头癣首选药	各种皮肤癣菌所致的癣病（巴比妥类降低其疗效，促进抗凝血药代谢）	恶心、腹泻、皮疹、头痛等

案例 13-6 分析

患者口腔污浊、长期使用免疫抑制剂及不合理应用抗生素而导致口腔黏膜白色念珠菌感染。可用制霉菌素片溶于冷开水中，涂于患处局部治疗，并嘱咐患者经常用温开水拭洗口腔，保持口腔清洁。

2. 唑类抗真菌药 常用药物的作用特点、用途及不良反应见表 13-7。

表 13-7 唑类抗真菌药

药物	作用特点	用途	不良反应
酮康唑（ketoconazol）	广谱，对浅、深部真菌均有效；肝毒性大，以局部应用为主	浅、深部真菌感染	胃肠反应及肝损害，孕妇禁用
咪康唑（miconazole）	广谱，毒性大	①局部可用于皮肤黏膜真菌感染；②静脉滴注可用于两性霉素 B 无效或不能耐受的深部真菌感染的替代药	血栓性静脉炎，严重心律失常，胃肠道反应及过敏反应等
克霉唑（clotrimazole）	深部抗菌作用差，仅用于浅部真菌病	多用其乳剂、喷雾剂或洗剂局部用于浅部真菌病	外用偶有过敏反应
氟康唑（fluconazole）	广谱，能透过血 - 脑屏障，活性高。AIDS 患者口咽部念球菌感染首选	①全身性或局部真菌较严重感染的治疗和预防；②与氟胞嘧啶合用增效	胃肠道反应，头晕、头痛，偶见肝损、过敏反应、剥落性皮炎
伊曲康唑（itraconazole）	广谱，抗菌活性强大，用于罕见真菌感染首选	浅、深部真菌感染	不良反应轻，有胃肠不适，头痛、眩晕、皮肤瘙痒及荨麻疹
伏立康唑（voriconazole）	广谱，抗菌活性强大，对耐药真菌有效	严重耐药的真菌感染	胃肠道反应，发生率低，患者易接受

3. 丙烯胺类抗真菌药 此类抗真菌药包括特比萘芬、萘替芬、布替萘芬等。

特比萘芬（terbinafine，疗霉舒）

本药广谱，主要用于皮肤癣菌病。用于浅部真菌感染具有作用快、疗效高复发少、不良反应轻等特点，可口服和外用。

4. 嘧啶类抗真菌药

氟胞嘧啶（fluorocytosine）

氟胞嘧啶主要用于深部真菌感染类疾病的治疗，如念珠菌引起的心内膜炎、隐球菌属脑膜炎、念珠菌属或隐球菌属真菌败血症、肺部和尿路感染。单独使用易耐药，常与两性

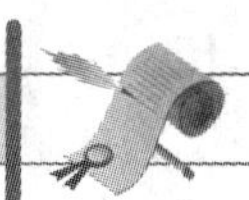

霉素 B 合用。不良反应为胃肠道反应、肝、肾功能损伤及血常规异常。孕妇禁用。

5. 棘白菌素类　临床常用卡泊芬净、米卡芬净。抗菌谱较广，主要用于深部真菌感染。与现有其他种类抗真菌药相比，本类药物具有不良反应较少的优点。不良反应常见发热、皮疹、皮肤潮红、瘙痒、水肿、静脉炎、支气管痉挛、腹胀、腹泻、脱水等。本类药物不推荐 18 岁以下患者使用。

卡泊芬净（caspofungin，科赛斯）

临床应用于对其他药物治疗无效或不能耐受的侵袭性曲霉菌病、念球菌引起的食管炎、菌血症、腹腔内脓肿、腹膜炎及胸膜腔感染。

米卡芬净（micafungin，米开民）

临床应用于曲霉菌和念珠菌引起的真菌血症、呼吸道真菌病、胃肠道真菌病。

（二）用药注意

(1) 两性霉素 B 静脉给药时，需避光缓慢滴注，每次滴注时间需 6 小时以上。

咪康唑静脉滴注，每 8 小时一次，每次滴注至少 2 小时。氟康唑半衰期长，常规每日给药一次。伊曲康唑宜餐后口服。伏立康唑静脉滴注需用专用溶媒 5ml 溶解再稀释，不宜静脉推注，口服片剂和静脉滴注两种给药途径可互换。

(2) 遵医嘱按时检查肝肾功能、外周血常规及血电解质。两性霉素过量，给予碳酸氢钠碱化尿液，加速药物排泄。酮康唑过量无特效解毒药，只可对症治疗。

二、抗病毒药

病毒包括 DNA 病毒和 RNA 病毒，是病原微生物中最小的一种，其结构简单，由核酸（DNA 或 RNA）组成核心，包以蛋白质外壳。大多数病毒缺乏酶系统，必须寄生在活的细胞内，依靠宿主细胞的代谢系统进行繁殖。在人类的发展史上，病毒对人类带来的生存威胁远超其他物种。流感、艾滋病、病毒性肝炎、病毒性肠炎、出血热等是当前的主要传染病，“SARS”、“甲型 H_1N_1”、“H_7N_9 禽流感”、“中东呼吸综合征（MERS）”、“埃博拉”等新型病毒的发现和蔓延严重危害人类的健康和生命。

抗病毒药通过干扰病毒吸附、阻止病毒穿入和脱壳、阻碍病毒在细胞内复制、抑制病毒释放或增强宿主抗病毒能力等方式直接抑制或杀灭病毒而呈现作用。

（一）广谱抗病毒药

利巴韦林（ribavirin，病毒唑）

利巴韦林对甲型、乙型流感病毒、副流感病毒、呼吸道合胞病毒、麻疹病毒、甲型肝炎病毒、乙型脑炎病毒等均具抑制作用。临床主要用于防治流感、腺病毒肺炎、带状疱疹、麻疹、甲型肝炎、病毒性脑炎等。婴幼儿易受呼吸道合胞病毒感染，利巴韦林气雾吸入可缩短病程和缓解病情。

链接

手足口病（hand，foot and mouth disease，HFMD）是由肠道病毒引起的传染病，其中以柯萨奇病毒 A16 型（Cox A16）和肠道病毒 71 型（EV 71）最为常见。本病多发生于 5 岁以下儿童，可引起手、足、口腔等部位的疱疹，少数患儿可引起心肌炎、肺水肿、无菌性脑膜脑炎等并发症。发病初期会出现类似感冒的症状，发热情况可能持续 4～5 天。手掌、脚掌，有时臀部，亦会出现无痛的皮疹或水疱。口腔内会有疼痛的溃疡，导致吞咽困难，因而食欲减退。这些水疱及皮疹通常会在 7～10 天内消退。并发症并不常见，在罕见的情况下，此病才会引发病毒性脑膜炎。个别重症患儿病情发展很快，最终可能导致死亡。

干扰素（interferon）

干扰素口服无效，需注射给药。对 RNA 病毒较为敏感，DNA 病毒敏感性较低。临床用于急性病毒性感染如流感、病毒性心肌炎、流行性腮腺炎、乙脑等；慢性病毒性感染如慢性乙、丙型肝炎、巨细胞病毒感染等；还可用于抗肿瘤的治疗。

胸腺肽 α_1（thymosin alpha1，日达仙，迈普新，赛特定）

胸腺肽 α_1 可诱导 T 细胞分化成熟，并调节其功能。临床用于肝炎、艾滋病、其他病毒性感染及肿瘤的治疗。

【不良反应及用药注意】

1. 泌尿系统损伤　常见，如肾损害、肾源性尿崩症、急性肾小管坏死、急性肾衰竭、尿毒症、泌尿道刺激症状、多尿、结晶尿、血肌酐及尿素氮升高。

2. 血液系统损伤　可出现贫血、溶血性贫血、骨髓造血功能抑制、粒细胞计数减少，白细胞、血红蛋白及血小板计数减少。

3. 用药禁忌　禁用于过敏者、妊娠期妇女、治疗前 6 个月内心脏病、血红蛋白异常、重度虚弱患者、重度肝功能异常、自身免疫病，严重精神病史者。

（二）抗流感病毒药

金刚烷胺（amantadine）和金刚乙胺（rimantadine）

仅对亚洲甲型流感病毒有效。还可用于帕金森病的治疗。扎那米韦对金刚烷胺和金刚乙胺耐药病毒仍有抑制作用。

奥司他韦（oseltamivir，达菲）

奥司他韦是新型抗病毒药，其活性代谢产物是强效选择性甲型和乙型流感病毒神经氨酸酶抑制剂。本药主要用于甲型或乙型流感病毒治疗，对甲型 H_1N_1 型流感和高致病性禽流感 H_5N_1 感染者有防治作用。

【不良反应及用药注意】

(1) 金刚烷胺、金刚乙胺常见恶心、呕吐、消化不良等。前者还有焦虑、头晕、失眠等中枢系统反应。

(2) 扎那米韦、奥司他韦属于神经氨酸酶抑制剂，常致疲乏、精神异常、抽搐、鼻塞、咳嗽、鼻窦炎、咽痛、喉头水肿、支气管炎、结膜炎。应对患者自我伤害和谵妄事件进行密切监测。

(3) 新生儿和 1 岁以下婴儿、哺乳期妇女禁用。

(4) 不能取代流感疫苗，只有在可靠的流行病学资料显示社区出现了流感病毒感染后才考虑用于治疗和预防。对 1 岁以下儿童治疗流感、对 13 岁以下儿童预防流感效果不确定。

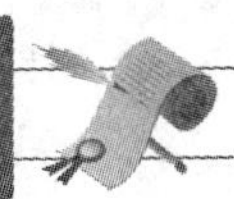

（三）抗疱疹病毒药

阿昔洛韦（aciclovir，ACV，无环鸟苷）

阿昔洛韦属于抗 DNA 病毒药，对 RNA 病毒无效，对单纯疱疹病毒作用最强，对带状疱疹病毒作用较弱。临床用于单纯疱疹病毒感染、疱疹病毒脑炎和带状疱疹。本药对单纯疱疹病毒的潜伏感染和复发无明显效果，不能根除病毒。

西多福韦（cidofovir）

西多福韦对巨细胞病毒有高度的抑制活性，对某些耐更昔洛韦或膦甲酸的病毒株也有活性，单次用药即对单纯疱疹病毒、水痘有效，疗效显著且持久，开始使用头两周每周给药一次，此后每两周只需给药一次，使用方便。本药主要经静脉注射给药，有较严重的不可逆肾毒性。

膦甲酸钠（foscarnet sodium）

膦甲酸钠用于治疗巨细胞病毒引起的视网膜炎，也可用于耐阿昔洛韦的单纯疱疹病毒和带状疱疹病毒感染。

阿糖腺苷（vidarabine，ara-A）

【药物作用及用途】

抑制病毒 DNA 多聚酶，干扰其 DNA 合成。临床静脉滴注可用于治疗单纯疱疹病毒性脑炎，局部外用于疱疹病毒性角膜炎。

【不良反应及用药注意】

1. 肾功能受损　常见一过性血肌酐、尿素氮升高、血尿、蛋白尿。阿昔洛韦不可以快速滴注，否则导致急性肾衰竭。使用阿昔洛韦期间，脱水或已有肝、肾功能不全者需慎用。给药期间应给予充足的水，防止在肾小管内沉淀。

2. 骨髓抑制　与剂量和疗程有关。可出现血红蛋白、红细胞、白细胞下降、粒细胞减少。

3. 其他　精神异常、紧张、震颤等。艾滋病患者的巨细胞病毒感染性视网膜炎可出现视网膜剥离。孕妇及哺乳期、肝肾功能不全、造血功能不良者禁用。

4. 药物配制

(1) 阿糖腺苷水溶性差，药液浓度不超过 700mg/L，持续静脉滴注 12 小时以上为宜，每分钟不超过 30 滴。

(2) 阿昔洛韦配制时，先加入注射用水 1ml 溶解后，再加入适量的溶液（如葡萄糖注射液），浓度不高于 7mg/ml，若浓度太高（10mg/ml）可引起静脉炎，外溢时注射部位出现炎症。新生儿不宜以苯甲醇的稀释液配制静脉滴注液。静脉滴注后 2 小时，尿药浓度最高，此时应给患者充足的水，防止药物沉积于肾小管内，引起肾损伤。

（四）抗乙型肝炎病毒和抗艾滋病病毒药

拉米夫定（lamivudine，3TC）

拉米夫定主要用于 HIV（艾滋病病毒）治疗，也可有效治疗慢性 HBV（乙肝病毒）的感染，目前是治疗 HBV 感染最有效的药物之一。本药与齐多夫定合用有协同作用。不能自行停药，并需定期监测，至少应每 3 个月测一次 ALT（谷丙转氨酶）水平，每 6 个月测一次 HBV-DNA 和 HBeAg。

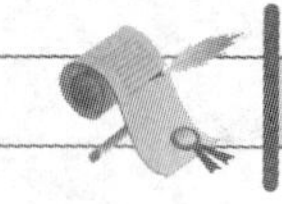

阿德福韦（adefovirdipivoxil）

阿德福韦主要用于耐拉米夫定的慢性 HBV 感染患者的治疗，不良反应较拉米夫定轻，与拉米夫定联合用药，能有效抑制 HBV-DNA，促进 ALT 复常，耐药率低。

齐多夫定（zidovudine）

口服或静脉滴注治疗艾滋病和相关综合征，可降低 HIV 感染患者的发病率，延长患者存活期，并非治愈。常与拉米夫定合用，为各期艾滋病首选药。

【不良反应及用药注意】

1. 肝炎恶化 十分常见，如 ALT 升高至正常范围上限的 10 倍或更高、HBV 反跳、血清 HBV-DNA 重新变为阳性、HBsAg 阳性、小三阳转为大三阳，发生率高达 25%，于停药后 12 周出现。

考点：各种抗病毒药的主要用途

2. 其他 一过性发热、寒战、咳嗽、骨髓抑制。

3. 用药禁忌 妊娠期、心、肝、肾功能不全者、骨髓抑制者禁用。

小结

目前临床使用的抗真菌药包括：①抗生素类，如两性霉素 B。②唑类，如酮康唑、氟康唑、克霉唑、咪康唑等。③丙烯胺类，如特比萘芬。④嘧啶类，如氟胞嘧啶，常与两性霉素 B 等抗真菌药合用。⑤棘白菌素类，如卡泊芬净、米卡芬净。

抗病毒药可分为抗流感病毒药、抗疱疹病毒药、抗艾滋病毒药和抗乙型肝炎病毒药等。其中金刚烷胺、金刚乙胺、奥司他韦常用于防治流感病毒；阿昔洛韦、阿糖胞苷等主要治疗疱疹病毒感染；拉米夫定、齐多夫定主要用于艾滋病毒感染和乙型肝炎病毒感染的治疗。利巴韦林、干扰素等是广谱抗病毒药，用于治疗急慢性病毒感染疾病。

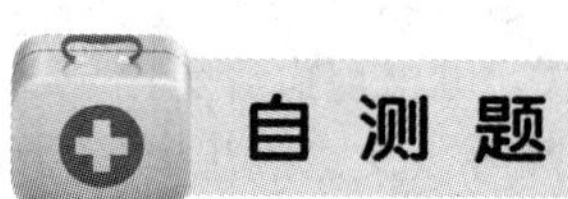

选择题

A_1 型题

1. 治疗深部真菌感染的药是
   A. 克霉唑　B. 多黏菌素
   C. 两性霉素 B　D. 灰黄霉素
   E. 制霉菌素
2. 对浅部真菌和深部真菌都有效的药物是
   A. 制霉菌素　B. 酮康唑
   C. 两性霉素 B　D. 阿昔洛韦
   E. 灰黄霉素
3. 常局部给药治疗口腔、皮肤、阴道念珠菌感染的药物是
   A. 两性霉素 B　B. 克霉唑
   C. 酮康唑　D. 咪康唑
   E. 制霉菌素
4. 治疗深部真菌感染，与两性霉素 B 合用产生协同作用的是
   A. 氟胞嘧啶　B. 灰黄霉素
   C. 特比奈芬　D. 克霉唑
   E. 咪康唑
5. 疱疹病毒感染的首选药是
   A. 阿昔洛韦　B. 吗啉胍
   C. 利巴韦林　D. 金刚烷胺
   E. 碘苷
6. 主要用于甲型流感防治的药是
   A. 利巴韦林　B. 吗啉胍
   C. 金刚烷胺　D. 阿昔洛韦
   E. 干扰素

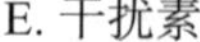

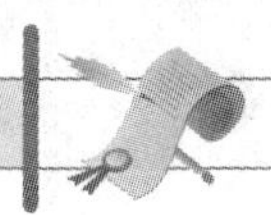

7. 抗病毒药中主要用于艾滋病治疗的药是
   A. 利巴韦林　B. 吗啉胍
   C. 金刚烷胺　D. 阿昔洛韦
   E. 齐多夫定
8. 下列哪个是广谱抗病毒药
   A. 金刚烷胺　B. 利巴韦林
   C. 阿昔洛韦　D. 拉米夫定
   E. 以上均不是

A_2 型题

9. 患者，女性，36 岁，左脚中趾甲板增厚、变脆，表面失去光泽，呈灰白色，根据既往中癣病史和真菌镜检阳性，诊断为甲真菌病。下列何药必须口服治疗才有效
   A. 酮康唑　B. 两性霉素 B
   C. 克霉唑　D. 灰黄霉素
   E. 以上都不是

第 8 节　消毒防腐药

消毒药系指能够杀灭病原微生物的药物；防腐药系指抑制病原微生物生长繁殖的药物。两者间并无明显界限，低浓度防腐，高浓度消毒，故统称为消毒防腐药。消毒防腐药对病原微生物和人体组织细胞无明显选择性，在抗病原微生物的浓度时也损害人体细胞，不可内服，只能用于体表、器械、排泄物和周围环境的消毒。

案例 13-7

患者，女性，36 岁，产后会阴伤口长有肉芽，用中药坐浴不见好，又做摘除肉芽手术，口服阿莫西林，并用 0.02% 高锰酸钾溶液坐浴，水温 41 ～ 43℃，持续 20 分钟，结束后用无菌纱布蘸干外阴部。高锰酸钾冲洗已 1 周，伤口愈合了，但出现外阴红肿。

问题： 1. 引起外阴红肿的原因是什么？
2. 应用高锰酸钾溶液应注意什么？

常用消毒防腐药的作用特点、主要用途、应用注意见表 13-8。

表 13-8　常用消毒防腐药

类别	代表药	作用特点	主要用途	应用注意
醇类	乙醇（ethanol）	真菌、病毒、芽孢几乎无效 75（v/v %）杀菌力最强	用于注射、手术等皮肤部位及医疗器械的消毒；20% ～ 30% 用于物理降温；40% ～ 60% 用于防止压疮	不宜直接涂于开放性伤口，防火，防挥发
醛类	甲醛（methanal）	属强效、广谱、挥发性杀菌剂	2% 溶液用于医疗器械、用品浸泡消毒，10% 溶液用于固定标本、保存疫苗和血清	密闭、避光、常温下保存
	戊二醛（glutaraldehyde）	对细菌、芽孢、真菌及病毒均有效，毒性和腐蚀性比甲醛低	2% 溶液用于医疗器械、用品浸泡消毒	
酚类	甲酚（cresol）	作用较强而毒性较小。甲酚皂溶液（来苏儿 Lysol）是常用的消毒剂	2% 溶液用于手、皮肤和橡胶手套消毒；3% ～ 5% 用于器械消毒；1% ～ 5% 用于排泄物及公厕消毒	临用前加水配制

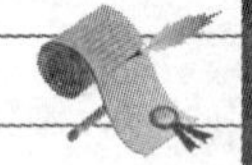

续表

类别	代表药	作用特点	主要用途	应用注意
酚类	苯酚（phenol）	也称石炭酸，对细菌、真菌有效，芽孢及病毒均无效	1%～5% 甘油液滴耳消炎；软膏（2%）用于皮肤瘙痒、湿疹等；3%～5% 水溶液用于手术器械和房间消毒	
酸类	鱼石脂（ichthyol）		10% 软膏用于疖肿、丹毒	
	水杨酸（salicylic acid）	对细菌、真菌有杀灭作用，有刺激性和腐蚀性	10%～25% 溶液用于溶解皮肤角化层，可用于治疗鸡眼、疣等。5% 软膏用于体癣	
	苯甲酸（benzoic acid）	酸性环境中作用较强	外用于手足癣、体癣；食品和药品的防腐	
	乳酸（lactic acid）	抑菌作用弱	阴道冲洗	
卤素类	碘伏（iodophor）	强效、广谱、毒性低、刺激小、作用持久	注射部位、手术视野皮肤消毒黏膜感染等，医疗器械及污染物浸泡消毒	禁与碱、银、氧化剂等配伍，避光保存
	碘酊（tincture of iodine）	刺激性大	手术视野皮肤消毒，毛囊炎、甲癣、传染性软疣的治疗。禁与红汞同时用	皮肤破损处不宜使用
	碘甘油（iodine glycerol）		五官科局部感染	
	含氯石灰（chlorinated lime）	即漂白粉，对细菌、芽孢、真菌、病毒均有效	用于饮水食具、分泌物、排泄物消毒，不宜用于衣服、纺织品、金属品消毒	临用前新鲜配制
氧化剂	过氧化氢溶液（hydrogen peroxide solution）	别名：双氧水。属强氧化剂，抗菌、除臭	3% 溶液于清洗创面、溃疡、耳内脓液；1% 溶液用于口腔炎、扁桃体炎漱口	对金属、织物有腐蚀作用、褪色和漂白作用
	过氧乙酸（peracetic acid）	高效杀菌剂	0.1%～0.2% 溶液用于洗手消毒；0.04% 熏蒸法用于空气、器械、食具、地面等消毒	同上
	高锰酸钾（potassium permanganate）	杀菌、收敛、止血、除臭	0.1% 溶液用于膀胱、创面冲洗消毒，蔬菜、水果消毒；0.02% 溶液用于坐浴或阴道冲洗	禁与碘化物、还原剂配伍
表面活性剂	苯扎溴铵（benzyl bromide）	低效消毒剂	0.05%～0.1% 溶液用于术者洗手；0.1% 溶液用于皮肤、黏膜、浸泡器械（内加 0.5% 亚硝酸钠以防生锈）、食具消毒	忌与肥皂合用；不适用于膀胱镜、眼科器械、橡胶及铝制品的消毒
	氯己定（chlorhexidine）		同上，烧烫伤表面消毒	
染料类	甲紫（gentian violet）	同苯扎溴铵而更强	1%～2% 水溶液常用于皮肤、黏膜感染及溃疡	可着色，大面积破损皮肤不宜使用
	依沙吖啶（ethacridine）	杀菌强，高浓度有腐蚀作用	0.1%～0.3% 用于皮肤、黏膜化脓性病灶的冲洗和湿敷；引产	

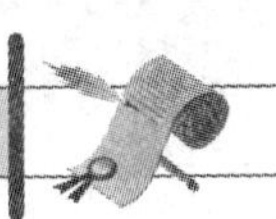

续表

类别	代表药	作用特点	主要用途	应用注意
重金属类	硝酸银（argentinitras，ailver nitrate）	抗菌作用弱	常用棒剂腐蚀黏膜溃疡、出血点。0.5%硝酸银溶液用于眼结膜外感染；10%水溶液用于牙龈炎和牙齿脱敏	避光保存，不宜与氯化物和碱性溶液配伍
	红汞（merbromine）	抗菌作用较弱	伤口、皮肤、黏膜消毒	
气体消毒剂	环氧乙烷（ethylene oxide）	穿透力强、气体和液体均有较强杀菌作用	常用于不宜用其他方法的物品消毒如电子器械、病房、被服、皮毛制品及外科包扎材料等。常用浓度450～800mg/L，3～12小时	易燃易爆，避火、阴凉处保存

案例13-7分析

1. 高锰酸钾长期使用可杀灭大量阴道杆菌，改变酸性环境，致病菌乘虚而入引起妇科炎症。

2. 高浓度高锰酸钾溶液有刺激性和腐蚀性，使用中应注意掌握浓度，浓度过大，可刺激皮肤；可使衣物、皮肤、指（趾）甲染色；与碘化物、还原剂和大多数有机物有配伍禁忌；药液应现配现用。

小结

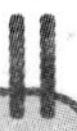

消毒药和防腐药系两者间并无明显界限，低浓度防腐，高浓度消毒，故统称为消毒防腐药。消毒防腐药对病原微生物和人体组织细胞无明显选择性，在抗病原微生物的浓度时也损害人体细胞，不可内服，只能用于体表、器械、排泄物和周围环境的消毒。

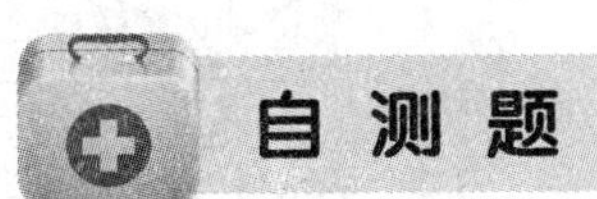

自测题

选择题

A_1型题

1. 杀菌力最强的乙醇浓度为
   A. 75%　B. 95%　C. 30%
   D. 50%　E. 70%
2. 乙醇用于防治压疮的常用浓度是
   A. 20%　B. 30%　C. 50%
   D. 70%　E. 90%
3. 可用于治疗鸡眼和疣的药物是
   A. 苯甲酸　B. 过氧乙酸　C. 乙酸
   D. 水杨酸　E. 乙醇
4. 护士在准备注射用物时发现盘内有一些碘渍，除去宜选用
   A. 戊二醛　B. 乙醇　C. 安尔碘
   D. 过氧乙酸　E. 苯扎溴铵
5. 体温计消毒宜选用
   A. 1%过氧乙酸　B. 0.1%消毒灵
   C. 20%碘酒　D. 50%乙醇
   E. 0.15%漂白粉液
6. 可用于黏膜消毒的消毒防腐药是
   A. 碘伏　B. 氯己定　C. 乙醇
   D. 苯扎溴铵　E. 戊二醛

（吕　颖）

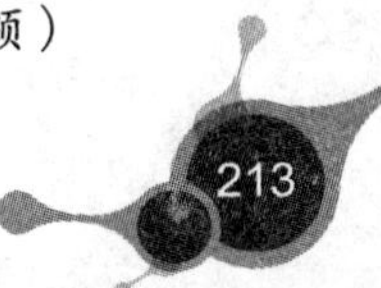

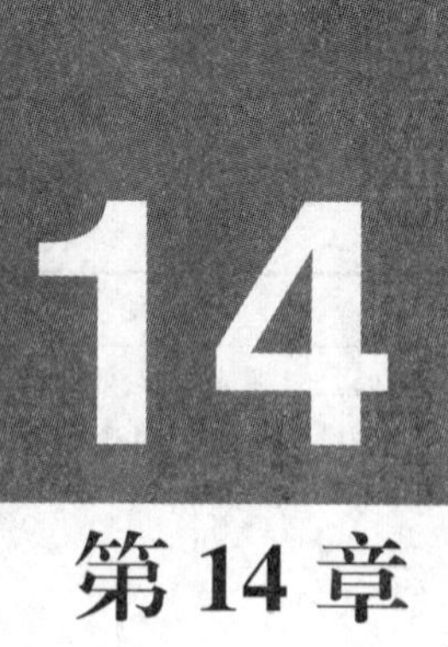

第 14 章 抗寄生虫病药

第 1 节 抗疟药

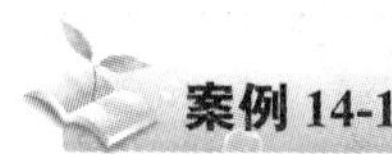

案例 14-1

患者，男性，30 岁。1 周前到云南版纳出差，回来后出现寒战、发热，伴头痛、出汗等症状并周期性发作，即来院就诊，查：血液涂片查到疟原虫。诊断为：间日疟。遵医嘱给予氯喹与伯氨喹治疗，并交代患者氯喹连吃 3 天，第一天一次吃 4 粒，第二天、第三天均各吃 3 粒（一次性）。伯氨喹一天吃一次，一次吃 3 粒，要连续吃 8 天。

问题： 1. 该治疗方案是否合理？

2. 患者用药后不良反应如何？

疟疾俗称“打摆子”，是由疟原虫感染引起，由雌性按蚊传播的一种传染病。寄生于人体内的疟原虫主要有恶性疟、间日疟、三日疟。临床主要特征为间歇性发冷、发热、出汗、肝脾大等。抗疟药通过作用于疟原虫生活史的不同环节，发挥治疗或预防疟疾的作用（图 14-1）。

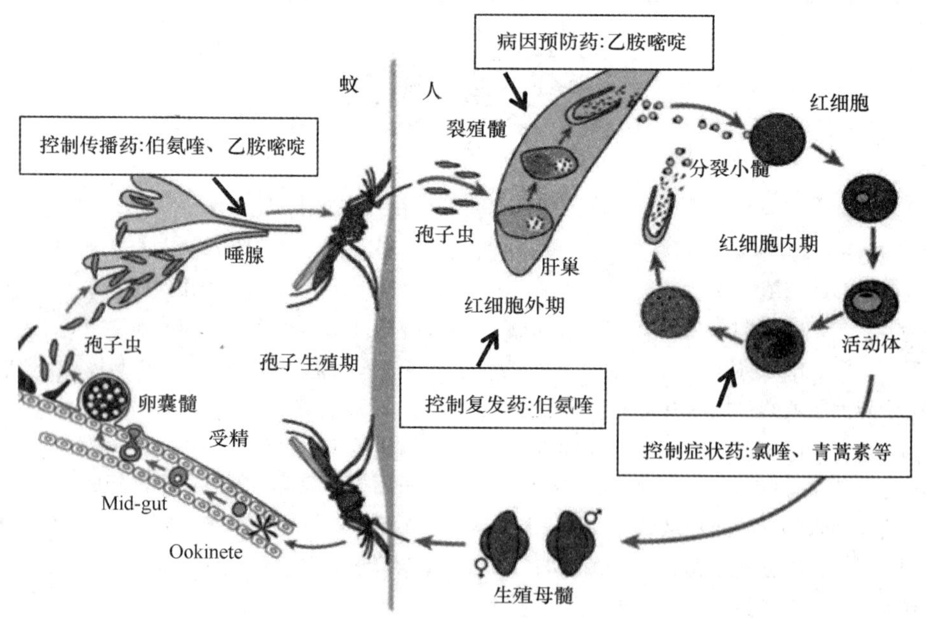

图 14-1 疟原虫生活史各环节示意图

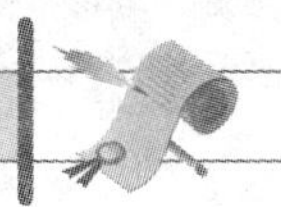

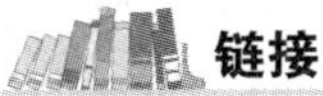
链接

疟疾的危害及流行现状

疟疾是一种传播快、易复发的传染病，在全世界 102 个国家或地区流行传播，全球约 1/2 人口受到威胁，年发病数约 1.2 亿，带虫者近 3 亿；非洲每年还有百万儿童死于疟疾。据报道我国近年来疟疾感染率明显下降，但由于地区差异，预防知识缺乏，卫生监督跟不上，疟疾仍然威胁着人们的健康，使得疟疾的防治在我国仍很重要。

常用抗疟药根据用药目的的不同，可分为控制症状药、控制复发和传播药和病因性预防药三类。

一、控制症状药

氯喹（chloroquine）

氯喹口服吸收快、疗效高、作用持久，1 ～ 2 小时血药浓度即可达高峰。

【作用与用途】

1. 抗疟作用　能杀灭红细胞内期各种疟原虫，作为控制疟疾临床症状的首选药。通常用药后 1 ～ 2 天症状消退，3 ～ 4 天血中疟原虫消失，对红细胞外期疟原虫无作用，不用于控制复发和传播及病因性预防。

2. 抗肠外阿米巴病作用　对阿米巴滋养体有强大的杀灭作用，用于阿米巴肝脓肿的治疗。

3. 抗免疫作用　大剂量氯喹能抑制免疫反应，可用于类风湿关节炎、系统性红斑狼疮等自身免疫性疾病的治疗。

【不良反应与注意事项】

头痛、头晕、胃肠道反应、皮疹等，停药可消失，长期大剂量使用易引起视力、听力障碍。注意不宜肌内注射、禁止静脉给药、孕妇禁用。

考点：氯喹的作用与用途

青蒿素（artemisinin）

【作用与用途】

青蒿素对红细胞内期疟原虫有杀灭作用，对红细胞外期疟原虫无效。临床主要控制间日疟、恶性疟的症状及耐氯喹虫株治疗；治疗凶险恶性疟，如脑型疟和黄疸型疟疾。该药治疗疟疾复发率高，与伯氨喹合用能降低复发率。

【不良反应与注意事项】

不良反应少见，偶见胃肠道反应、心动过速、发热等。注意该药宜深部肌内注射，孕妇禁用。

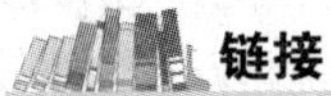
链接

青蒿素的发现

青蒿素是一种治疗疟疾的药物，能够迅速、有效、安全地治疗间日疟和恶性疟，并且对耐氯喹疟原虫有效，这一突出贡献，是我国女科学家屠呦呦多年从事中药和中西药结合研究的结果。2011 年 9 月 12 日，时年 81 岁的屠呦呦获得美国“拉斯克医学奖”临床医学奖，获奖理由就是发现青蒿素，挽救了全球数百万人生命，2015 年因此获诺贝尔生理学或医学奖。

奎宁（quinine）

奎宁对红细胞内期疟原虫有杀灭作用，临床主要用于抗氯喹恶性疟，尤其是脑型恶性疟，该药不良反应为金鸡纳反应，停药后可恢复，先天性 G-6-PD 缺乏者可致急性溶血，可致组织坏死等。

二、控制复发和传播药

伯氨喹（primaquine）

【作用与用途】

伯氨喹对继发性红外期疟原虫和各种疟原虫的配子体均有较强的杀灭作用，与氯喹合用是目前用于控制复发、根治良性疟和控制疟疾传播的首选药物。

【不良反应与注意事项】

该药毒性较大，治疗量可致头晕、恶心、呕吐、腹痛等，停药后可恢复。大剂量引起高铁血红蛋白血症。G-6-PD 缺乏者可致急性溶血，可致组织坏死等。用药时应注意观察尿量、尿色、血常规等。

三、病因性预防药

乙胺嘧啶（pyrimethamine）

【作用与用途】

乙胺嘧啶对疟原虫的原发性红外期配子体形成期有抑制作用，是目前用于病因性预防的首选药。在疟疾流行区可用于群众性预防，以阻断疟疾的传播。服药一次有效血药浓度可维持一周以上。

【不良反应与注意事项】

治疗量不良反应轻，长期大剂量服用可干扰人体叶酸代谢，引起巨幼红细胞性贫血、粒细胞减少等。过量导致急性中毒，表现为恶心、呕吐、发热、惊厥甚至死亡。注意药物中毒，应及时静脉注射巴比妥解救。

第 2 节　抗阿米巴病药和抗滴虫药

一、抗阿米巴病药

阿米巴病是由食入溶组织阿米巴包囊引起。阿米巴包囊在肠腔内发育成小滋养体，当肠道环境合适时，小滋养体侵入肠壁发育成大滋养体，引起阿米巴痢疾或阿米巴结肠炎。大滋养体也可随血流进入肝、肺、脑等组织，引起肝脓肿、肺脓肿、脑脓肿等肠外阿米巴病。当肠道环境改变后，滋养体转为包囊，随粪便排出体外，感染新宿主。所以该类疾病以预防为主。临床常用抗阿米巴病药主要有甲硝唑、氯喹、二氯尼特等（图 14-2）。

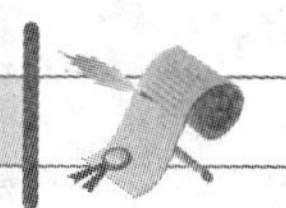

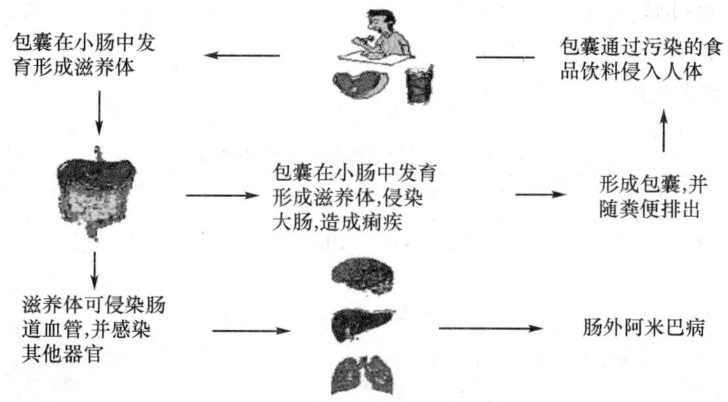

图 14-2　阿米巴生活史示意图

甲硝唑（metronidazole，灭滴灵）

本药口服吸收迅速而完全，分布于全身组织和体液，易通过血 - 脑屏障。在肝代谢，经肾排泄，血浆半衰期约 8 小时，为人工合成的 5- 硝基咪唑类化合物。

【药物作用与用途】

1. 抗阿米巴作用　甲硝唑对肠内、肠外阿米巴滋养体均有强大杀灭作用，是治疗急性阿米巴痢疾和肠外阿米巴病的首选药。本药对肠内小滋养体及包囊无明显影响（图 14-3）。

2. 抗滴虫作用　甲硝唑是阴道毛滴虫感染的首选药。口服可杀死阴道分泌物、精液、尿液中的阴道毛滴虫，对男女感染者均有良好疗效。已婚患者，夫妻双方应同时使用（图 14-4）。

3. 抗贾第鞭毛虫作用　甲硝唑是治疗贾第鞭毛虫病最有效的药物，治愈率在 90% 以上。

4. 抗厌氧菌作用　可用于厌氧菌感染引起的败血症、骨髓炎、产后盆腔炎的治疗，也可与其他抗菌药合用防治妇科手术、胃肠外科手术时厌氧菌感染。

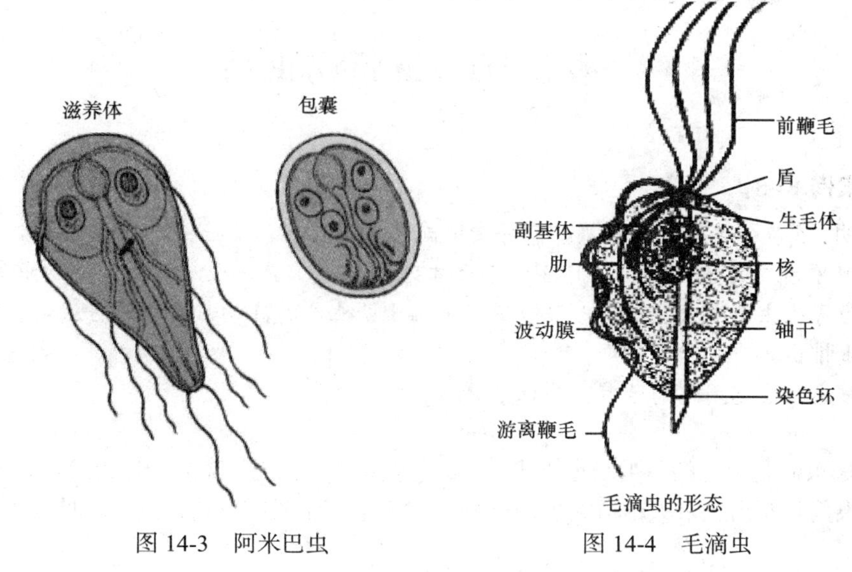

图 14-3　阿米巴虫　　图 14-4　毛滴虫

【不良反应与注意事项】

用药后常见恶心、呕吐及口腔金属味，部分患者还出现轻微的头痛、眩晕、共济失调

考点：甲硝唑的作用与用途

等神经系统症状及过敏反应。用药后应注意禁止饮酒，动物实验证明该药有致癌、致畸胎作用，故孕妇禁用。

其他抗阿米巴病药的比较见表14-1。

表 14-1　其他抗阿米巴病药的比较

药物	作用特点和用途	不良反应
氯喹（chloroquine）	对肠内阿米巴病无效，仅用于甲硝唑无效或禁忌的肠外阿米巴病	见抗疟药
二氯尼特（diloxanide）	是治疗无症状带阿米巴包囊的首选药，对急、慢性肠内阿米巴病须与甲硝唑合用	不良反应轻，偶见恶心、呕吐、腹痛、腹泻等，停药后可消失
卤化喹啉类（双碘喹啉，diiodohydroxyquinoline）	治疗慢性肠内阿米巴病及无症状排包囊者，对肠外阿米巴病无效	长期大剂量应用可引起严重的视觉障碍、甲亢。肝、肾功能不良者禁用

二、抗滴虫药

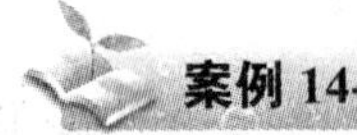

案例 14-2

患者，女性，35岁，主因白带增多、外阴瘙痒1个月入院，查阴道黏膜充血，可见黄色泡沫状白带，有味，阴道分泌物检查可见滴虫，诊断为滴虫性阴道炎。

治疗方案：① 1/5000 高锰酸钾溶液阴道冲洗；②甲硝唑阴道泡腾片，外用，一日一次，用7天；③性伴侣治疗：甲硝唑 0.4g/ 次，一日三次，用7天。

抗滴虫病药用于治疗阴道毛滴虫感染引起的阴道炎、尿道炎和前列腺炎。甲硝唑是治疗滴虫病的首选药。对耐甲硝唑滴虫感染，可改用乙酰胂胺局部给药，该药有轻度的局部刺激作用，可使阴道分泌物增多。已婚患者应夫妻同时服药。

第3节　驱肠蠕虫药

案例 14-3

小明，5岁，主因经常腹痛、有异食癖就诊，患儿形体消瘦，其母述患儿爱趴着睡觉，睡后常把牙齿咬的吱吱响，平时2～3天才大便一次。粪便检测蛔虫卵、钩虫卵阳性，医生诊断为寄生虫（蛔虫、钩虫）混合感染，可小明上个月在幼儿园吃过打虫药（肠虫清），未见有虫排出。

问题：该患儿宜选用何药治疗？应注意什么？

肠蠕虫病是常见的一类肠道寄生虫病，包括蛔虫、钩虫、蛲虫、鞭虫、绦虫及姜片虫等。驱肠蠕虫药是驱出或杀灭肠道蠕虫的药物。临床常用驱肠蠕虫药特点比较见表14-2。

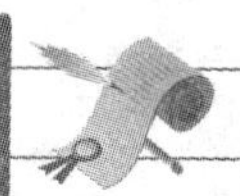

表 14-2 常用驱肠蠕虫药比较

药物	驱虫谱	用药须知及不良反应
甲苯达唑(mebendazole，甲苯咪唑)	蛔虫、钩虫、蛲虫、鞭虫、绦虫	孕妇、哺乳期妇女、2 岁以下婴幼儿、肝、肾功能不全者禁用。大剂量偶见白细胞减少
阿苯达唑（*albendazole*，肠虫清）	蛔虫、钩虫、蛲虫、鞭虫、绦虫	孕妇、乳母、2 岁以下婴幼儿、肝、肾功能不全者禁用。大剂量偶见白细胞减少和氨基转移酶升高
左旋咪唑（*levamisole*）	蛔虫、钩虫、蛲虫	妊娠早期、肝、肾功能不全者禁用。不良反应有恶心、呕吐、皮疹等
噻嘧啶（*pyrantel*）	蛔虫、钩虫、蛲虫	孕妇、2 岁以下婴幼儿及肝功能不全者禁用。不宜与哌嗪合用，偶见氨基转移酶升高
哌嗪(piperazine，驱蛔灵)	蛔虫、蛲虫	对本品过敏者、肝肾功能不良者、有神经系统疾病或癫痫史患者禁用。本品对化验诊断有干扰，化验前应停服
吡喹酮(praziquantel)	吸虫、绦虫(囊虫病)	治疗脑囊虫病时可致颅内压升高，宜同时使用脱水药和糖皮质激素
氯硝柳胺（niclosamide，灭绦灵）	牛肉、猪肉绦虫等	杀灭绦虫时，死亡节片释放出虫卵，应防止虫卵逆行。本药能引起胃肠道反应

各类肠蠕虫感染的药物选择见表 14-3。

表 14-3 临床常用抗肠蠕虫药物选择

药物	首选药物	次选药物
蛔虫感染	甲苯达唑、阿苯达唑	哌嗪、噻嘧啶、左旋咪唑
蛲虫感染	甲苯达唑、阿苯达唑	哌嗪、噻嘧啶
钩虫感染	甲苯达唑、阿苯达唑	噻嘧啶
鞭虫感染	甲苯达唑	
绦虫感染	吡喹酮	氯硝柳胺
囊虫病	吡喹酮、阿苯达唑	
包虫病	阿苯达唑	吡喹酮、甲苯达唑

第 4 节 抗血吸虫病药和抗丝虫病药

一、抗血吸虫病药

吡喹酮（praziquantel）

吡喹酮为广谱抗吸虫和绦虫药物，具有高效、低毒、疗程短、口服方便等特点。本药是治疗血吸虫病和绦虫病的首选药，在治疗血吸虫病时，可使寄生在人或其他哺乳动物的肠系膜静脉和门静脉的血液中的虫体失去吸附能力而死亡。

本药不良反应轻，可出现恶心、腹痛、腹泻、头痛、眩晕、嗜睡、乏力等，一般持续时间较短，不影响治疗，无需处理。孕妇禁用。

二、抗丝虫病药

乙胺嗪（diethylcarbamazine）

丝虫病是丝虫寄生于人体淋巴系统引起的疾病，乙胺嗪是治疗丝虫病的首选药，该药具有疗效高、毒性低的特点。在丝虫病流行区，将本药掺拌于食盐中制成药盐，用于流行区全民防治。

该药不良反应轻，有胃肠道反应及头痛、乏力等。但成虫和微丝蚴死亡时释放出的异体蛋白可引起皮疹、淋巴结肿大、畏寒、发热、心率加快等，加用地塞米松可缓解症状。

小结

抗寄生虫病药根据临床诊断，合理选择，用于疟疾控制症状的药物是氯喹、青蒿素、奎宁，用于控制复发和传播的药物是伯氨喹，用于病因性预防的药物是乙胺嘧啶。用于抗阿米巴病和抗滴虫病的药物是甲硝唑。用于驱肠蠕虫病的药物是阿苯达唑、左旋咪唑、氯硝柳胺。用于抗血吸虫病和抗丝虫病的药物分别是吡喹酮、乙胺嗪。

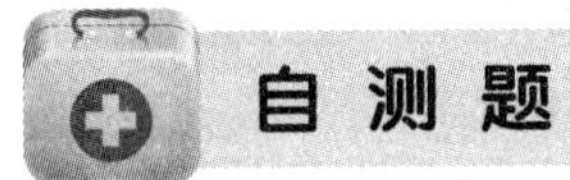

一、选择题

A_1 型题

1. 主要用于控制疟疾症状的药物是
   A. 氯喹　B. 伯氨喹　C. 乙胺嘧啶　D. 甲氟喹　E. SMZ
2. 主要用于根治疟疾，控制复发的药物是
   A. 氯喹　B. 乙胺嘧啶　C. 青蒿素　D. 伯氨喹　E. 奎宁
3. 进入疟区时，常用于病因性预防的抗疟药是
   A. 氯喹　B. 伯氨喹　C. 乙胺嘧啶　D. 甲氟喹　E. 奎宁
4. 使用伯氨喹易发生急性溶血性贫血的患者是
   A. 新生儿　B. 早产儿　C. 免疫力低下者　D. 缺乏 G-6-PD 者　E. 维生素 K 缺乏者
5. 甲硝唑的抗阿米巴作用，主要是通过杀灭
   A. 包囊 + 小滋养体　B. 包囊 + 大滋养体　C. 阿米巴大滋养体　D. 阿米巴包囊　E. 肠腔内小滋养体
6. 治疗急性阿米巴痢疾和肠外阿米巴病的首选药是
   A. 氯喹　B. 甲硝唑　C. 二氯尼特　D. 喹碘方　E. 红霉素
7. 治疗阴道滴虫的首选药是
   A. 氯喹　B. 依米丁　C. 二氯尼特　D. 甲硝唑　E. 红霉素
8. 甲硝唑最常见的不良反应是
   A. 头痛、眩晕　B. 肢体麻木　C. 口腔金属味　D. 白细胞减少　E. 皮疹
9. 治疗蛔虫感染的首选药是
   A. 噻嘧啶　B. 哌嗪

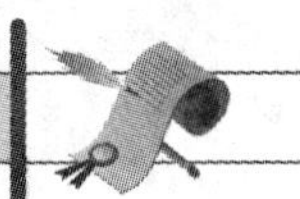

C. 甲苯咪唑　　D. 甲氟喹

E. 甲硝唑

10. 治疗蛲虫感染的首选药是

A. 阿苯达唑　　B. 哌嗪

C. 左旋咪唑　　D. 噻嘧啶

E. 甲硝唑

11. 对于肠蠕虫的混合感染首选（　　）

A. 氯喹　　B. 阿苯达唑

C. 左旋咪唑　　D. 哌嗪

E. 奎宁

12. 治疗牛肉绦虫感染的首选药是（　　）

A. 吡喹酮　　B. 哌嗪

C. 左旋咪唑　　D. 阿苯达唑

E. 噻嘧啶

二、简答题

1. 简述抗疟药的临床选用。

2. 简述甲硝唑的作用、用途。

（杨娅楠）

第15章　抗恶性肿瘤药

恶性肿瘤是目前严重危害人类健康的常见病、多发病，已成为死亡的主要原因之一。但其病因、发病机制等尚未完全阐明，防治效果不甚理想。临床上如何选用药？带着问题，让我们来共同学习。

第1节　抗恶性肿瘤药不良反应和注意事项

案例15-1

患者，男性，53岁，诊断为急性单核细胞白血病。化疗后实行保护性隔离。

问题： 1. 此护理措施目的是为了预防？

2. 化疗药有哪些不良反应？

对恶性肿瘤目前采取手术、药物治疗（化疗）、放疗、免疫治疗，基因及中医中药等综合治疗措施。化疗在抗肿瘤治疗中占重要地位，尤其是不能进行手术的肿瘤，如白血病、淋巴肉瘤、绒毛膜上皮癌等采用化疗。

一、抗恶性肿瘤药的共同不良反应

抗恶性肿瘤药的安全范围小，选择性低，在抑制或杀灭肿瘤细胞的同时，对正常组织细胞，特别是增殖旺盛的组织细胞也同样引起损害，产生不同程度的不良反应，主要表现为：

1. 骨髓抑制　是抗肿瘤药最严重的不良反应，如RBC、WBC、PLT减少，甚至引起再生障碍性贫血，并引起并发症如严重感染和出血等。

2. 消化道黏膜损害　食欲减退、恶心、呕吐、腹痛、腹泻、口腔黏膜溃疡等，严重者可引起消化道出血而致死。

3. 肝损害　肝大、转氨酶升高、黄疸、肝功能减退，严重者引起肝硬化。

4. 肾损害　血尿、蛋白尿、管型尿、尿素氮升高、甚至肾功能不全等。

5. 抑制免疫　大多数抗恶性肿瘤药，大剂量应用时，可抑制机体免疫功能，使机体抵抗力下降，易诱发感染。

考点： 抗恶性肿瘤药不良反应

6. 其他　可引起脱发，一般停药后可再生新发；有些药引起闭经、精子减少；有些药还引起神经毒性，致畸、致癌、致突变，心肌毒性，肺纤维化，影响生殖功能等。

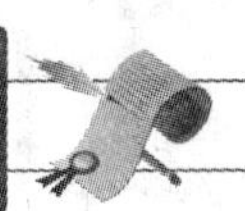

二、抗恶性肿瘤药的用药注意事项

抗肿瘤药物虽然可以杀伤肿瘤细胞，但其不良反应不容忽视，科学有效的护理方法，可以减轻化疗中出现的各种不良反应，使化疗顺利完成。

1. 用药前　重视患者的心理护理，讲明药物可能出现的不良反应。消除患者的恐惧和顾虑，帮助患者建立自信心。

2. 用药时　①预防感染：严格执行无菌操作。尽量避免接触患有感染的患者，及时处理好各种继发感染。②预防消化道黏膜的损害：多刷牙，饮食以易消化、高蛋白、少油腻、刺激性小的半流质食物为主。③预防脱发：用药时可让患者头颅置冰帽或扎一严紧的止血带。④注意保护好血管：要有计划的使用血管，不要让药液外漏，如发现外漏要及时处理。

3. 用药后　要注意观察患者的不良反应，定期检查肝、肾功能及血常规。

使用药物期间注意事项：

1. 环磷酰胺　静脉注射或静脉滴注时 200mg/ 支，用 0.9% 生理盐水现配现用，30 ～ 40 滴 / 分钟。多喝水，用尿路保护剂（美司钠），预防出血性膀胱炎。

2. 甲氨蝶呤（MTX）　静脉注射或静脉滴注时 5mg/ 支，用 5% 葡萄糖或 0.9% 生理盐水。一次用 5g 以上静脉注射 6 小时，用 5 g 以下要 30 ～ 40 滴 / 分钟，大剂量时需 CF（甲酰四氢叶酸钙，亚叶酸钙）解毒。避免与弱酸性药合用，增加其毒性；监测血常规及肝肾功能；先用 MTX 后用 5-Fu（5- 氟尿嘧啶）能增加细胞杀伤；先用 MTX 后用 L-ASP（L- 门冬酰胺酶）能降低 MTX 的细胞毒性。

3. 氟尿嘧啶　静脉注射或静脉滴注时 250mg/ 支，用 5% 葡萄糖或 0.9% 生理盐水。监测肝肾功能、尿量，药量达 1500ml/d，毒性增加；持续给药 4 ～ 6 小时以上，则疗效较好且不良反应较轻。

4. 长春新碱　静脉注射时 1mg/ 支，用 0.9% 生理盐水。药漏致局部坏死，防止进入眼睛，避光，注意观察有无肠梗阻迹象。

5. 吡柔比星　静脉滴注时 10mg/ 支，用 5% 葡萄糖，避免用 0.9% 生理盐水。可引起静脉炎。30 ～ 40 滴 / 分钟。注意对心脏的毒性。

6. 丝裂霉素　静脉注射或静脉滴注时 2mg/ 支，用 0.9% 生理盐水。引起静脉炎、血栓。切忌药物漏出血管外；监测血常规，观察有无出血倾向。

考点：抗恶性肿瘤药用药注意事项

7. 卡铂　静脉滴注时 100mg/ 支，用 5% 葡萄糖或 0.9% 生理盐水。监测肝肾功能，抑制骨髓明显；补液体量不少于 2000ml。

8. 顺铂　静脉滴注时 10mg/ 支，用 0.9% 生理盐水，避光、500ml 宜 2 小时内滴完。监测肝肾功能，记出入量；防恶心呕吐，及时处理；注意观察有无耳鸣。

链接

根据国家癌症中心数据，2012 年我国新发病例约 358.6 万例，死亡病例 218.7 万例。全国恶性肿瘤发病率为 264.85/10 万（男性 289.30/10 万，女性 239.15/10 万）。城市（277.17/10 万）高于农村（251.20/10 万）。恶性肿瘤发病率 40 岁后快速升高，80 岁年龄组时达高峰。男性发病第 1 位为肺癌（新发病例约 47.0 万 / 年），其次为胃癌、肝癌、食管癌和结直肠癌；女性发病第 1 位为乳腺癌，每年新发病例约 27.3 万，其次为肺癌、结直肠癌、胃癌和宫颈癌。

第 2 节　细胞增殖周期和药物作用环节

一、细胞增殖周期

细胞的生长、繁殖、分化、死亡有一定周期性，细胞从一次分裂结束到下一次分裂完成的过程，称为细胞增殖周期。肿瘤细胞主要有两类组成，增殖期细胞群和非增殖期细胞群（图 15-1）。

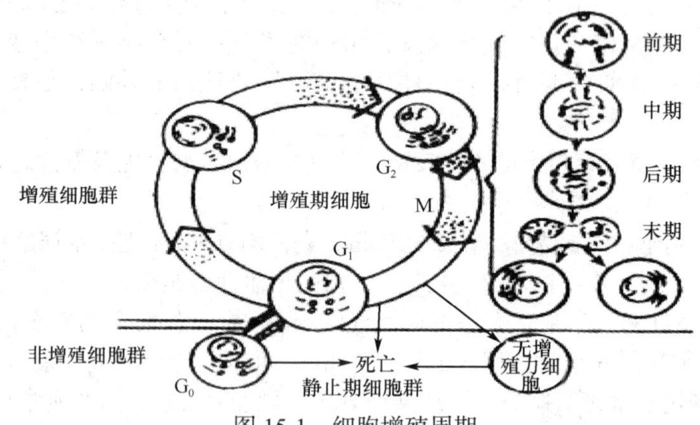

图 15-1　细胞增殖周期

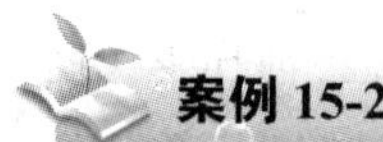
案例 15-2

患者，女性，42 岁，白血病入院化疗 3 个周期后出现足趾麻木、腱反射消失等外周神经炎的表现。

问题： 1. 请分析对该患者应用的药物名称是什么？

2. 该患者出现了什么症状？

3. 此期化疗药能杀灭哪一个周期的细胞？

（一）增殖期细胞群

该类肿瘤细胞不断地按指数分裂的方式进行增殖、代谢活跃、增殖迅速，是肿瘤发生、发展和肿瘤组织不断增大的根源。这部分细胞生长快，对药物比较敏感，按其分裂过程可将增殖期细胞分为四期。

1. G_1 期（DNA 合成前期）　此期主要合成 mRNA 和蛋白质，为 DNA 的合成作准备。

2. S 期（DNA 合成期）　此期主要合成 DNA，并进行 DNA 复制。抗代谢药物干扰 DNA 的复制而杀灭 S 期的细胞。

3. G_2 期（DNA 合成后期）　此期继续合成 RNA 和蛋白质，为细胞的有丝分裂作准备。烷化剂和抗肿瘤抗生素对此期细胞有效。

4. M 期（有丝分裂期）　此期由一个细胞分裂成两个子细胞。长春新碱、长春碱可阻止 M 期进行，抑制有丝分裂。

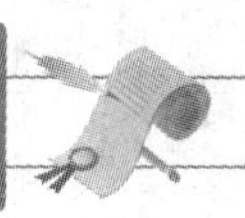

（二）非增殖期细胞群

1. G_0 期细胞（静止期细胞）　此类细胞有增殖能力，是暂时不进行分裂增殖，当增殖期细胞被药物杀灭后，G_0 期细胞即可进入增殖状态，转化为增殖期细胞。这部分细胞对药物不敏感，是肿瘤复发的主要根源。

2. 无增殖力细胞　此类细胞在肿瘤群中占有的比例很少，无增殖能力，最后老化、分化、死亡，故无临床意义。

二、抗恶性肿瘤药物作用环节与分类

抗恶性肿瘤药物的主要作用是杀伤肿瘤细胞（图 15-2），抑制其生长繁殖。

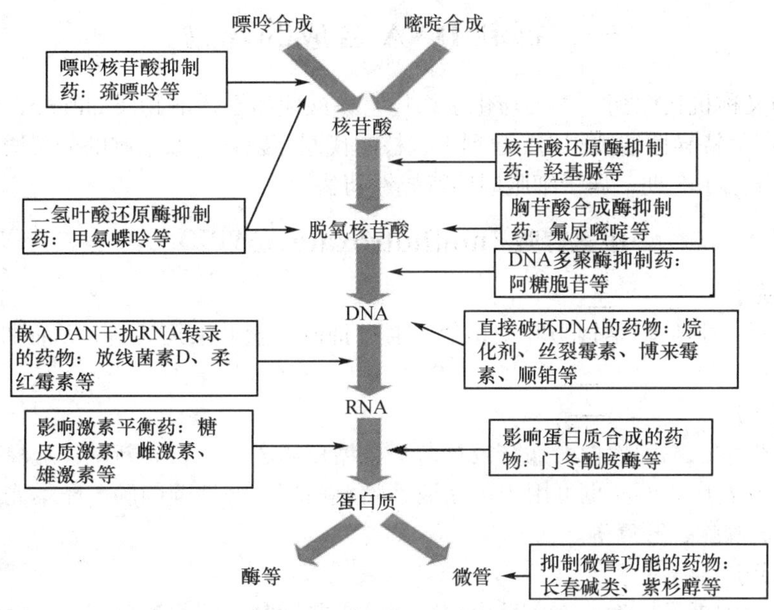

图 15-2　抗恶性肿瘤药主要作用机制示意图

（一）按细胞增殖周期分类

1. 细胞周期特异性药物　仅对细胞增殖周期的某一期细胞比较敏感。

(1) 主要作用于 S 期的药物：如甲氨蝶呤、巯嘌呤、氟尿嘧啶等。

(2) 主要作用于 M 期的药物：如长春碱、长春新碱、紫杉醇等。

2. 细胞周期非特异性药物　此类药物能杀灭增殖细胞群中各期细胞，如烷化剂、抗癌抗生素等。

（二）按药物作用的生化机制分类

1. 抑制 DNA 合成的药物　如甲氨蝶呤、巯嘌呤、氟尿嘧啶、羟基脲、阿糖胞苷等。

2. 破坏 DNA 结构和功能的药物　如环磷酰胺、白消安、塞替派、卡莫司汀、丝裂霉素、博来霉素、卡铂、顺铂等。

考点：抗恶性肿瘤药药物分类

3. 干扰转录过程和阻止 RNA 合成的药物　如放线菌素 D、柔红霉素、多柔比星等。

4. 干扰蛋白质合成和功能的药物　如长春碱、长春新碱、三尖杉酯碱、紫杉醇、门冬酰胺等。

第3节　常用抗恶性肿瘤药物

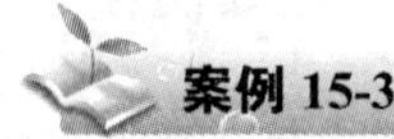

案例 15-3

患者，男性，10 岁，患急性淋巴细胞白血病入院。治疗方案中有环磷酰胺。在化疗期间要预防感染和加强护理。

问题：1. 对该患者应检测什么？

2. 应用药物期间应注意什么？

一、抑制 DNA 合成的药物

本类药物又称抗代谢药，本类药化学结构与核酸代谢必需的物质如叶酸、嘌呤、嘧啶等相似，与其产生特异性拮抗作用，起到干扰核酸代谢而阻止肿瘤细胞的分裂增殖的作用。本类药物主要作用于 S 期，属于细胞周期特异性药物。

甲氨蝶呤（methotrexate，MTX）

【药理作用】

为抗叶酸药，其化学结构与叶酸相似，通过抑制二氢叶酸还原酶，从而抑制 DNA 的合成（图 15-2）。

【临床应用】

对儿童急性淋巴细胞性白血病疗效显著，与糖皮质激素、长春新碱、巯嘌呤合用，缓解率达 90%，成人疗效差。也可用于治疗绒毛膜上皮癌、恶性葡萄胎、卵巢癌、骨肉瘤、头颈部鳞癌、乳腺癌、肝癌等。

【不良反应】

因治疗量和中毒量接近，不良反应较多，除骨髓抑制、消化道反应外，大剂量应用可致肝肾损害、脱发、致癌等。大剂量应用时需配合亚叶酸钙，充分水化、碱化尿液，同时禁食酸性食物。

其他抑制 DNA 合成的抗肿瘤药物见表 15-1。

表 15-1　其他抑制 DNA 合成抗的肿瘤药

药名	主要作用和用途	主要不良反应
氟尿嘧啶（5-fluorouracil，5-Fu）	抗嘧啶药。口服吸收差、注射给药。用于消化道肿瘤，乳腺癌疗效较好	胃肠道反应，严重者血性腹泻。刺激性大，注射部位引起静脉炎
阿糖胞苷（cytarabine，Ara-C）	抗嘧啶药。静脉给药。用于成人急性粒细胞性白血病、单核细胞白血病。不与 5-Fu 并用	胃肠道反应、骨髓抑制、肝脏损害、血栓性静脉炎
巯嘌呤（mercaptopurine，6-MP）	抗嘌呤药。用于儿童急性淋巴细胞性白血病，大剂量用于绒毛膜上皮癌、恶性葡萄胎	胃肠道反应、骨髓抑制等
羟基脲（hydroxy-carbamide，HU）	为核苷酸还原酶抑制剂，杀灭 S 期细胞。用于慢性粒细胞性白血病、黑色素瘤	骨髓抑制

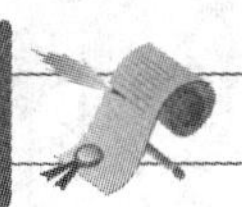

二、破坏 DNA 结构和功能的药物

（一）烷化剂

烷化剂又称烃化剂。化学性质活泼，易造成 DNA 结构和功能损害，导致细胞死亡。烷化剂属于周期非特异性药物。缺点是选择性不高，抑制肿瘤细胞和正常组织，毒性较大，有致突变致癌作用。

环磷酰胺（cyclophosphamide，CTX）

环磷酰胺为氮芥与磷酸氨基结合的化合物。

【作用和用途】

1. 抗肿瘤　体外无作用，进入体内后转化为有活性的磷酰胺氮芥，破坏 DNA 的结构和功能而杀灭各期肿瘤细胞（图 15-2）。本药主要用于恶性淋巴瘤疗效显著；对急性淋巴细胞性白血病、多发性骨髓瘤、肺癌、乳腺癌、卵巢癌、宫颈癌、鼻咽癌、神经母细胞瘤等也有一定疗效。

2. 抑制免疫　能抑制 T 淋巴细胞及 B 淋巴细胞的功能，用于某些自身免疫性疾病及器官移植排斥反应等。

【不良反应】

抑制骨髓较严重，如 WBC、PLT 减少等，膀胱刺激性大，引起出血性膀胱炎，消化道反应轻，闭经或精子减少等。多饮水、碱化尿液可减轻毒性，肝肾损害者慎用。

其他烷化剂类抗肿瘤药物见表 15-2。

表 15-2　其他烷化剂类抗肿瘤药

药名	主要作用和用途	主要不良反应
塞替派（thiotepa，TSPA）	抗癌谱广，选择性高，毒性小，各期均有杀灭，用于乳腺癌、卵巢癌、膀胱癌（局部灌注）等	主要是骨髓抑制
白消安（busulfan，马利兰）	明显抑制粒细胞生成，治疗慢性粒细胞性白血病的首选。缓解率可达到 80% ～ 90%；对急性白血病无效	主要是骨髓抑制，久用致肺纤维化等
卡莫司汀（carmustine）	用于脑瘤、恶性淋巴瘤、骨髓瘤、小细胞肺癌	骨髓抑制、胃肠道反应、肺纤维化

（二）破坏 DNA 的铂类药

主要破坏 DNA 的铂类抗肿瘤药物见表 15-3。

表 15-3　破坏 DNA 的铂类抗肿瘤药

药名	主要作用和用途	主要不良反应
顺铂（cisplatin，DDP）	破坏 DNA，抑制细胞有丝分裂，抗瘤谱广，主要用于生殖和泌尿系统恶性肿瘤如睾丸癌、宫颈癌、膀胱癌；也可用于肺癌、淋巴肉瘤等	胃肠道反应、骨髓抑制、耳毒性、肾毒性
卡铂（carboplatin，碳铂）	主要用于小细胞肺癌、头颈部鳞癌、卵巢癌、睾丸癌	骨髓抑制

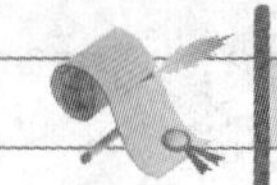

（三）破坏DNA的抗生素类药

主要破坏DNA的抗生素类抗肿瘤药物见表15-4。

表15-4　破坏DNA的抗生素类抗肿瘤类药

药名	主要作用和用途	主要不良反应
博来霉素（bleomycin，BLM）	抑制DNA的合成、干扰细胞分裂增殖。主要用于鳞状上皮癌。也用于淋巴瘤	发热、脱发；严重者有肺毒性。几乎没骨髓抑制
丝裂霉素（mitomycin，MMC）	抑制DNA复制，使DNA链断裂 抗癌谱广，作用迅速强。对实体瘤有效，特别是消化道癌常用药之一，也可用于慢性粒细胞白血病、恶性淋巴瘤	骨髓抑制、胃肠道反应，偶有心、肝、肾毒性及间质性肺炎

三、干扰转录过程和阻止RNA合成的抗肿瘤药物

主要干扰转录过程和阻止RNA合成的药物见表15-5。

表15-5　破坏DNA的抗生素类药

药名	主要作用和用途	主要不良反应
放线菌素D（dactinomycin D，DACT，更生霉素）	抑制RNA合成。用于恶性葡萄胎、绒毛膜上皮癌、恶性淋巴瘤、肾母细胞瘤、横纹肌肉瘤等	胃肠道反应、骨髓抑制、脱发、皮炎、畸胎等
柔红霉素（daunorubicin，DNR正定霉素）	抑制DNA复制和RNA合成。主要用于急性淋巴细胞和粒细胞性白血病	胃肠道反应、骨髓抑制、心脏毒性
多柔比星（doxorubicin，阿霉素）	抑制DNA合成和RNA复制。主要用于耐药性肿瘤，如白血病、恶性淋巴瘤、肺癌、肝癌、胃癌、乳腺癌等	胃肠道反应、骨髓抑制、脱发、心脏毒性、皮肤色素沉着

四、影响蛋白质合成的药物

主要抑制蛋白质合成的抗肿瘤药物见表15-6。

表15-6　抑制蛋白质合成的抗肿瘤药

药名	主要作用和用途	主要不良反应
长春新碱（vincristin，VCR）	作用同长春碱。用于儿童急性淋巴细胞性白血病	同长春碱。神经毒性比较大
三尖杉酯碱（harringtonine）	抑制蛋白质合成并使核蛋白分解。用于急性粒细胞白血病、急性单核细胞白血病、恶性淋巴瘤等	胃肠道反应、骨髓抑制、脱发、心肌毒性
L-门冬酰胺酶（L-asparaginase）	水解门冬酰胺，抑制细胞生长。用于急性粒细胞白血病	胃肠道反应、过敏反应

五、调节激素水平的药物

某些肿瘤的发生与体内相应的激素水平失调有关，如乳腺癌、前列腺癌等。因此应用

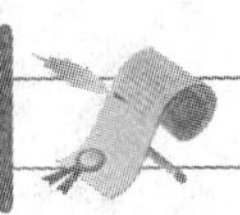

激素来调节平衡失调，治疗相应的肿瘤。激素无骨髓抑制，但作用广泛，使用不当会对机体产生不良影响。

激素类抗肿瘤药见表 15-7。

表 15-7　激素类抗肿瘤类药

药名	主要作用和用途	主要不良反应
糖皮质激素类药物 泼尼松、地塞米松等	使淋巴细胞溶解。主要用于淋巴细胞性白血病	见糖皮质激素类药物
雌激素类药物 己烯雌酚（diethylstilbestrol）	用于治疗前列腺癌	内分泌紊乱
雄激素类药 二甲基睾酮（methyltestosterone）	晚期乳腺癌、骨转移的治疗	内分泌紊乱
抗雌激素药物 他莫昔芬（tamoxifen，TAM）	阻断雌性激素对乳腺癌的促进作用，用于乳腺癌	内分泌紊乱

考点：抗肿瘤药的应用与不良反应

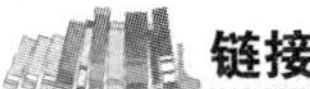

链接

恶性肿瘤的药物治疗

抗肿瘤药毒性大、易耐药，联合治疗为宜。①根据细胞增殖规律：对增长缓慢的肿瘤，先用周期非特异性药物，后用周期特异性药；而对生长较快的肿瘤，则先用周期特异性药物，再用周期非特异性药物，可增强治疗效果。②根据抗肿瘤药作用机制：不同作用机制的药物合用，杀灭不同环节的肿瘤细胞，提高疗效。③根据抗肿瘤药毒性：骨髓抑制药与糖皮质激素类药、长春新碱、博来霉素等合用可降低毒性。④根据药物抗瘤谱：依据肿瘤类型选择相应的药，可减少单种药的剂量，提高疗效，减少不良反应。

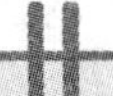

护考链接

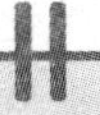

患儿，女性，9 岁，诊断为急性淋巴细胞性白血病。用甲氨蝶呤等药物进行化疗，试分析下列护理过程中错误的是

A. 用药期间严格执行无菌操作

B. 向患者讲明化疗药可能会导致脱发，但是可以再生

C. 饮食中让患者以少油腻、易消化、半流质的食物为主

D. 静脉滴注时要注意保护好血管，因可能导致静脉炎等

E. 多让亲人来探视，让小女孩与亲人多接触以免造成心理上的障碍

解析：化疗期会导致患者免疫功能降低，故少接触最好，更不要接触感染者。故选 E。

小结

- 抗恶性肿瘤药
  - 不良反应和注意事项
    - 共同不良反应：骨髓抑制、胃肠反应、肝肾损害、抑制免疫、脱发等
    - 注意事项：用药前、用药时、用药后护理
  - 细胞增殖周期和药物作用环节
    - 细胞增殖周期分为增殖期细胞和非增殖期细胞
    - 作用于增殖期细胞和非增殖期细胞的药物
  - 常用的抗恶性肿瘤药

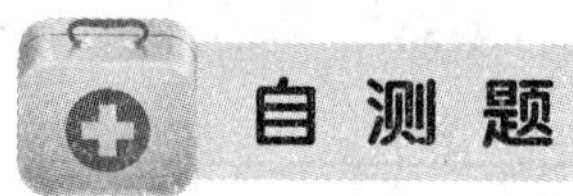

自测题

选择题

A_1 型题

1. 抗恶性肿瘤类药最严重的不良反应是
   A. 肝、肾功能损伤　B. 胃肠道反应
   C. 过敏反应　D. 脱发
   E. 免疫功能的下降
2. 主要作用于S期的抗癌药是
   A. 抗癌抗生素　B. 抗代谢药
   C. 长春碱类　D. 激素类
   E. 烷化剂
3. 对骨髓无抑制作用的药物是
   A. 甲氨蝶呤　B. 环磷酰胺
   C. 巯嘌呤　D. 氟尿嘧啶
   E. 地塞米松
4. 用于治疗儿童急性白血病的抗叶酸药为
   A. 甲氨蝶呤　B. 白消安
   C. 巯嘌呤　D. 氟尿嘧啶
   E. 阿糖胞苷
5. 主要作用于M期的抗癌药是
   A. 柔红霉素　B. 环磷酰胺
   C. 长春碱类　D. 氟尿嘧啶
   E. 泼尼松龙
6. 可引起出血性膀胱炎的是
   A. 阿糖胞苷　B. 环磷酰胺
   C. 长春碱类　D. 氟尿嘧啶
   E. 塞替派
7. 抑制DNA合成的药物不包括
   A. 阿糖胞苷　B. 羟基脲
   C. 甲氨蝶呤　D. 氟尿嘧啶
   E. 长春碱类
8. 环磷酰胺对何种肿瘤疗效最显著
   A. 多发性骨髓瘤
   B. 急性淋巴细胞性白血病
   C. 恶性淋巴瘤
   D. 肺癌
   E. 卵巢癌

（乌兰巴依尔）

16

第16章　药物应用相关知识

第1节　药品的一般知识

一、药物的来源

1. 天然药物　是利用天然的动物、植物、矿物等加工后作为药用的药物，如鱼肝油、麻黄、石膏等。

2. 合成药物　是根据天然药物的部分化学结构进行改造而获得的药物。有的是完全化学合成的，如磺胺类、巴比妥类等；有的是改变天然药物的结构而获得的，如哌替啶和人工半合成抗生素等。

3. 基因工程药物　是对某些疾病具有防治作用的蛋白质，是通过基因提取技术，将治疗某种疾病的基因植入受体细胞，经其不断繁殖，再大规模生产的基因疫苗或药物。如基因工程胰岛素、基因工程干扰素等。

二、药　典

药典是一个国家记载药品标准和规格的法典，它是国家对药品管理、生产、使用与检验的依据，由政府颁布施行，具有法律约束力。凡药典收载的药物，其质量在出厂前必须按药典规定的方法检验，不符合标准者，不允许出厂、销售和使用。

三、假药、伪劣药品

1. 假药　凡药品所含的成分与国家药品标准规定的成分不符的；或以非药品冒充药品及以他种药品冒充此种药品的均为假药。

2. 劣药　药品成分的含量不符合国家药品标准的为劣药。

四、处方药与非处方药

1. 处方药　是指凭执业医师和执业助理医师处方购买、调配和使用的药品。

2. 非处方药（OTC）　是指由国务院药品监督管理部门公布的，不需要凭执业医师和执业助理医师处方，消费者可以自行判断、购买和使用的药品。非处方药分为甲（红色背景）、乙（绿色背景）两类。

五、药品名称

药品名称主要包括化学名称、通用名称、商品名称。

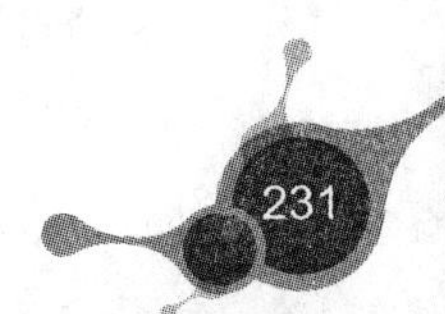

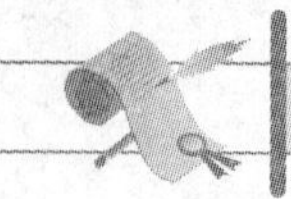

1. 药品化学名称 是根据药品的化学成分确定的化学学术名称。

2. 药品通用名称 是指列入国家药品标准的药品名称。它是药品的法定名称，其特点是通用性。不同品种的药品具有不同的药品通用名称，而同一品种的药品只能使用同一个药品通用名称。

3. 药品商品名称 是指一家企业生产的区别于其他企业的同一产品、经过注册的法定标志名称，其特点是专有性，它体现了生产企业的形象及其对商品名称的专属权。

我国《处方管理办法》规定，开具处方应当使用药品监督管理部门批准并公布的药品通用名称。

六、药品说明书和药品标签基本知识

（一）药品说明书

药品说明书是载明药品的重要信息的法定文件，是指导临床正确用药的技术性资料。药品生产企业生产供上市销售的最小包装必须附有说明书。药品说明书是对药物本身内容的解释和说明，是指导和规范医院购药、医师开药、药师调药与患者用药的指南和依据。新药审批后的说明书，不得自行修改。

（二）药品标签

药品标签是指药品包装上印有或者贴有的内容，分为内标签和外标签。药品内标签指直接接触药品的包装的标签。外标签指内标签以外的其他包装的标签。

（三）药品说明书和药品标签上的标示

1. 药品批准文号 批准文号是药品生产合法的标志，是直接简单地从外观判断药品的合法性标志之一。格式为国药准字字母 + 八位数字，“H”是代表化学药品，“Z”是代表中药，“S”是生物制品，“J”是进口药品等，没有批准文号的是伪劣药品。

2. 生产批号 是药厂按照各批药品的生产日期而编排的号码，表示同一原料、同一辅料、同一次制造的产品。批号一般用六位数表示。例如，药品批号为 161005，表示该药是 2016 年 10 月 5 日生产的或是 2016 年 10 月第 5 批生产的。

3. 有效期 是指在一定储存条件下能够保持药品质量的期限。例如，甲药物的有效期为 2017 年 3 月，则表明该药物可用至 2017 年 3 月 31 日，2017 年 4 月 1 日起不能再用。如药品只注明有效期，则需从该药的批号推算出有效期，如某药的有效期为 3 年，而批号为 161005，则表明该药品可用至 2019 年 10 月 5 日。

4. 失效期 是指在一定储存条件下，药品质量开始下降，达不到原质量标准要求的时间概念，是有效期同一意义的不同说法。例如，某药物的失效期为 2018 年 2 月，则表明该药物只能用至 2018 年 1 月 31 日，2018 年 2 月 1 日即失效。

5. 药品专用标识 麻醉药品、精神药品、医用毒性药品、放射性药品、外用药品，必须印有规定标识，见图 16-1。

七、药物制剂

1. 概念 “制剂”是指根据药典和国家药品标准将药物制成适合临床需要并符合一定质量标准的药剂。

2. 剂型 制剂的不同形态称为“剂型”。剂型主要有三种：①液体剂型：如注射剂（针

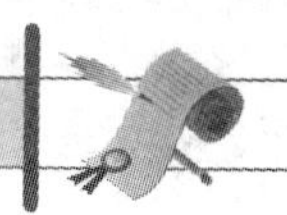

剂）、溶液剂、糖浆剂、合剂、酊剂、洗剂、滴眼（鼻、耳）剂、气雾剂等；②固体剂型：如片剂、胶囊剂、丸剂、栓剂、膜剂、缓释剂、控释剂等；③软膏剂型：如软膏剂、乳膏（霜）剂、糊剂等。

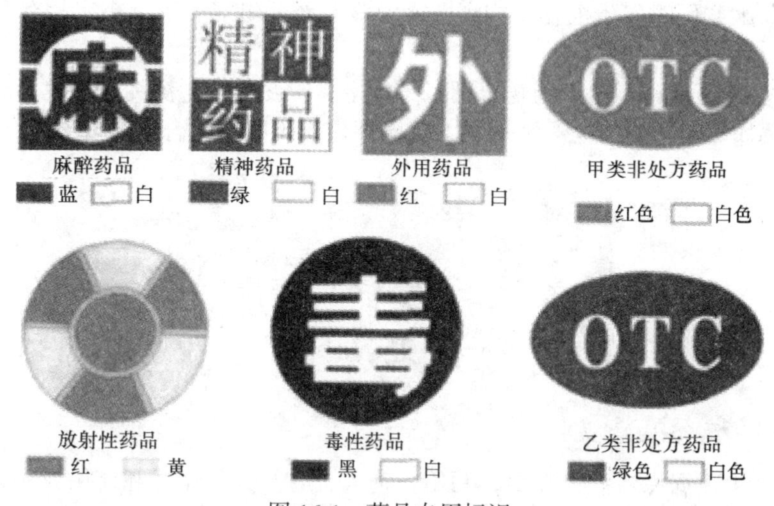

图 16-1　药品专用标识

3. 制剂质量外观检查　是指对制剂用肉眼的外观检查，不包括对药品质量按药典规定的专门检查。凡变质、包装破损、标签不明、超过保质期等的药品，不应领取使用。

(1) 对固体剂型的检查：包括对片剂、胶囊剂、散剂及栓剂等的检查。制剂的形态应完好无损，无潮解、松软、变硬、变色等情况；糖衣片不得有色斑和粘连；栓剂的栓体不得变软。

(2) 对液体剂型的检查：注意液体不得有霉变、变色、絮状物及异味等。注射剂必须澄明、无沉淀、无异物。注射剂药瓶必须标签明确、外观清洁、无裂痕和破损，封口无松动者方可应用。

(3) 对半固体剂型的检查：外观质地应均匀、无变色、无霉变、无酸败异味等，否则不能使用。

八、特殊管理的药品

1. 麻醉药品　是指连续使用易产生身体依赖、能成瘾癖的药物，如阿片类、大麻类、合成麻醉药品等。

2. 精神药品　是指直接作用于中枢神经系统，使之兴奋或抑制，连续使用能产生依赖性的药物，如三唑仑、哌甲酯、麻黄碱等。

3. 毒性药品　是作用强，毒性剧烈，治疗量与中毒量接近，使用不当会引起人中毒或死亡的药物，如三氧化二砷、毛果芸香碱等。

4. 放射性药品　指用于临床诊断或者治疗的放射性核素制剂或者其标记药物，也指含有放射性元素的特殊药品，如放射性碘等。

九、配伍禁忌

两种或两种以上药物配合应用时，引起药物变质或疗效降低甚至消失，或使毒性增强甚至危及生命而必须禁止配伍者，称配伍禁忌。根据其发生原因，可分为以下三类。

1. 药理性配伍禁忌　药物配伍应用后，由于药理作用方面相互干扰，使彼此作用减弱

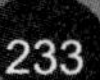

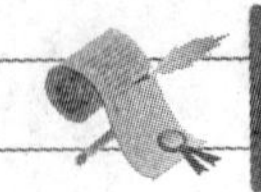

或消失，不能产生应有的疗效；或使毒性增强甚至发生意外。例如，强心苷与钙剂合用时，易发生强心苷中毒；青霉素类和大环内酯类合用时药效会降低等。

2. 物理性配伍禁忌 在药物合用时，由于药物物理性质的变化，影响了药物的配制，如樟脑与薄荷脑共研时发生液化；枸橼酸钾溶液与颠茄酊混合时，析出枸橼酸钾沉淀或使醇水分层等。

3. 化学性配伍禁忌 由于药物合用时，发生化学变化发生沉淀、变色、气体、分解、生成毒物或爆炸等而影响药物作用。例如，碘解磷定和碳酸氢钠合用时可形成剧毒的氰化物。

（赵彩珍）

第2节　处方与医嘱简介

一、处　　方

（一）处方的概念及意义

处方是医生根据患者病情需要，写给药剂人员有关药物调配和使用方法并要求发药的书面文件。也是患者取药的凭证。

处方是重要的医疗文件，它直接关系到医疗效果和患者的健康与生命，对医师、患者及药剂人员均具有重要意义。所以医师在开写处方时，必须具有高度的责任感，严肃认真的态度，力求准确、避免差错。医师必须正确使用药物，要做到选药正确、配伍合理、剂量恰当、给药途径适宜，以便充分发挥药物的疗效，尽量减少不良反应，从而迅速有效地控制疾病的发展，使患者早日康复。

（二）处方的结构

现行处方结构分为前记、正文、处方签字三部分。

1. 前记 记载医院名称、处方编号、门诊或住院号、科别、患者姓名、性别、年龄及开写处方的时间等。

2. 正文 包括拉丁字母缩写词 Rp.（请取）、药物的名称、剂型、规格、数量及用药方法等。药名可以是药典名称、通用名称或商品名称。

3. 处方签字 包括医生、药剂人员签字或盖章，以示负责。同时还有药费（价）或记账一项。

（三）处方规则

(1) 处方必须在专用的处方笺上用黑、蓝色钢笔或圆珠笔书写，也可用打印机打印。字迹要清晰，不得随意涂改，如有涂改，医师要在涂改处签字或盖章，以示负责。药师经检查核对无误后方可投药。

(2) 处方中每一药名各占一行。用外文开写处方时，除介词、连词外，药名中的每一个词首字母都要大写。若处方中药物较多，则按各药所起的作用主次顺序书写；也可根据剂型类别书写，依次为注射剂型药物、口服剂型药物、外用剂型药物。

(3) 处方中药物剂量一律用阿拉伯数字表示。采用国际衡量十进制。固体或半固体药物以“克 (g)”为基本单位；液体药物以“毫升 (ml)”为基本单位。在开写处方时，可以略去“克”或“毫升”字样。例如，100克可写成100.0。若以毫克 (mg)、微克 (μg) 或单位 (U) 等计量单位时，必须写出这些计量单位的名称，如10毫克应写成10mg；100微克

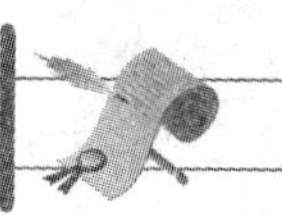

要写成 100μg。

(4) 在处方中药物常用剂量，一般不应超过药典中规定的极量，如因病情需要超过极量时，医生必须在剂量旁标以惊叹号（！）并签字或盖章，以示对患者的安全负责。

(5) 处方中药物的调配和使用方法，可用拉丁语缩写词表示。如 M. F.（混合，制成）、D. S.（给予、标记）、t. i. d.（一日三次）。

(6) 急诊处方应在处方笺左上角写上 Cito!（急速地！）字样。药剂人员见到此类处方，应优先投药。

(7) 处方药量以三天为宜，七天为限，慢性病或特殊情况可适当增量。毒麻药处方药量应当严格按照国家有关规定执行。

（四）处方颜色

(1) 麻醉药品和第一类精神药品处方印刷用纸为淡红色，右上角标注“麻，精一”。

(2) 普通处方的印刷用纸为白色。

(3) 急诊处方印刷用纸为黄色，右上角标注“急诊”。

(4) 儿科处方印刷用纸为淡绿色，右上角标注“儿科”。

（五）处方的书写方法

1. 单量法　是按单位剂量开写处方的方法。在书写处方时首先写出药物及剂型，后面标出规格量或一次量，再写出剂型规格的总数或总次数，另起一行写出其用法，包括每次用量、给药时间、次数、给药途径、部位等。本法适用于可数剂型的处方书写，如片剂、胶囊剂、注射剂等。例如：

(1) Rp.

阿托品注射液 1.0mg×2 支

用法：1.0mg，一日两次，肌内注射

(2) Rp.

阿莫西林片 0.25×24 片

用法：0.5 一日两次 口服

2. 总量法　是按总剂量开写处方的方法。开写处方时首先写出药物及剂型，后面标出总量，然后在另起一行写用法，包括每次用量、给药次数、给药时间、给药途径和部位等。本法适用于不可数剂型的处方，如溶液剂、合剂、软膏剂、糖浆剂等。例如：

(1) Rp.

15% 氧化锌软膏 20g×1 支

用法：外用

(2) Rp.

胃蛋白酶合剂 100ml×1 瓶

用法：10ml 一日三次，饭前服

(3) Rp.

10% 氯化钾溶液 100ml

用法：10ml 一日三次，饭后服

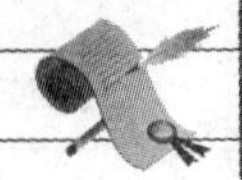

（六）处方示例

×××医院处方笺

门诊/住院号________ 科室________ 费别：医保________日期________

姓名________ 性别________ 年龄________ 诊断________

Rp.

10% 葡萄糖注射液 500 ml×1 瓶

多巴胺注射液 20 mg×1 支

用法：20 mg 加入葡萄糖静脉滴注 20 滴/分钟

医师________ 药费________

调剂________ 核对________ 发药________

（七）处方中常见外文缩写词

常见外文缩写词

分类	缩写	中文意义	分类	缩写	中文意义
剂量单位	gtt.	滴	给药途径	i.m.	肌内注射
	g	克		i.v.	静脉注射
	I.U.	国际单位		i.v.gtt.	静脉滴注
	U.	单位		p.o.	口服
	μg	微克		us.ext.	外用
	mg	毫克		p.r.	直肠给药
	ml	毫升		i.h.	皮下注射
给药次数时间	q.d.	每日一次	药物剂型	Liq.	溶液剂
	b.i.d.	每日两次		Sol.	溶液
	t.i.d.	每日三次		Inj.	注射剂
	q.i.d.	每日四次		Syr.	糖浆剂
	q.o.d.	隔日一次		Mist.	合剂
	q.6.h.	每 6 小时一次		Tinct.	酊剂
	a.m.	上午，午前		Lot.	洗剂
	p.m.	下午，午后		Enem.	灌肠剂
	a.c.	饭前		Neb.	喷雾剂
	p.c.	饭后		Pulv.	散剂
	q.m.	每天早晨		Tab.	片剂
	q.n.	每天晚上		Pil.	丸剂
	h.s.	睡时		Caps.	胶囊剂
	Stat.！	立即		Supp.	栓剂
	s.o.s.	必要时		Ung.	软膏剂
形容词	Com.	复方的			

（八）医师规范处方示例（省去处方前、后记部分）

1. 按主药、佐药顺序

Rp.

(1) 阿莫西林胶囊　0.25g×24 粒

　用法：0.5g 四次/日 口服

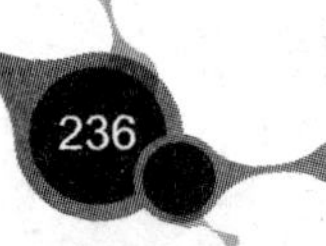

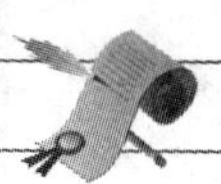

(2) 去痛片　　　0.5g×12 片
　用法：0.5g 三次 / 日 口服
(3) 维生素 C 片　　0.1g×21 片
　用法：0.2g 三次 / 日 口服

或：

Rp.

(1) 阿莫西林胶囊　0.25g×24 粒
　Sig.0.5 q.i.d p.o.
(2) 去痛片　　　0.5g×12 片
　Sig. 0.5g t.i.d p.o.
(3) 维生素 C 片　　0.1g×21 片
　Sig. 0.2g t.i.d p.o.

2. 按剂型顺序

Rp.

(1) 0.9% 氯化钠注射液 250ml×1 瓶
　阿奇霉素粉针　0.5g×1 支
　用法：0.5g 加入 250ml 的氯化钠中静脉滴注 一次 / 日
(2) 诺氟沙星胶囊　0.1g×12 粒 ×2 板
　用法：0.2g 三次 / 日 口服
(3) 洁尔阴洗液　　160ml×2 瓶
　用法：20ml 一日三次 坐浴

（注：静脉滴注可写为 i.v.gtt. 一次 / 日，可写为 q.d.；三次 / 日，可写为 t.i.d.；口服可写为 p.o.；但 0.9% 氯化钠注射液不能写成 NS）

3. 无明确剂量复方制剂、中药制剂示例

Rp.

(1) 复方氨酚烷胺胶囊　12 粒 ×2 板
　Sig. 2 粒 t.i.d. p.o.
(2) 六神丸　　　　60 粒 ×1 盒
　Sig. 5 粒 b.i.d. p.o.

4. 指明用药部位

Rp.

(1) 氯霉素眼药水　　10ml×1 支
　Sig. 2gtt. q.i.d. 点右眼
(2) 酚甘油滴耳剂　　10ml×1 瓶
　Sig. 2gtt. q.i.d. 点右耳

5. 中草药处方

Rp：

川贝 10g　炒杏仁 15g　百部 10g　甘草 6g　桔梗 10g
金银花（后下）15g　生石膏（先煎）30g　朱砂（冲服）0.5g

10 味 ×3 付
用法：水煎服，每日一付。

二、医　　嘱

（一）医嘱种类及书写

通常处方多用于门诊，而住院多用医嘱。医嘱是医师为住院患者制订各种诊疗护理和膳食的基本措施，是护士完成诊疗计划核查的依据，医嘱由医师写在医嘱单上，然后由护士转抄在护理执行（治疗）本上。医嘱必须由医师签名后方可生效，护士一般不执行口头医嘱，在抢救患者或手术过程中，医师下达的口头医嘱，护士必须复诵一遍，双方确认无误后方可执行并应及时补记。此处仅介绍医嘱分类及医嘱中药品书写基本格式。

1. 医嘱的内容　包括医嘱日期，护理常规与级别，隔离种类，饮食，体位，各种检查及治疗，药物的名称、剂量和用法、医师、护士签名。

2. 医嘱的种类

(1) 长期医嘱：为相对稳定的医疗措施，有效时间在24小时以上，医师注明停止时间后即失效。

(2) 临时医嘱：为临时处理的医疗措施，有效时间在24小时内，应在短时间内执行，有的需立即执行，一般只执行一次。

(3) 备用医嘱：根据病情需要分为长期备用医嘱和临时备用医嘱。前者有效期在24小时以上，须有医师注明停止时间方为失效，如哌替啶50mg　q8h　a.m.；后者只用1次，在12小时内有效，如地西泮5 mg 睡前服。此类医嘱如在日班所开，只限日班执行一次，在夜班所开医嘱只限夜班时间内执行1次，如未用则在当日当班过后失效。

3. 医嘱中药品书写的基本格式　外文依次为剂型名、药名（药物浓度）每次量、给药次数、途径、时间、部位等。中文依次为：（药物浓度）药名、剂型名、每次量、给药次数、途径、时间、部位等。

医嘱与处方书写格式的不同点是无Rp（请取）、Sig（用法）的字样；无需写出规格量、总量，且药名，用量、用法、给药部位等可为一行，其余与处方相同。

（二）常用医嘱书写举例

1. 氨茶碱片　一次0.1　一日三次　饭后服。
2. 环丙沙星注射液　一次0.2　一日两次，静脉点滴。
3. 20% 甘露醇注射液　250 ml　静脉点滴，30分钟内滴完。

三、处方与医嘱和辨别

处方：

盐酸氯丙嗪注射液　50 mg×1 支

盐酸异丙嗪注射液　50 mg×1 支

盐酸哌替啶注射液　100 mg×1 支

5% 葡萄糖注射液　500 ml×1 瓶

　　用法：各1/2量加入葡萄糖中静脉滴注

医嘱：

　　盐酸氯丙嗪注射液　25 mg

　　盐酸异丙嗪注射液　25mg

　　盐酸哌替啶注射液　50 mg

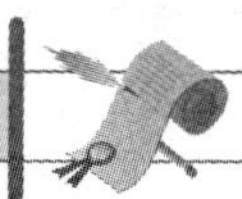

5%葡萄糖注射液　250 ml

　　　　　　用法：静脉滴注

小结

本章介绍了药品的相关知识，包括药品的一般知识如药物的来源、药典、假药与劣药、处方药与非处方药、药品说明书与标签、药物的剂型与特殊管理的药品；并对处方和医嘱的书写及区别和应用做了简单介绍。

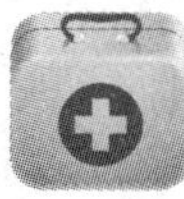

自测题

选择题

A_1 型题

1. 关于药典错误的是
   A. 记载药品标准和规格
   B. 具有法律意义
   C. 由政府颁布施行
   D. 由药品生产单位颁布施行
   E. 药品质量在出厂前必须按药典规定的方法检验
2. 药品所含的成分与国家药品标准规定的成分不符的称
   A. 假药　　B. 毒药
   C. 劣药　　D. 保健药
   E. 过期药
3. 凭执业医师和执业助理医师处方方可购买的药是
   A. 非处方药　　B. 毒性强的药
   C. 麻醉药　　D. 精神药品
   E. 处方药
4. 开具处方应当使用
   A. 商品名称　　B. 化学结构名称
   C. 通用名称　　D. 俗名
   E. 自命名
5. 药品批准文号有“H”字样，说明该药属于
   A. 进口药　　B. 放射性药
   C. 化学药品　　D. 生物药品
   E. 保健药品
6. 某种药物的有效期为2018年4月，说明该药物
   A. 2018年4月1日失效
   B. 2018年4月30日失效
   C. 2018年5月1日失效
   D. 只要看起来没有变质就可应用
   E. 只要没有明显不良反应就可应用
7. 对住院患者护士执行的是
   A. 处方
   B. 医嘱
   C. 处方和医嘱同时执行
   D. 只执行长期医嘱
   E. 只执行临时医嘱
8. 书写处方时可省略的单位是
   A.mg 和 ml　　B.μg
   C. IU　　D. g 和 ml
   E. μg 和 IU
9. 麻醉药品是指
   A. 局部麻醉药
   B. 全身麻醉药
   C. 局部麻醉药和全身麻醉药的统称
   D. 连续使用易产生心理依赖的药物
   E. 连续使用易产生身体依赖的药物

（赵彩珍）

药物学基础实验

实验须知

1. 学生进实验室时，必须着工作服、帽，女学生不得披露长发。

2. 进入实验室后，保持肃静、整洁，严禁打闹喧哗、吃东西。做实验时应按有关规程操作，不得敷衍了事、弄虚作假，要如实记录实验结果，认真分析，写出实验报告，养成严谨及实事求是的科学作风。

3. 实验完毕，必须把器材、实验室清理干净，实验所用物品放回原处，并清点数量。如有丢失、损坏，应及时报告指导老师。

4. 实验特点及注意事项

(1) 实验前预习实验内容，了解实验目的、用法，结合实验内容复习有关理论知识，对实验结果进行理论推测，做到心中有数。

(2) 动物捉拿及给药操作严格按照规范进行，严防动物咬伤等安全事故的发生。给药剂量应精确，给药途径应到位。

(3) 实验过程中要仔细、耐心，严格按步骤进行，及时观察出现的反应，并如实记录。

(4) 记录结果应尽量量化，实验如果失败或出现与理论相悖时，应客观地分析并找出原因。

实验一　药物的局部作用和吸收作用

【目的】

1. 观察普鲁卡因和戊巴比妥钠的作用，加深理解药物的局部作用和吸收作用、兴奋作用和抑制作用的概念。

2. 初步掌握小白鼠的捉拿和腹腔注射技术。

【材料】

大烧杯 1 个，调剂天平 1 台，1ml 注射器 2 支。3.5% 盐酸普鲁卡因溶液，0.3% 戊巴比妥钠溶液。小白鼠 1 只。

【方法】

取小白鼠一只，称重，观察正常活动，并用针刺测定左、右脚痛觉。然后一人抓鼠并拉直右后肢，另一人在鼠股骨粗隆下端坐骨神经周围注射 3.5% 盐酸普鲁卡因 0.1ml/10g，1 分钟后观察比较小白鼠左右后肢活动情况和检查痛觉变化，并做记录。然后继续观察小白鼠全身情况变化，当出现抽搐比较明显时，立即腹腔注射 0.3% 戊巴比妥钠 0.1ml/10g，并观察小白鼠有何改变。

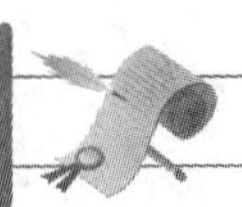

【结果】

	后肢痛觉反射		后肢活动		全身情况	
	左	右	左	右	抽搐	肌张力
用药前						
用普鲁卡因后						
用戊巴比妥钠后						

【讨论】

根据结果，分析哪些表现是药物的局部作用、吸收作用、兴奋作用和抑制作用，哪些表现是两药的拮抗作用？

实验二　药物剂量对药物作用的影响

【目的】

观察不同剂量的药物对药物作用的影响，并理解量 - 效关系的临床意义。

【材料】

大烧杯 3 个，调剂天平 1 台，1ml 注射器 3 支。0.15%、1.5% 和 4% 安钠咖（简称 CNB）溶液。小白鼠 3 只。

【方法】

取小白鼠 3 只，称重编号，观察正常活动后，分别腹腔注射：甲鼠 0.15%CNB 溶液 0.2ml/10g、乙鼠 1.5%CNB 溶液 0.2ml/10g、丙鼠 4%CNB 溶液 0.2ml/10g，记录注射时间。给药后分别放入 3 个大烧杯中，观察有无兴奋、竖尾、惊厥甚至死亡等情况发生，记录作用发生时间，比较 3 鼠有何不同。

【结果】

鼠号	体重（g）	CNB（0.2ml/10g ip）		用药后反应					
				惊厥		作用出现		转归	
				有	无	快	慢	死亡	存活
甲		0.15%	ml						
乙		1.5%	ml						
丙		4%	ml						

注：本实验也可以改用 2% 水合氯醛溶液，按 0.05ml/10g、0.15ml/10g、0.50ml/10g 别给甲、乙、丙 3 鼠腹腔注射，观察各鼠活动情况的变化，记录翻正反射消失时间和恢复时间。

【讨论】

根据结果分析药物剂量对作用的影响，解释剂量 - 效应关系。

实验三　给药途径对药物作用的影响

【目的】

1. 观察不同给药途径对药物作用的影响。
2. 掌握小白鼠的灌胃和肌内注射法。

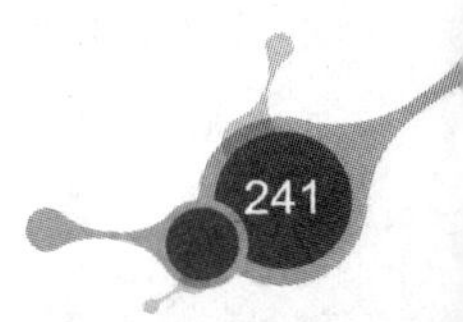

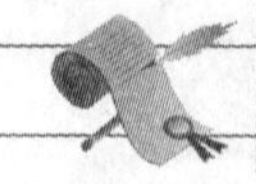

【材料】

大烧杯2个，调剂天平1台，1ml注射器1支，小白鼠灌胃器1个。10%硫酸镁溶液。小白鼠2只。

【方法】

取小白鼠2只，称重编号，观察正常活动。以10%硫酸镁溶液0.2ml/10g的剂量，分别由甲鼠肌内注射和乙鼠灌胃后，各置于一烧杯内，观察两鼠的反应有何不同?

【结果】

鼠号	体重	药物和用量	给药途径	给药前情况	给药后反应
甲			肌内注射		
乙			灌胃		

【讨论】

1. 两鼠反应不同的原因是什么?
2. 临床上硫酸镁口服和肌内注射时的用途有何不同?为什么?

实验四　药物浓度换算调配、药品分包

【目的】

掌握浓溶液稀释的计算方法和配制方法，学会散剂的调配和分包技术，提高学生对社区基层的适应能力。

【材料】

10ml、50ml、500 ml量杯各1个，玻璃棒1支，调剂天平1台，乳钵1具，药匙1个，烧杯1个，包药纸若干。95%乙醇，5%苯扎溴铵（新洁尔灭）10ml，蒸馏水，碘，碘化钾，阿司匹林片。

【方法】

1. 配制75%乙醇溶液50ml

提示：根据公式$C_1V_1=C_2V_2$，求得配制75%乙醇溶液50ml所需95%乙醇的毫升数。计算时注意，等式两边相同字母的单位要相同。此公式适用于溶液的量以体积计算者。

取50ml量杯1个，倒入所需要的95%乙醇，然后加蒸馏水至50ml刻度，搅拌后即成。

2. 稀释5%苯扎溴铵为0.1%的溶液

提示：根据稀释公式，先求出5%苯扎溴铵10ml要配成0.1%的溶液，需加入蒸馏水的毫升数。然后，取5%苯扎溴铵10ml倒入500ml的量杯中，加入所需的蒸馏水即得。

3. 配制3%碘酊50ml

提示：称取碘化钾1g置入量杯内，加水2ml，用玻棒搅拌使之完全溶解，再称碘1.5g加入上液中，并加入少量95%乙醇搅拌使之溶解后，再加水23ml，最后加95%乙醇至50ml。

4. 散剂的配制及分包

提示：用药匙取每片0.5g的阿司匹林2片置乳钵内，用研棒研磨成均匀粉状，将药粉全部倒在一张包药纸上，以目测法用药匙将药粉均分成2份，然后再各分成3等份，并分别放在预先备好的6张方形包药纸上，按五角形药包的包药法（实验图1）包好备用或放进预先写好用法的药袋内交给患者。

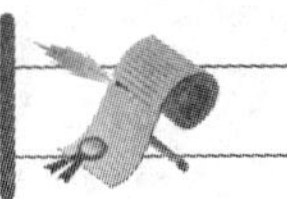

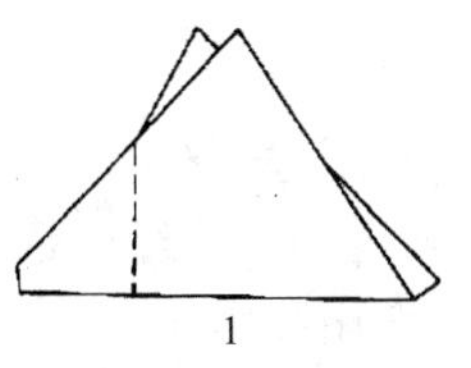
1

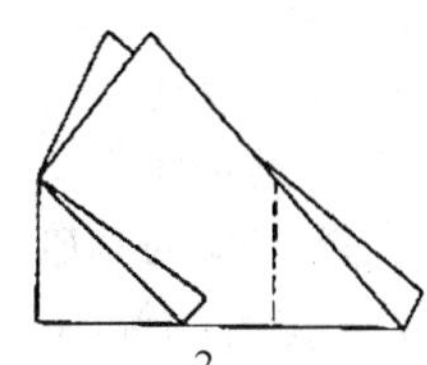
2

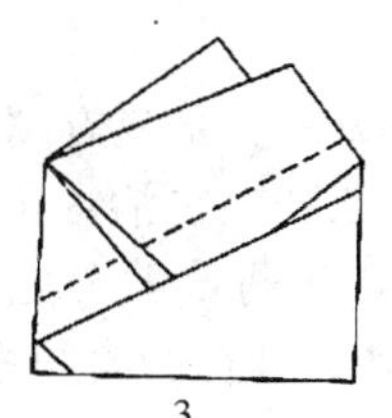
3

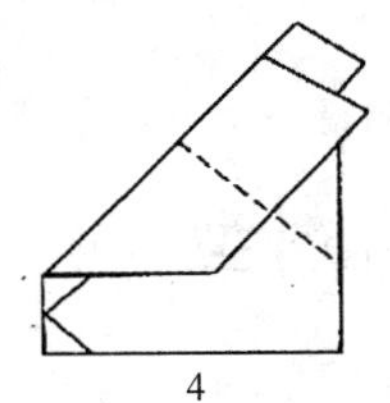
4

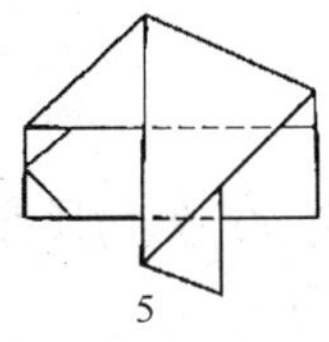
5

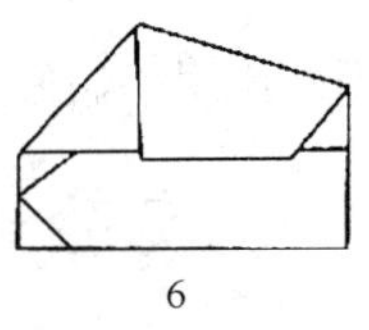
6

实验图 1　五角形药包包药步骤示意图

实验五　药品说明书与药品标签

【目的】

1. 熟练掌握正确认读药品说明书和药品标签，了解规格、批号、有效期等内容。

2. 学会独立完成根据药品说明书正确地选药、配药和用药，并能向患者做好解释说明。

【材料】

药品说明书及药品标签每人 2 ～ 3 份（可由学生收集或教师准备）。

【方法】

以小组为单位，正确观察阅读药品说明书和药品标签，通过说明书和标签介绍每种药的以下信息。

(1) 处方药、非处方药、国家基本药物。

(2) 剧毒药、麻醉药品、精神药品等特殊管理药品。

(3) 药品名称：通用名称、商品名称、化学名称。有些不同的药品，名称只差一个字，要注意区分，不要错用。

(4) 性状：实物与标示不符时为变质药品。

(5) 注意事项：慎用为谨慎使用，注意观察；忌用为避免使用，最好不用；禁用为禁止使用。

(6) 药物相互作用：配伍禁忌、拮抗作用、协同作用。

(7) 规格：药物的单剂量标准，包括药品最小计算单位的含量及每个包装所含药品的数量。

(8) 批准文号格式：国药准字 +1 位拼音字母 +8 位数字。

(9) 生产厂家：指该药的生产企业、承担责任的单位的有关信息，信息不全的药品需慎用。

(10) 批号：通常以生产日期表示，国内多采用 6 位数表示。

(11) 有效期；表示方法有三种，即直接表明有效期、直接标明失效期、标明有效年限等。

(12) 药品成分：若是复方制剂则标明主要成分。

(13) 适应证或功能主治：化学药品标"适应证"，中药标"功能主治"。它是药品生产厂家经充分的动物药效学实验及临床人体实验的基础上确定的，并经药品监督管理部门审核后才允许刊印，往往包含很多适应证，也有的标明药理作用和用途。

(14) 用法用量：如果没有特别说明，一般标明的剂量为成年人的常用剂量，并以药品的含量为单位，若小儿或老人使用须按规定折算使用。

【讨论】

如何充分用好说明书做好用药指导？

实验六　处方知识和药品剂型

【目的】

1. 观察阅读常见病处方，了解处方的基本知识。

2. 观察各种常用药品的剂型、麻醉药品的包装标记和失效药品的外观变化；学会常用药品制剂的外观检查。

【材料】

常见疾病处方；常用制剂：包括液体剂型、固体剂型、软膏剂型和新剂型等；失效药品标本：潮解松软、变硬、变色的片剂和胶囊剂（包括有色斑和粘连的糖衣片），栓体软化、变色、霉变的栓剂，封口不严、有裂痕、异物、霉变、浑浊、沉淀、色变、标签不明、超过保质期等的各种注射剂和溶液剂；常用麻醉药品标本。

【方法】

1. 阅读常见病处方，了解处方基本知识。

参考处方：

×××医院处方笺　　普通处方

门诊/住院号：223　科室：消化内科　费别：医保　床号：________

姓名：彭**　性别：男　年龄：42岁

临床诊断：消化性溃疡　　2015年11月1日

Rp.

1. 奥美拉唑胶囊 20mg × 7粒

用法：20mg，po.，qd.

2. 枸橼酸铋钾胶囊 0.3g × 40粒

用法：0.3g，po.，qid.，每餐前和睡前半小时

3. 阿莫西林胶囊 0.5g × 20粒

用法：0.5g，po.，tid.

医师：季*　金额：________

审核：________　调配：_____　核对：________　发药：________

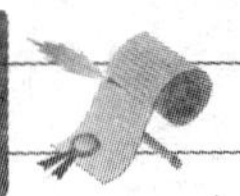

×××医院处方笺

普通处方

门诊/住院号：23　科室：心内科　费别：医保　床号：________

姓名：杜**　性别：女　年龄：61岁

临床诊断：高血压、变异型心绞痛　2015年2月24日

Rp.

1. 厄贝沙坦片 75mg × 24片

用法：75mg，po.，bid.

2. 硝苯地平控释片 30mg × 10片

用法：30mg，po.，qd.

3. 普萘洛尔片 10mg × 100片

用法：10mg，po.，tid.

医师：于*　金额：________

审核：________　调配：______　核对：________　发药：________

2. 通过药品实物介绍，观察常用药品的剂型及麻醉药品的包装标记。

3. 分组仔细观察、辨认变质药品，进行注射剂、溶液剂的外观检查操作。

【讨论】

1. 各种常用药品制剂如何进行外观检查？

2. 什么是麻醉药品？病房备用麻醉药品如何管理？

实验七　阿托品和毛果芸香碱对兔瞳孔的作用

【目的】

1. 观察阿托品和毛果芸香碱对兔瞳孔的作用，并联系其临床用途。

2. 掌握家兔滴眼药及检查瞳孔的方法。

【材料】

兔固定器1个，剪刀1把，量瞳尺1把，手电筒1支，眼科滴管2支。1%硝酸毛果芸香碱溶液，1%硫酸阿托品溶液。家兔1只。

【方法】

取健康家兔1只，用兔固定器固定，剪去两眼睫毛，使兔头对光源，用量瞳尺测量并记录两眼正常瞳孔直径（以mm表示）。再用手电筒光照射眼睛，观察对光反射，如瞳孔随光照而缩小，为对光反射阳性，否则为阴性。然后用拇指和示指将家兔下眼睑拉成杯状，另用中指压迫鼻泪管，按结果栏内药物安排给家兔两眼滴药各3滴，大约1分钟后将手放开，任药液自溢。15分钟后，在同样强度光线下，检查记录双侧瞳孔直径和对光反射。记录结果后，左、右眼交换用药，即左眼滴硝酸毛果芸香碱溶液；右眼滴硫酸阿托品溶液，方法及用量同前。15分钟后，再检查并记录瞳孔直径及对光反射。

【注意事项】

1. 测量瞳孔时不能刺激角膜，否则会影响瞳孔大小。

2. 在各次测量瞳孔时，光源的强度及照射角度要求一致，以免影响实验结果。

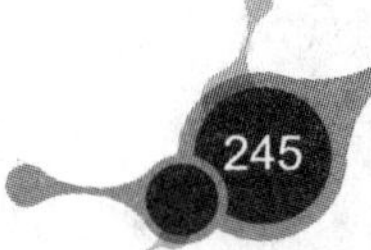

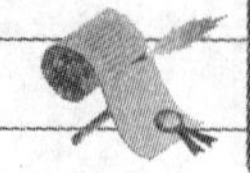

【结果】

兔眼	用药前		药物	用药后	
	瞳孔直径（mm）	对光反射		瞳孔直径（mm）	对光反射
左			1% 硫酸阿托品溶液		
右			1% 硝酸毛果芸香碱溶液		
			15 分钟后		
左			1% 硝酸毛果芸香碱溶液		
右			1% 硫酸阿托品溶液		

【讨论】

比较两药对瞳孔大小和对光反射的影响及临床意义。

实验八　有机磷酸酯类急性中毒及其解救

【目的】

观察敌百虫急性中毒症状，比较阿托品与碘解磷定对敌百虫急性中毒解救的效果。

【材料】

磅秤 1 台，量瞳尺 1 把，5ml 注射器 1 支，10ml 注射器 2 支，棉球或滤纸。5% 敌百虫溶液，2.5% 碘解磷定溶液，0.1% 硫酸阿托品溶液，75% 酒精棉球。家兔 3 只。

【方法】

取健康家兔 3 只，分别称重标记，观察、检查并记录各兔活动情况、瞳孔直径、呼吸次数、大小便情况（注意粪便形态）；用滤纸或棉球轻擦兔嘴唇以检查唾液分泌情况；用手触背部或臀部，检查肌紧张度及有无肌束颤动。然后每兔皆由耳静脉注射 5% 敌百虫溶液 2ml/kg，观察上述指标变化情况（若 20 分钟后无任何中毒症状，可再追加 0.5ml/kg）。待瞳孔缩小、呼吸困难、唾液外流、骨骼肌震颤等中毒症状明显时（约需 25 分钟），甲兔由耳缘静脉注射 0.1% 硫酸阿托品溶液 1ml/kg；乙兔由耳缘静脉注射 2.5% 碘解磷定溶液 2ml/kg；丙兔由耳缘静脉注射 0.1% 硫酸阿托品溶液 1ml/kg 和 2.5% 碘解磷定溶液 2ml/kg。观察并记录上述各项指标的变化情况，比较药物对各兔的解毒效果。

【注意事项】

甲兔在实验即将结束时需再由耳缘静脉注射 2.5% 碘解磷定溶液 2ml/kg，以防死亡。

【结果】

兔号	体重（kg）	用药前后	瞳孔直径（mm）	呼吸频率（次/分钟）	唾液分泌	有无排大小便	活动情况	有无肌束震颤
甲		用药前						
		敌百虫						
		阿托品						
乙		用药前						
		敌百虫						
		碘解磷定						
丙		用药前						
		敌百虫						
		阿托品及碘解磷定						

【讨论】

1. 分析各药解毒的特点和效果。

2. 分析两药合用于解毒的重要性。

3. 在抢救有机磷酸酯类中毒时，应注意什么？

实验九　普萘洛尔的抗缺氧作用

【目的】

观察普萘洛尔提高动物对缺氧的耐受力。分析其作用并联系其临床应用。

【材料】

调剂天平 1 台，250ml 广口瓶 1 个，1ml 注射器 2 支，秒表。生理盐水，0.1% 盐酸普萘洛尔注射液，碱石灰，凡士林。小白鼠 2 只。

【方法】

取 250ml 广口瓶 1 个，放入碱石灰 15g，以吸收瓶内二氧化碳和水分，取小白鼠 2 只，称重编号，随即甲鼠腹腔注射 0.1% 盐酸普萘洛尔注射液 0.2ml/10g，乙鼠腹腔注射生理盐水 0.2ml/10g 作对照。给药 15 分钟后，将两鼠同时放入上述广口瓶中，盖严瓶口（瓶口上涂凡士林以便盖严），立刻记录时间，观察两鼠，直至死亡，记录并比较两鼠死亡时间的差异。

【结果】

综合全班各组实验结果，计算存活延长百分率。

存活延长百分率 =（给药鼠平均存活时间 – 对照鼠平均存活时间）/ 对照鼠平均存活时间 ×100%

【讨论】

普萘洛尔抗缺氧的作用是如何产生的？普萘洛尔有何临床用途。

实验十　去甲肾上腺素的缩血管作用

【目的】

了解去甲肾上腺素收缩血管的特点和用途。

【材料】

探针 1 根，蛙笼 1 个，蛙腿夹 4 个，棉花，大头针 4 颗，手术剪 1 把，手术镊 1 把，滴管 1 个。1 ∶ 10 000 酒石酸去甲肾上腺素溶液。大青蛙（蟾蜍或小白鼠均可）1 只。

【方法】

取大青蛙或蟾蜍一只，用探针破坏大脑和脊髓后，固定四肢于蛙板上，沿腹壁的一侧剪开皮肤并刨开腹腔，找出小肠的肠系膜，用大头针固定于蛙板上，观察肠系膜血管的粗细后，滴 1 ∶ 10 000 酒石酸去甲肾上腺素溶液一滴于肠系膜上，约 3 分钟后，再观察血管的粗细有何变化？

【讨论】

1. 去甲肾上腺素收缩血管的特点有哪些？

2. 去甲肾上腺素有哪些临床用途？

实验十一　传出神经系统药对兔血压、心率的影响

【目的】

观察传出神经药对兔血压、心率的影响，分析其作用原理，联系其临床用途。

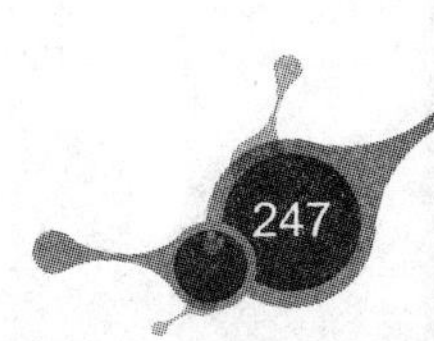

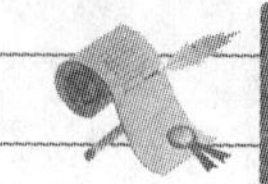

【材料】

多道生理记录仪，哺乳动物手术器械一套，血压换能器，动脉插管，心电图导联线一套，动脉夹，兔手术台，铁支架，双凹夹，注射器，有色线，纱布。20% 氨基甲酸乙酯溶液，肝素（1000U/ml）溶液，0.01% 盐酸肾上腺素溶液，0.01%1 重酒石酸去甲肾上腺素溶液，0.005% 硫酸异丙肾上腺素溶液，0.5% 酚妥拉明溶液，0.1% 普萘洛尔溶液，0.01% 氯化乙酰胆碱溶液，1% 硫酸阿托品溶液，生理盐水等。家兔 1 只。

【方法】

由兔耳缘静脉缓慢注入麻醉药物 20% 氨基甲酸乙酯（1g/kg 体重），同时观察动物的呼吸变化，以免过量引起动物死亡。动物麻醉后仰卧位固定于兔手术台上。剪去颈部手术野的毛，沿正中线切开皮肤 5 ～ 7cm，分离颈部动脉和神经，行颈总动脉插管术。动脉插管与压力换能器连接，并在家兔四肢连接心电图导联线，将信号输入多道生理记录仪。

在多道生理记录仪上，先描记一段正常血压曲线，待血压平稳后，依次由静脉注入下列药物，观察血压和心率的变化，待血压恢复至给药前的水平再给下一个药物。

给药顺序：

(1) 0.01% 氯化乙酰胆碱溶液 0.1ml/kg 缓慢注射。

(2) 1% 硫酸阿托品溶液 0.1 ～ 0.2ml/kg。

(3) 5 分钟后再重复（1）。

(4) 0.01% 盐酸肾上腺素溶液 0.1ml/kg。

(5) 0.01% 重酒石酸去甲肾上腺素溶液 0.1ml/kg。

(6) 0.005% 硫酸异丙肾上腺素溶液 0.05 ～ 0.1ml/kg 缓慢注射。

(7) 0.5% 酚妥拉明溶液 0.2ml/kg 缓慢注射。

(8) 5 分钟后分别重复（4）、（5），与原效果比较。

(9) 0.1% 普萘洛尔溶液 0.2ml/kg 缓慢注射。

(10) 5 ～ 10 分钟后，重复（4）、（5）、（6），与原效果比较。

【注意事项】

1. 注意给动物保温。
2. 每次注射完药物后，应再迅速注射少量生理盐水以注入残留药液。
3. 每次给药应在各项记录指标基本恢复至前一次给药前的水平。

【结果】

剪贴每次用药后血压和心率的曲线变化图。

【讨论】

1. 何谓肾上腺素作用的翻转？其机制是什么？
2. 肾上腺素、去甲肾上腺素、异丙肾上腺素对心血管系统的作用有何不同？

实验十二　普鲁卡因与丁卡因的毒性比较

【目的】

比较普鲁卡因与丁卡因的毒性大小，并联系其临床应用。

【材料】

大烧杯 2 个，调剂天平 1 台，1ml 注射器 2 支。1% 盐酸普鲁卡因溶液，1% 盐酸丁卡因溶液。小白鼠 2 只。

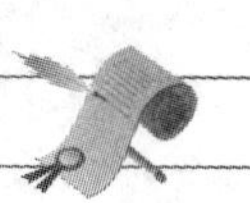

【方法】

取大小相似的小白鼠2只，称重编号，观察其正常活动。甲鼠腹腔注射1%盐酸普鲁卡因溶液0.1ml/20g，乙鼠腹腔注射1%盐酸丁卡因溶液0.1ml/20g，观察两鼠活动变化、发生惊厥的时间、惊厥性质及程度，比较两药的毒性。

【结果】

鼠号	药量（ml）	用药后反应	毒性大小
甲	1%盐酸普鲁卡因		
乙	1%盐酸丁卡因		

【讨论】

为什么丁卡因在临床上不能作浸润麻醉?

实验十三　地西泮的抗惊厥作用

【目的】

1. 观察地西泮的抗惊厥作用。
2. 掌握小白鼠的皮下注射方法。

【材料】

大烧杯2个，调剂天平1台，1ml注射器3支。0.2%地西泮溶液，2.5%尼可刹米溶液，生理盐水。小白鼠2只。

【方法】

取小白鼠2只，称重编号，观察正常活动。甲鼠腹腔注射0.2%地西泮溶液0.2ml/10g，乙鼠腹腔注射生理盐水0.2ml/10g，15分钟后，两鼠分别皮下注射2.5%尼可刹米溶液0.1ml/10g，观察两鼠情况并记录。

【结果】

鼠号	体重（g）	致惊厥药物	处理	结果
甲		尼可刹米溶液　ml	地西泮溶液　ml	
乙		尼可刹米溶液　ml	生理盐水　ml	

【讨论】

1. 如何正确使用地西泮？
2. 临床上使用中枢兴奋药时应注意什么?

实验十四　尼可刹米对呼吸抑制的解救

【目的】

观察中枢抑制药的呼吸抑制作用及中枢兴奋药对呼吸抑制的解救效应。

【材料】

磅秤，兔固定器，呼吸描记装置，5ml注射器2支，棉花，纱布。1%盐酸吗啡溶液，5%尼可刹米溶液，1%丁卡因溶液，液状石蜡。家兔1只。

【方法】

取家兔1只，称重、固定。先用1%丁卡因对一侧鼻黏膜行表面麻醉，5～10分钟后将涂上液状石蜡的插管插入兔鼻孔内，用胶布固定并连接呼吸记录装置。记录一段正常呼吸曲线。由耳缘静脉注射 1% 盐酸吗啡溶液 1 ～ 2ml/kg，待呼吸明显减慢、幅度明显降低时，由耳缘静脉缓慢注射 5% 尼可刹米溶液 1 ～ 2ml，观察并记录呼吸变化。

【注意事项】

1. 静脉注射吗啡速度应根据兔呼吸情况调节，一般开始时宜快，否则呼吸抑制不明显，以后稍慢，呼吸明显抑制时停止注射。

2. 尼可刹米静脉注射不宜过快，以看到明显的解救效果而又不引起惊厥为度。尼可刹米宜新鲜配制。

【结果】

	呼吸频率（次 / 分钟）	呼吸幅度（mm）
正常		
用吗啡后		
用尼可刹米后		

【讨论】

1. 为什么选用尼可刹米对抗吗啡的呼吸抑制作用？使用是时应注意什么？

2. 吗啡急性中毒的主要症状有哪些？

实验十五　镇痛药的镇痛作用

【目的】

观察镇痛药的镇痛作用。

【材料】

大烧杯 6 个，调剂天平 1 台，1ml 注射器 6 支，秒表。0.2% 哌替啶溶液，生理盐水，0.6% 乙酸（或 0.05% 酒石酸锑钾）溶液。小白鼠 6 只。

【方法】

取小白鼠 6 只，分成 2 组，每组 3 只，甲组腹腔注射 0.2% 哌替啶溶液 0.1ml/10g，乙组腹腔注射生理盐水 0.1ml/10g，作为对照。给药后 30 分钟，各鼠腹腔注射 0.6% 乙酸 0.2ml/ 只，观察 10 分钟内产生扭体反应（伸展后肢，腹部收缩内凹，同时躯体扭曲，臀部抬高）的动物数。

【结果】

组别	鼠数	镇痛药物	致痛药物	扭体反应鼠数	无扭体反应鼠数	镇痛百分率
甲	3	0.2% 哌替啶溶液	0.6% 乙酸			
乙	3	生理盐水	0.6% 乙酸			

实验结束后，综合全实验室结果，计算各药镇痛百分率。

药物镇痛百分率 =（实验组无扭体反应动物数 - 对照组无扭体反应动物数）/ 对照组扭体反应动物数 ×100%

【注意事项】

乙酸宜用前临时配制，存放过久作用会减弱。

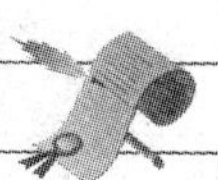

【讨论】

哌替啶有何主要作用和用途？用药时应注意什么问题？

实验十六　镁盐的急性中毒及解救

【目的】

观察镁盐的急性中毒症状及钙盐的解救作用，并理解其临床意义。

【材料】

磅秤 1 台，5ml 和 10ml 注射器各 1 支，酒精棉球。10% 硫酸镁溶液，5% 氯化钙溶液。家兔 1 只。

【方法】

取家兔 1 只，称其体重，观察正常活动及肌张力等后，由腿部肌内注射 10% 硫酸镁溶液 2.0ml/kg（如量较大，可分由两侧注射）。给药后记录时间，注意观察家兔情况的变化，当家兔出现行动困难，肌肉松弛无力，低头卧倒时，立即由耳静脉缓缓注射 5% 氯化钙溶液 4 ～ 8ml，直至立起为止（抢救后可再次出现麻痹，应再次给予钙剂）。

【结果】

动物体重	用药前		10% 硫酸镁溶液	用药后		5% 氯化钙溶液	用药后	
	活动情况	肌张力		活动情况	肌张力		活动情况	肌张力

【讨论】

药物的拮抗作用有何临床意义？

实验十七　可待因的镇咳作用

【目的】

了解镇咳药的实验方法，观察可待因的镇咳作用。

【材料】

大烧杯 1 个，调剂天平 1 台，1ml 注射器 3 支，棉球。0.5% 磷酸可待因溶液，浓氨水，生理盐水。小白鼠 2 只。

【方法】

取小白鼠 2 只，称重编号，观察正常活动、呼吸等。甲鼠皮下注射 0.5% 磷酸可待因溶液 0.1ml/10g；乙鼠皮下注射同量生理盐水作对照。给药后用一个大烧杯将二鼠扣到桌上，20 分钟后将注入 0.2ml 浓氨水的棉球迅速放入烧杯中，观察并记录咳嗽潜伏期及每分钟咳嗽次数。

【注意事项】

1. 咳嗽潜伏期只给氨水开始到咳嗽出现所需的时间。

2. 咳嗽指征：张口、缩胸、有咳声或咳状。

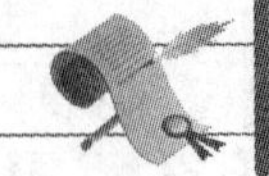

【结果】

鼠号	体重	药物及用量	氨水引咳		结果分析
			咳嗽潜伏期（秒）	咳嗽次数（5分钟内）	
甲		磷酸可待因　ml			
乙		生理盐水　ml			

【讨论】

通过实验观察分析可待因的作用并联系临床应用。

实验十八　呋塞米的利尿作用

【目的】

观察呋塞米的利尿作用。

【材料】

台式磅秤1台，兔开口器（含嘴）2个，8号及12号导尿管各2根，100ml量筒2个，1ml注射器2支，兔解剖台2个，绑带8根，胶布。1%呋塞米溶液，生理盐水，液状石蜡，1%的卡因溶液。家兔（雄性）2只。

【方法】

取体重2kg左右雄性家兔2只，称体重，按30ml/kg给兔灌水，然后将兔仰卧固定于解剖台上，分别用蜡状石蜡润滑的8号尿管自尿道插入（此时若尿道口受刺激而红肿，可局部涂抹1%卡因溶液），当导尿管通过括约肌时管口稍向上，即见管另端有尿滴出，再插入1～2cm（共插入8～12cm），将导尿管用胶布与兔体固定，以防滑落。

压迫兔的下腹部，排空膀胱，各导尿管下接以烧杯，给兔注射下列药物：

甲兔：1%呋塞米溶液0.5ml/kg，静脉注射。

乙兔：生理盐水0.1ml/kg，肌内注射。

在1小时内每隔15分钟记录一次尿量，观察各段时间内尿量的改变并比较其总尿量。

【注意事项】

1. 各兔的体重、灌水及给药时间，尽可能一致。
2. 插入导尿管时动作宜轻缓，以免损伤尿道口。
3. 给药前各兔尽量排空膀胱，且要求一致以免影响实验结果。

【结果】

动物	体重	药物及用量	尿量			
			15分钟	30分钟	45分钟	1小时
甲		1%呋塞米溶液　ml				
乙		生理盐水　　ml				

【讨论】

呋塞米的利尿作用机制、作用特点与临床用途。

实验十九　枸橼酸钠的抗凝血作用

【目的】

观察枸橼酸钠的体外抗凝血作用。

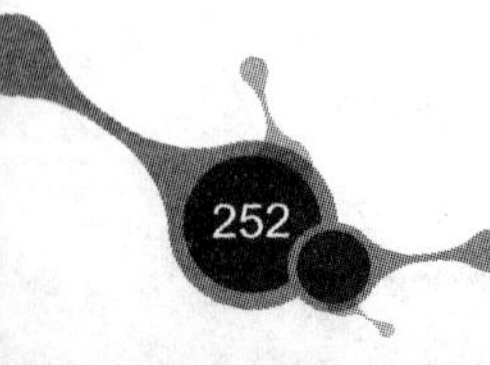

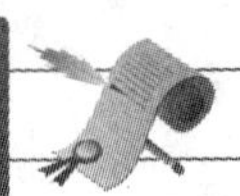

【材料】

试管2只，试管架1个，10ml注射器一支，秒表。生理盐水，3.8%枸橼酸钠溶液。家兔1只。

【方法】

取清洁干燥试管2支，分别加入0.5ml的生理盐水及3.8%枸橼酸钠溶液。从家兔心脏直接抽取血液，每管加1～2ml，轻摇试管，使其充分混合，记录时间。每隔30秒钟倾斜试管一次，观察凝血时间，比较两管血液凝固情况有何不同。

【结果】

试管号	加入药物	血液凝固时间（分钟）
1	生理盐水0.5ml	
2	3.8%枸橼酸钠溶液0.5ml	

【讨论】

枸橼酸钠为什么只做体外抗凝而不做体内抗凝？

实验二十　链霉素的毒性反应及钙剂的对抗作用

【目的】

观察硫酸链霉素急性毒性反应及氯化钙对其毒性反应的对抗作用。

【材料】

大烧杯2个，调剂天平一台，1ml注射器2支。4%硫酸链霉素溶液，1%氯化钙溶液，生理盐水。小白鼠2只。

【方法】

取小白鼠2只，称重编号，观察正常活动、呼吸及肌张力。甲鼠腹腔注射1%氯化钙溶液0.1ml/10g，乙鼠腹腔注射生理盐水0.1ml/10g，6～7分钟后两鼠分别腹腔注射4%硫酸链霉素溶液0.1ml/10g，观察两鼠有何变化？

【结果】

鼠号	体重	药物	用硫酸链霉素后的反应
甲		1%氯化钙溶液　ml	
乙		生理盐水　ml	

【讨论】

1. 从实验结果说明了什么问题，钙盐能缓解链霉素的哪些毒性反应？
2. 如何防治链霉素的毒性反应？

（王晓晶）

参考文献

胡鹏飞 . 覃隶莲 . 2012. 药物学基础 . 第 3 版 . 北京：科学出版社
贾焕金 . 2015. 药理学 . 第 2 版 . 北京：科学出版社
刘斌，姜晨辉，叶宝华 . 2015. 药理学 . 第 2 版 . 北京：科学出版社
龙正昌 . 2011. 生物化学 - 药理学同步训练 . 北京：中国医药科技出版社
罗跃娥，徐红 . 2011. 护理药理 . 北京：高等教育出版社
屈刚，张卫芳 . 2013. 药理学 . 北京：科学出版社
王开贞 .2012. 药理学 . 第 3 版 . 北京：科学出版社
姚宏，黄刚 .2015. 药物学基础 . 第 3 版 . 北京：人民卫生出版社
姚永萍 .2015. 护理药理学 . 北京：科学出版社
云宇，龙榕 . 2016. 药理学学习指导 . 北京：科学出版社
赵彩珍 . 2013. 药物应用基础 . 第 2 版 . 北京：科学出版社
邹浩军 . 2013. 药物应用护理实验指导与同步训练 . 北京：中国中医药出版社

药物学基础教学大纲

（74 学时）

一、课程性质和课程任务

药物学基础是研究药物的作用、用途、不良反应和用药注意事项的一门医学基础课程，是中等卫生职业学校护理、助产、药学、卫生保健、农村医学等专业的一门主干专业课程。其主要任务是：使本专业学生具备必需的药物学基本知识和基本技能，为学习专业的知识和技能打下一定的基础。

二、课程教学目标

（一）知识目标

1. 理解常用药物的主要作用、用途和用法。
2. 掌握各类代表药物的主要不良反应和用药注意事项。

（二）技能目标

1. 具有观察药物疗效和不良反应的能力。
2. 具有对常见病的非处方药的用药指导能力和药物咨询能力。
3. 具有对常用药品进行外观检查、查阅药物相互作用、检索配伍禁忌与准确换算药物剂量的能力。
4. 初步具有执行处方和医嘱的能力。

（三）职业素养目标

1. 培养科学求实的态度和对生命高度负责的意识。
2. 加强职业道德教育，培养救死扶伤的职业道德观念。
3. 通过对药物和机体的相互作用，初步培养辩证思维的方式。

三、教学大纲说明

（一）适用对象与参考学时

本教学大纲可供护理、助产、卫生保健、农村医学、药剂、口腔工艺技术、医学影像技术、医学检验技术、中医针灸等专业使用，总学时为74学时，其中理论教学60学时，实践教学14学时。

（二）教学要求

1. 本课程对理论教学部分要求有掌握、理解、了解三个层次。掌握是指对药物

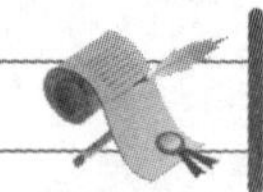

学中所学的基本知识、基本理论具有深刻的认识，并能灵活地应用所学知识分析、解释（生活现象）药物反应和临床问题。理解是指能够解释、领会（概念）所学知识的基本含义并会应用所学知识。了解是指能够简单理解、记忆所学知识。

2. 本课程在实践教学方面分为熟练掌握和学会两个层次。熟练掌握是指能够独立娴熟地进行正确的实践技能操作；学会是指能够在教师指导下进行实践技能操作。

（三）教学建议

1. 在教学过程中，要结合课程特点，积极采用现代化教学手段，加强直观教学，充分发挥教师的主导作用和学生的主体作用。注重理论联系实际，并组织学生开展必要的临床案例分析讨论，以培养学生的分析问题和解决问题的能力，使学生加深对教学内容的理解和掌握。

2. 实践教学要充分利用教学资源，结合实验、多媒体等，采用理论讲授、多媒体演示、案例分析讨论、实验结果观察等教学形式，充分调动学生学习的积极性和主观能动性，强化学生的动手能力和专业实践技能操作。

3. 教学评价应通过课堂提问、布置作业、单元目标测试、案例分析讨论、实践考核、期末考试等多种形式，对学生进行学习能力、实践能力和应用新知识能力的综合考核，以期达到教学目标提出的各项任务。

四、教学内容

教学内容	教学要求			教学活动参考
	了解	熟悉	掌握	
第1章　概论				理论讲授 多媒体演示 实验观察
1. 绪言				
(1)药物、药物学基础	√			
(2)药物应用须知	√			
2. 药效学				
(1)药物的作用、不良反应			√	
(2)受体激动剂、拮抗剂的异同点		√		
3. 药物的体内过程——药动学				
(1)药物的体内过程及其影响因素		√		
(2)药物的消除、药酶诱导剂和药酶抑制剂的概念			√	
(3)药物血浆半衰期，坪值的概念和临床意义			√	
4. 影响药物效应的因素				
(1)小儿药量的计算方法	√			
(2)生理、心理和病理因素对药物效应的影响	√			
(3)剂量、常用量、极量、治疗指数、安全范围的概念和意义		√		
(4)给药方法、给药途径及联合用药对药物效应的影响		√		
实验1　药物的局部作用和吸收作用	掌握			技能实践
实验2　药物剂量对药物作用的影响	掌握			
实验3　给药途径对药物作用的影响	掌握			
实验4　药物浓度换算调配、药品分包	学会			
实验5　药品说明书与药品标签	熟悉			
实验6　处方知识与药物剂型	熟悉			
第2章　传出神经系统药物				
1. 概述				
(1)传出神经系统的分类	√			
(2)传出神经系统受体的类型、分布及生理效应			√	
2. M胆碱受体激动药				
毛果芸香碱作用、用途、不良反应用药注意		√		
3. 胆碱酯酶抑制药和胆碱酯酶复活药				

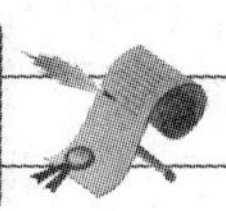

续表

教学内容	教学要求			教学活动参考
	了解	熟悉	掌握	
(1)新斯的明的作用、用途及不良反应用药注意			√	理论讲授 多媒体演示 实验观察 案例分析
(2)其他药的作用特点	√			
(3)有机磷酸酯类中毒的本质及中毒的表现		√		
(4)常用解毒药的效果及用药注意			√	
4. M胆碱受体阻断药				
(1)阿托品的作用、用途、不良反应、用药注意			√	
(2)其他药物的特点	√			
5. 肾上腺素受体激动药				
(1)肾上腺素、多巴胺和异丙肾上腺素的作用、用途和不良反应及用药注意			√	
(2)间羟胺、去氧肾上腺素、麻黄碱的作用特点		√		
6. 肾上腺素受体拮抗药				
(1)酚妥拉明、普萘洛尔的作用、用途和不良反应及用药注意		√		
(2)其他α受体阻断药β受体阻断药的作用、特点	√			
实验7 阿托品和毛果芸香碱对兔瞳孔的作用	掌握			技能实践
实验8 有机磷酸酯类急性中毒及其解救	掌握			
实验9 普萘洛尔的抗缺氧作用	掌握			
实验10 去甲肾上腺素的缩血管作用	熟悉			
实验11 传出神经系统药对兔血压、心率的影响	了解			
第3章 麻醉药				理论讲授 实验观察
1. 局部麻醉药				
(1)局部麻醉的方法	√			
(2)普鲁卡因、利多卡因、丁卡因的作用特点			√	
2. 全身麻醉药				
全身麻醉药物分类及作用特点	√			
实验12 普鲁卡因与丁卡因的毒性比较	熟悉			技能实践
第4章 中枢神经系统药物				

教学内容	教学要求			教学活动参考
	了解	熟悉	掌握	
1. 中枢兴奋药				理论讲授 多媒体演示 实验观察 案例分析
(1)尼可刹米、洛贝林的作用、用途和不良反应			√	
(2)咖啡因和二甲弗林的作用、用途和不良反应	√			
2. 镇静催眠药				
(1)地西泮的作用、用途、不良反应、用药注意			√	
(2)其他BZ类药物的特点		√		
(3)巴比妥类的特点、不良反应	√			
(4)苯巴比妥急性中毒的处理原则、用药注意		√		
3. 抗癫痫药				
(1)癫痫的临床类型	√			
(2)苯妥英钠的体内过程特点、作用、用途和用药注意			√	
(3)其他常用抗癫痫药的作用特点和用药注意	√			
(4)抗癫痫药的应用原则		√		
4. 抗精神失常药				
(1)氯丙嗪的作用、用途、用药注意			√	
(2)其他抗精神病药的作用特点	√			
(3)抗躁狂药和抗抑郁药的作用特点	√			
5. 镇痛药				
(1)吗啡、哌替啶的作用、用途、不良反应及用药注意			√	
(2)其他阿片受体激动药及罗通定的作用特点	√			
(3)纳洛酮的作用与用途	√			
6. 解热镇痛抗炎药				
(1)常用药的共同点			√	
(2)阿司匹林的作用、用途和用药注意			√	
(3)对乙酰氨基酚作用特点及临床应用		√		
(4)其他常用药的特点	√			
实验13 地西泮的抗惊厥作用	掌握			

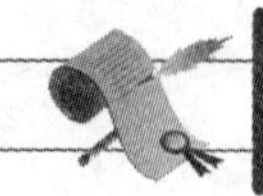

续表

教学内容	教学要求			教学活动参考
	了解	熟悉	掌握	
实验14 尼可刹米对动物呼吸抑制的解救效应		掌握		技能实践
实验15 镇痛药的镇痛作用		掌握		
第5章 抗变态反应药				理论讲授
1. H_1受体阻断药的作用、用途和用药注意			√	多媒体演示
2. 钙盐的作用、用途和用药注意	√			案例分析
第6章 作用于消化系统药				
1. 抗消化性溃疡药				
(1)常用抗酸药的特点	√			
(2)胃酸分泌抑制药的作用、特点、用途和用药注意			√	理论讲授
(3)胃黏膜保护药的作用特点和用途		√		多媒体演示
(4)常用抗幽门螺杆菌药及胃肠解痉药	√			实验观察
2. 消化功能调节药				案例分析
(1)常用助消化药的作用特点、用途	√			
(2)硫酸镁的作用、用途、和用药注意			√	
(3)其他导泻药、止吐药、止泻药的特点	√			
实验16 硫酸镁急性中毒与钙剂的解救作用		掌握		技能实践
第7章 呼吸系统药				
(1)常用的β受体激动药、茶碱类和糖皮质激素类药的作用、用途和用药注意			√	理论讲授
(2)其他平喘药的作用特点		√		多媒体演示
(3)镇咳药的作用特点	√			实验观察
(4)祛痰药的作用特点	√			
实验17 可待因的镇咳作用		掌握		技能实践
第8章 子宫兴奋药和抑制药				理论讲授
(1)缩宫素和麦角新碱的作用、用途和用药注意			√	多媒体演示
(2)前列腺素、米非司酮和依沙吖啶的作用特点	√			
(3)利托君的作用、用途	√			案例分析

教学内容	教学要求			教学活动参考
	了解	熟悉	掌握	
第9章 利尿药和脱水药				
1. 利尿药				
(1)呋塞米、氢氯噻嗪和螺内酯的作用、用途及用药注意			√	理论讲授 多媒体演示
(2)布美他尼、氨苯蝶啶、阿米洛利的作用特点和用途		√		案例分析
2. 脱水药甘露醇、山梨醇、葡萄糖、甘油果糖的作用、用途和用药注意		√		
实验18 呋塞米的利尿作用		掌握		技能实践
第10章 心血管系统药物				
1. 抗高血压药				
(1)高血压的界定、危害和药物的分类	√			
(2)影响血管紧张素转换酶或血管紧张素受体的药物，利尿药、肾上腺素受体阻断药和钙拮抗剂的作用、用途和用药注意			√	理论讲授 多媒体演示
(3)常用直接扩张血管药的作用特点、用途	√			案例分析
2. 治疗慢性心功能不全药				实验分析
(1)治疗慢性心功能不全药的分类	√			
(2)强心苷的作用用途、不良反应及应用注意			√	
(3)各类抗慢性心功能不全药的作用特点、适应证和用药注意		√		
3. 抗心律失常药				
常用抗快速型心律失常药的作用、用途用药注意		√		
4. 抗心绞痛药				
(1)抗心绞痛药的基本作用和分类		√		
(2)硝酸甘油、普萘洛尔、硝苯地平的特点、适应证和用药注意			√	
(3)其他常用抗心绞痛药的作用特点、用途		√		

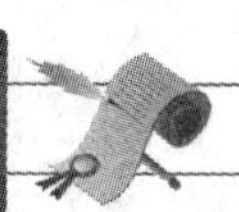

续表

教学内容	教学要求			教学活动参考
	了解	熟悉	掌握	
5. 调血脂药				
羟甲基戊二酰辅酶A(HMG-CoA)还原酶抑制剂、苯氧酸类等的作用、用途和用药注意		√		
实验19 模拟执行处方或医嘱的药物调配	了解			技能实验
第11章 血液和造血系统药物				
第1节 止血药、抗凝血药和溶栓药				
1. 止血药				
(1)促进凝血因子发挥作用的止血药				
维生素K的作用、用途和用药注意			√	
(2)抑制纤维蛋白溶解的止血药				
氨甲环酸、氨甲苯酸等的作用、用途和用药注意		√		
(3)缩血管止血药				
垂体后叶素的作用、用途和用药注意		√		
(4)促进血小板发挥作用的止血药				
酚磺乙胺的作用和应用	√			
2. 抗凝血药				理论讲授
(1)抑制凝血因子发挥作用的抗凝药				多媒体演示
肝素、华法林、枸橼酸钠的作用、用途、不良反应及应用注意		√		案例分析
(2)抑制血小板发挥作用的抗凝血药	√			
3. 溶栓药				
(1)尿激酶的作用、用途		√		
(2)纤溶酶原激活物、降纤酶的作用特点和用途	√			
第2节 抗贫血药				
铁剂、叶酸、维生素B_{12}和促红细胞生成素的作用、用途用药注意			√	
第3节 血容量扩充药				

教学内容	教学要求			教学活动参考
	了解	熟悉	掌握	
中、低分子右旋糖酐、羟乙基淀粉的作用、用途		√		
实验20 枸橼酸钠的抗凝血作用	了解			技能实验
第12章 激素类药物				
1. 肾上腺皮质激素类药物				理论讲授
(1)糖皮质激素的生理作用、药理作用、用途和用药注意			√	多媒体演示
(2)糖皮质激素的给药方法	√			案例分析
(3)促皮质素和盐皮质激素的作用和用途	√			
2. 甲状腺激素类药及抗甲状腺药				
(1)丙硫氧嘧啶、甲巯咪唑的作用、用途和用药注意			√	
(2)腆和碘化物的作用特点、用途		√		
(3)甲状腺激素、放射性碘的应用	√			
3. 抗糖尿病药				
(1)胰岛素及其制剂的作用、用途和用药注意			√	
(2)口服降糖药的作用特点、用途、用药注意			√	
第13章 抗微生物药				理论讲授
1. 抗菌药物概论				多媒体演示
抗生素、抗菌谱、抗菌活性、化学治疗、耐药性概念	√			案例分析
2. β-内酰胺类抗生素				实验观察
(1)青霉素的抗菌谱、作用机制、用途、不良反应和用药注意			√	
(2)半合成青霉素、头孢菌素的抗菌特点		√		
(3)新型β-内酰胺类的特点	√			
3. 氨基糖苷类抗生素				
(1)氨基糖苷类的共同特点			√	
(2)链霉素、庆大霉素、阿米卡星、大观霉素的特点			√	

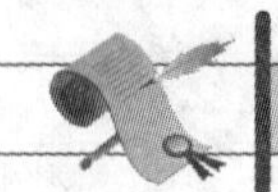
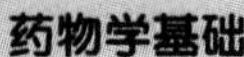

续表

教学内容	教学要求			教学活动参考
	了解	熟悉	掌握	
4. 其他抗生素				
(1) 大环内酯类、四环素类、氯霉素的作用和用途、不良反应和用药注意			√	
(2) 克林霉素的特点	√			
(3) 万古霉素类、多粘菌素类的特点及应用	√			
5. 合成抗菌药				
(1) 氟喹诺酮类的抗菌谱、用途、不良反应和用药注意			√	
(2) 磺胺类药和甲氧苄啶的用途和用药注意		√		
(3) 硝基呋喃类药的用途	√			
6. 抗结核病药				
(1) 常用抗结核病药的作用、用途、不良反应和用药注意			√	
(2) 其他抗结核病药的特点和抗结核病药的用药原则		√		
7. 抗真菌药和抗病毒药				
(1) 常用抗真菌药的用途	√			
(2) 常用抗病毒药的作用、用途和用药注意	√			
8. 消毒防腐药				
常用消毒防腐药的分类、特点及应用	√			
实验21 链霉素的毒性反应及钙剂的对抗作用	了解			技能实践
实验22 模拟执行处方或医嘱的药物调配	了解			
第14章 抗寄生虫病药				
(1) 甲硝唑的作用、用途、不良反应和用药注意			√	
(2) 其他抗寄生虫药的特点及用药注意	√			
第15章 抗恶性肿瘤药				
(1) 抗恶性肿瘤药共同的主要不良反应和用药注意		√		
(2) 细胞增殖周期的概念及抗恶性肿瘤药作用环节及分类	√			
(3) 各类常用抗肿瘤代表药的作用特点、临床应用及不良反应	√			
第16章 药物应用相关知识				
1. 药物的一般知识				
(1) 药物的来源	√			
(2) 药典	√			
(3) 假药、伪劣药品		√		
(4) 处方药与非处方药	√			
(5) 药品名称	√			
(6) 药品说明书和药品标签基本知识	√			
(7) 药物制剂		√		
(8) 特殊管理的药品	√			
(9) 配伍禁忌		√		
2. 处方与医嘱简介				
(1) 处方		√		
(2) 医嘱		√		

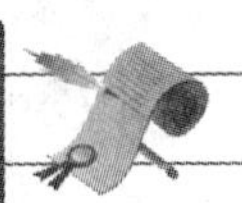

选修内容

章节题目	教学内容	教学要求		
		了解	熟悉	掌握
第 11 章 血液和造血系统药物	促白细胞增生药重组人粒细胞集落刺激因子、重组粒细胞 / 巨噬细胞集落刺激因子、肌苷等作用、用途		√	
第 12 章 激素类药物	(1) 雌激素、孕激素、雄激素和同化激素的作用、用途和用药注意		√	
	(2) 促性腺激素类药物和女性激素拮抗剂的作用特点、用途	√		
	(3) 主要抑制排卵避孕药的应用和用药注意	√		
	(4) 其他避孕药的应用	√		
第 13 章 抗微生物腐药	医院各种消毒措施的药物选择	√		
第 14 章 抗寄生虫病药	1. 驱肠蠕虫药			
	(1) 阿苯达唑、左旋咪唑等的驱虫谱		√	
	(2) 氯硝柳胺的驱虫谱		√	
	2. 抗疟药			
	(1) 药物作用环节、疟疾防治与选药原则		√	
	(2) 氯喹、青蒿素等的作用、用途		√	
	(3) 其他药的作用特点、用途	√		
	3. 抗阿米巴病药和抗滴虫药			
	(1) 常用抗阿米巴病药的作用、用途和不良反应		√	
	(2) 常用抗阿米巴病药的选用及联合用药	√		
	4. 抗吸虫药	√		

学时分配（74 学时）

序号	教学内容	学时数		
		理论	实践	合计
1	概论	6	4	10
2	传出神经系统药物	6	2	8
3	麻醉药	1		1
4	中枢神经系统药物	7	1	8
5	抗变态反应药	1		1
6	作用于消化系统药	3	1	4
7	呼吸系统药	2	1	3
8	子宫兴奋药和抑制药	1		1
9	利尿药和脱水药	2	1	3
10	心血管系统药物	8	1	9
11	血液和造血系统药物	3		3
12	激素类药物	6		6
13	抗微生物药	8	1	9
14	抗寄生虫病药	2		2
15	抗恶性肿瘤药	2		2
16	药物应用相关知识		2	2
	机动	2		2
	合计	60	14	74

自测题选择题参考答案

第1章
第2节 1.D 2.B 3.A 4.B 5.C 6.E 7.C 8.E
第3节 1.E 2.D 3.C 4.B 5.C 6.B 7.A 8.E 9.B
第4节 1.D 2.D 3.E 4.A 5.A 6.E
第2章
第1节 1.C 2.E 3.D 4.E 5.B 6.A
第2节 1.B 2.A 3.D 4.C
第3节 1.A 2.A 3.B 4.C 5.D 6.E 7.B
第4节 1.C 2.B 3.C 4.E 5.A 6.E 7.E 8.A 9.A 10.B 11.A 12.C 13.D
第5节 1.D 2.C 3.B 4.D 5.C 6.C 7.C 8.A 9.D 10.E 11.A 12.E 13.C 14.A 15.D
第6节 1.E 2.C 3.C 4.B 5.C 6.C 7.B 8.C
第3章 1.A 2.C 3.A 4.D 5.C 6.B 7.B 8.A 9.B 10.B
第4章
第1节 1.C 2.E 3.E 4.C 5.A
第2节 1.B 2.C 3.A 4.D 5.D 6.B 7.E 8.C 9.B 10.E 11.A
第3节 1.D 2.A 3.E 4.E 5.D 6.A 7.B
第4节 1.C 2.B 3.E 4.E 5.A 6.A 7.D 8.A 9.E 10.A 11.C 12.D 13.C
第5节 1.D 2.E 3.C 4.A 5.C 6.C 7.B 8.C
第6节 1.A 2.E 3.B 4.C 5.D 6.C 7.B 8.A 9.D
第5章 1.B 2.B 3.A 4.D 5.E 6.C 7.A 8.A
第6章 1.B 2.C 3.B 4.B 5.C 6.B 7.C 8.A 9.B 10.C 11.C 12.D 13.E 14.E 15.A 16.D
第7章 1.C 2.C 3.C 4.D 5.C 6.C 7.C 8.E 9.D 10.C 11.D 12.B
第8章 1.E 2.C 3.A 4.C 5.B 6.C 7.E 8.D 9.A 10.A 11.C 12.D
第9章 1.C 2.C 3.B 4.B 5.A 6.A 7.D 8.E 9.A 10.B 11.B 12.C 13.D 14.A 15.A
第10章
第1节 1.C 2.A 3.B 4.C 5.E 6.C 7.A 8.C 9.A 10.E 11.E 12.C
第2节 1.E 2.D 3.D 4.C 5.A 6.A 7.B 8.C 9.B 10.E 11.D 12.C 13.D 14.A 15.D 16.A 17.E
第3节 1.A 2.B 3.E 4.C 5.D 6.B 7.C 8.C 9.A
第4节 1.E 2.C 3.C 4.D 5.D 6.D 7.E 8.E 9.D 10.C 11.B 12.D
第5节 1.D 2.B 3.A 4.E 5.B 6.D
第11章
第1节 1.D 2.E 3.A 4.B 5.C 6.D 7.D 8.C 9.B 10.B
第2节 1.A 2.B 3.D 4.D 5.B 6.A 7.C 8.C 9.C
第3、4节 1.D 2.B 3.C 4.E
第12章
第1节 1.C 2.E 3.A 4.C 5.A 6.B 7.D 8.E 9.D 10.D 11.C 12.C 13.C 14.B
第2节 1.A 2.C 3.C 4.A 5.D 6.B 7.E 8.D 9.C 10.E 11.B 12.C 13.A 14.A
第3节 1.A 2.C 3.D 4.A 5.C 6.B 7.C 8.C 9.C
第4节 1.C 2.A 3.D 4.C 5.D 6.B 7.B
第13章
第1节 1.D 2.E 3.B
第2节 1.C 2.B 3.C 4.C 5.D 6.C 7.B 8.B 9.E 10.D 11.C 12.C 13.D
第3节 1.A 2.A 3.D 4.D 5.E 6.B 7.D
第4节 1.D 2.D 3.E 4.E 5.D 6.B 7.B 8.E 9.A 10.C 11.A 12.C 13.C
第5节
喹诺酮类 1.A 2.B 3.A 4.B 5.E 6.B
磺胺类及其他合成类 1.A 2.E 3.D 4.B 5.B 6.B 7.D 8.C
第6节
1.A 2.E 3.B 4.D 5.C 6.E 7.C 8.B 9.B 10.D
第7节
1.C 2.B 3.E 4.A 5.A 6.C 7.E 8.B 9.D
第8节
1.A 2.C 3.D 4.B 5.A 6.A
第14章 1.A 2.D 3.C 4.D 5.C 6.B 7.D 8.C 9.C 10.A 11.B 12.A
第15章 1.A 2.B 3.E 4.A 5.C 6.B 7.E 8.C
第16章 1.D 2.A 3.E 4.C 5.C 6.C 7.B 8.D 9.E